ÉTUDES

ANATOMO-PATHOLOGIQUES

L'INFLAMMATION

PAR

MAURICE LETULLE

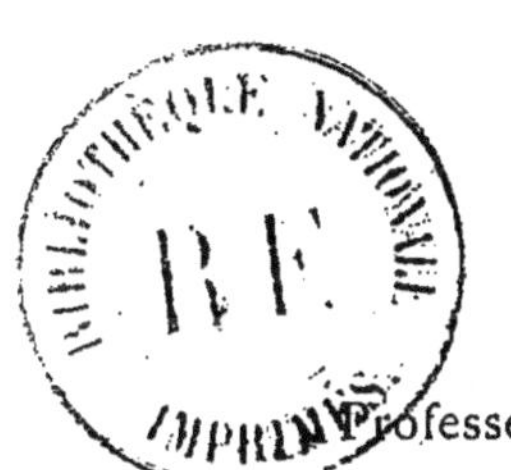

Professeur agrégé à la Faculté de Médecine de Paris
Médecin de l'Hôpital Saint-Antoine

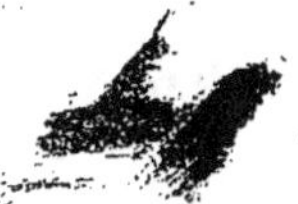

PARIS

EN VENTE CHEZ GEORGES MASSON

Libraire de l'Académie de Médecine

120, BOULEVARD SAINT-GERMAIN, 120

1893

A LA MÉMOIRE

de mon maître vénéré,

LE PROFESSEUR VULPIAN

AVANT-PROPOS

Les Etudes que j'entreprends de publier sont le résultat des travaux nécessités par la préparation du Cours d'Anatomie pathologique, que mes fonctions d'agrégé m'ont appelé à faire, depuis quatre ans, à la Faculté de Médecine de Paris.

Ma première idée avait été de rédiger un simple résumé de mes conférences et des démonstrations pratiques qu'elles comportent au laboratoire.

Mais, dans le cours de ce travail, entraîné peu à peu par l'étude critique des doctrines régnantes et de leurs origines, j'ai été amené à changer la formule primitive de l'ouvrage et à le présenter sous la forme didactique.

Cette modification du plan primitif entraînait des développements plus considérables; la série d'études anatomo-pathologiques qui commence aujourd'hui en est la conséquence logique.

C'est ainsi que ce premier volume est le produit des recherches que je poursuis, depuis de longues années déjà, sur l'Inflammation.

Maurice LETULLE.

Paris, le 30 Mai 1893.

PRÉFACE

———

L'Inflammation domine toute l'histoire de la Médecine. La nature des maladies phlegmasiques et des pyrexies, les caractères des processus inflammatoires, l'évolution de leurs quatre signes (rubor, calor, fluxus, dolor) absorbent, depuis Hippocrate jusqu'à Morgagni, les méditations et les recherches des Pères de la Médecine traditionnelle.

L'Anatomie pathologique ouvre l'ère de la Médecine moderne : dès lors, l'étude des lésions inflammatoires suit pas à pas les progrès extraordinaires qui s'accomplissent dans les Sciences biologiques.

Dans le cours de cette évolution, l'Inflammation restera, comme autrefois, la pierre angulaire de l'édifice élevé par l'homme à la Pathologie, c'est-à-dire à l'observation de plus en plus approfondie des causes de la mort des Êtres. Toutes les théories médicales, les différentes doctrines successivement échafaudées, abandonnées, puis reprises, en un mot, la Science médicale tout entière reposera sur l'Inflammation. L'Art médical y trouvera sa pierre de touche.

Quels progrès considérables, quel accroissement journalier du trésor commun depuis que cette période anatomo-pathologique de la Médecine est définitivement ouverte !

L'immortel Laennec en trace la voie véritablement scientifique ; il y est bientôt suivi des Broussais, des Cruveilhier, des Barth, pendant que la recherche des lésions anatomiques macroscopiques demeurera longtemps encore chirurgicale entre les mains des LARREY, des DUPUYTREN, des VELPEAU, des BROCA, des VERNEUIL.

Bientôt le microscope arrive, qui permet aux histologistes de scruter plus profondément qu'à l'œil nu les altérations de l'organisme. La puissante autorité de VIRCHOW domine, avec la « *Pathologie cellulaire* », cette période histologique que nous ne voyons pas encore terminée. RECKLINGHAUSEN, LEBERT, KLEBS, LANCEREAUX, ZIEGLER, rempliront avec ROBIN, RANVIER, CHARCOT, CORNIL, MALASSEZ cette phase si curieuse de la Pathologie médicale contemporaine.

Cependant, les sciences biologiques évoluaient, emportées par la physiologie expérimentale de CLAUDE BERNARD, de BROWN SÉQUARD, de CHAUVEAU, dans l'étude de la vie normale et pathologique.

La période histo-physiologique commence entre les mains de COHNHEIM, de VULPIAN, de VILLEMAIN, de GERMAIN SÉE. L'*Expérience de Cohnheim* bouleverse de fond en comble la pathologie de l'Inflammation, en étudiant vivantes les lésions produites par les causes phlogogènes. C'est à la fois une réforme et une révolution dont la médecine devra tenir dorénavant le plus grand compte ; grâce à elle, l'Anatomie pathologique entre de plain pied dans la Biologie.

Bientôt d'ailleurs, le génie de PASTEUR va lui donner une force nouvelle, en inaugurant la *période microbienne* de la Médecine.

Que de merveilleuses découvertes résultent chaque jour de cette méthode impeccable créée par l'illustre Maître ! Sous sa puissante impulsion, les KOCH, les ROUX, les BAUMGARTEN, les ARLOING, les BRAUELL, les NOCARD, vont travailler sans relâche à accroître ce patrimoine scientifique, déjà entrevu par KLEBS et si longtemps inespéré. WEIGERT, EHRLICH, FRÄNKEL, KÜHNE, METCHNIKOFF, STRAUS, YERSIN, LÖFFLER, et tant d'autres que je ne puis citer, formeront dorénavant la phalange des pionniers qui découvrent et qui règlent les éléments de la Microbiologie.

De son côté, la Chimie pathologique ne demeurera pas en arrière, elle aussi poursuivant la recherche des causes et des effets. WURTZ, SELMI,

A. Gautier, Brieger, Brouardel, Hayem puisent à cette source intarissable pour établir sur des bases inébranlables les premiers jalons de la Médecine physiologique. Sur elle, s'appuiera dorénavant la Pathogénie, rénovée par les efforts énergiques de Bouchard et de son Ecole; la Chimie bactériologique, qui vient de naître, y trouvera ses premiers encouragements, alors que les toxines et les ferments bactériens s'isolant peu à peu, grâce aux travaux de Panum, de Grawitz, de De Bary, de Christmas, de Charrin, permettent d'entrevoir la conception définitive de l'Inflammation.

C'est ainsi qu'aujourd'hui, l'on peut, croyons-nous, formuler la proposition suivante :

Toute injure, mécanique, infectieuse, ou toxique, produisant, dans l'intimité des tissus, une série successive de lésions dégénératives et réactionnelles, doit être considérée comme cause inflammatoire : l'ensemble des désordres anatomiques, ainsi créés, constitue l'Inflammation.

I

Le Tissu Conjonctivo-Vasculaire

dans l'Inflammation

Chapitre Premier

—

CONSIDÉRATIONS PRÉLIMINAIRES

ANATOMIE, PHYSIOLOGIE ET PATHOLOGIE EXPÉRIMENTALE
DU TISSU CONJONCTIVO-VASCULAIRE

SOMMAIRE

§ I. — *Expérience de Cohnheim*. Ses trois phases :
1° Dilatation vasculaire, accélération de la circulation.
2° Ralentissement circulatoire, diminution de la pression sanguine, margination des leucocytes.
3° Diapédèse des leucocytes, exsudats interstitiels.

§ II. — *Doctrine de Cohnheim*.
Eléments fondamentaux de sa doctrine ; sa définition de l'inflammation.

§ III. — *Coup d'œil sur l'anatomie normale et la physiologie des éléments du tissu conjonctif*.
Identité biologique de ces différents éléments. Unité anatomique du tissu conjonctivo-vasculaire.
a. L'anatomie démontre l'identité des cellules connectives et des endothéliums.
b. Anatomie des cellules blanches ; leurs quatre variétés. Leur rôle physiologique. Leurs corrélations avec les cellules fixes et avec les endothéliums. Leurs métamorphoses.
c. La substance amorphe interstitielle.

La célèbre expérience de Julius Cohnheim et la conception théorique de l'inflammation que cet illustre observateur eut le rare mérite et la bonne fortune de pouvoir inaugurer demeurent, aujourd'hui encore, comme un corps de doctrine imposant et stable, au milieu des variations incessantes de la science contemporaine.

A ce titre, il nous paraît utile de commencer l'étude des inflammations du tissu conjonctif en exposant, dans leurs grandes lignes, l'*expérience* et la *théorie* de Cohnheim.

I. — EXPÉRIENCE DE COHNHEIM

LES TROIS PHASES DE CETTE EXPÉRIENCE :
1º DILATATION VASCULAIRE, ACCÉLÉRATION CIRCULATOIRE.
2º RALENTISSEMENT CIRCULATOIRE, DIMINUTION DE LA PRESSION SANGUINE MARGINATION DES LEUCOCYTES.
3º DIAPÉDÈSE DES LEUCOCYTES ; EXSUDATS INTERSTITIELS.

L'idée doctrinale de Cohnheim est basée sur des expériences physiologiques ; elle impose le premier rôle aux modifications chimiques subies par les parois vasculaires.

Première phase

Dilatation des vaisseaux ; accélération du courant sanguin. — Que l'on mette à nu, sous le microscope, le mésentère d'une grenouille curarisée et l'on verra bientôt se produire une *dilatation* manifeste des artères afférentes de l'anse intestinale ainsi étalée, puis des veines afférentes, beaucoup moins des capillaires de la région. Au bout de 15 à 20 minutes, le phénomène sera des plus évidents ; en même temps, et pendant encore une demi-heure, une heure au plus, on aura le loisir de constater une *accélération* marquée du courant sanguin. Cette accélération de la vitesse de la colonne sanguine, frappante au niveau des artères, sera même assez notable dans les veines et dans les capillaires.

Cette première phase prémonitoire, pour ainsi dire, ne dépasse guère 60, 100, 120 minutes, au bout desquelles la dilatation vasculaire peut avoir au moins doublé le diamètre des artères.

Deuxième phase

Ralentissement du courant sanguin ; diminution de pression ; margination des leucocytes. — Alors commence la phase caractéristique du *ralentissement du courant sanguin*, phénomène qui s'accompagne toujours d'une *diminution de la pression intra-vasculaire*. Les globules rouges s'accumulent dans les vaisseaux, s'y tassent ; on voit même, au niveau de quelques capillaires, la progression de la colonne sanguine s'effectuer par saccades irrégulières, isochrones aux pulsations artérielles, pulsations visibles jusque dans les moindres ramifications artérielles.

La circulation se ralentit de plus en plus, au point de laisser reconnaître chaque globule sanguin, non seulement dans les capillaires mais aussi à l'intérieur des veines et, au moment de la diastole du cœur, même à l'intérieur des artères.

Par suite de cette diminution de la vitesse et de la pression du sang, un grand nombre de globules rouges s'accumulent à l'intérieur des capillaires.

Puis, c'est-à-dire au bout d'un temps qui varie de quelques minutes à une heure et parfois davantage, on va surprendre, au niveau des veines, un phénomène capital défini d'un mot : la *margination des leucocytes.*

En effet, à la face interne du vaisseau dilaté, la couche corticale du plasma sanguin se remplit d'innombrables globules blancs. A l'état normal, comme on sait, un certain nombre de leucocytes, roulant avec les globules rouges, sont rejetés à la périphérie de la colonne sanguine et s'avancent ainsi graduellement, plus ou moins visibles au microscope, sur la marge interne de la ligne qui représente la paroi vasculaire. Leur forme sphérique, leur poids spécifique moindre que celui des hématies expliquent ce rejet des globules blancs à la périphérie du courant ; leur grande viscosité contribue au phénomène, en ne leur permettant de se détacher qu'avec peine de la paroi endothéliale, pour peu qu'ils aient été mis en contact avec elle.

Dans notre expérience, le ralentissement inflammatoire du courant sanguin favorise l'adhésion du leucocyte à la couche endothéliale ; aussi les globules blancs s'y arrêtent-ils, ou, pour mieux dire, s'y réunissent-ils dans un repos relatif, s'avançant, puis s'arrêtant, pour repartir à nouveau. Le contraste entre la colonne centrale des globules rouges courant avec une allure continue et la bande marginale des leucocytes à peu près immobiles, est des plus remarquables ; on dirait que la face interne des veines est tapissée d'un pavage ininterrompu de globules blancs (Cohnheim).

Ce triage entre les globules rouges et les leucocytes constitue le phénomène de la margination déjà signalé par Waller, Spallanzani, Poiseulle, Dutrochet, mais admirablement décrit et interprété par Cohnheim, qui en démontra la valeur capitale au double point de vue de la pathologie expérimentale et de la pathogénie des processus inflammatoires.

On comprend, sans autre explication, pourquoi la margination ne se produit ni au niveau des artères, ni au niveau des capillaires ([1]).

Troisième phase

Diapédèse; exsudations interstitielles. — A ce moment commence la *diapédèse*. C'est habituellement au niveau d'une veinule, bien reconnaissable à sa zône marginale de globules blancs, quelquefois aussi au niveau d'un ca-pillaire que le phénomène se produit : on voit apparaître sur le contour externe de la paroi vasculaire, une pointe protoplasmique qui pousse en dehors, s'épaissit, devient bientôt une bosse incolore, arrondie, augmentant peu à peu de volume, émettant, de ci de là, de nouvelles pointes à l'extérieur et finissant par se séparer progressivement de la paroi vasculaire à laquelle elle ne demeure encore rattachée que par un mince pédicule allongé.

Enfin, l'opération de la diapédèse se termine; elle a pu mettre deux heures à se compléter. Le pédicule protoplas-mique rentre dans la masse de la cellule, que l'on distingue maintenant à l'extérieur du vaisseau; elle y forme un cor-puscule incolore, d'une matité brillante, mono ou polynucléé, contractile, doué qu'il est de mouvements amiboïdes; il s'agit bien d'un globule blanc.

([1]) La margination des leucocytes permet de reconnaître, sous le microscope, une vei-nule et de la différencier d'un capillaire ou d'une artériole : dans le capillaire, les leu-cocytes alternent avec les hématies; quant à l'artériole, s'il est vrai que les globules blancs gagnent, nombreux, la périphérie du vaisseau pendant la diastole ventriculaire, la prochaine systole les rejette immédiatement dans le torrent sanguin.

Le même phénomène se produit sur un grand nombre de points, autour des veinules et des capillaires, et les leucocytes semblent bientôt engaîner les vaisseaux d'une sorte de manchon, d'une palissade d'une épaisseur variable, tandis qu'à l'intérieur la margination continue son œuvre.

Le résultat terminal est qu'au bout de six à huit heures, toutes les veines et un grand nombre des capillaires de la région sont de la sorte doublés de zones leucocytiques plus ou moins larges.

Intégrité des artères au milieu du processus diapédétique. Les artères demeurent indemnes au milieu de ce travail d'émigration cellulaire. Les globules blancs extravasés se disséminent au milieu des mailles du tissu conjonctif péri-vasculaire. A mesure que la diapédèse s'effectue, la diffusion des leucocytes augmente ; plus leur nombre s'accroît, et plus ils s'éloignent des vaisseaux et tendent à remplir les interstices du tissu conjonctif. Bientôt même, il n'y aura plus place dans le tissu pour les leucocytes exsudés et ceux-ci arriveront à la surface du mésentère.

Diapédèse des hématies. Mais en même temps que l'acte de la diapédèse, les vaisseaux dilatés étaient le siège d'une exsudation plus complète. Les globules rouges eux-mêmes, au niveau des capillaires, subissent, bien qu'ordinairement moindre, le même processus diapédétique ; ils franchissent la paroi endothéliale et tombent dans le tissu péri-capillaire où leur immobilité les confinerait si d'autres substances, fluides celles-ci, ne diffusaient à leur tour hors de la cavité vasculaire.

Infiltration de la séreuse par des exsudats liquides. La paroi des vaisseaux devenue, en effet, plus perméable que normalement, laisse transsuder, malgré la diminution de pression intra-vasculaire, une plus grande quantité de liquide. En face d'une pareille modification du filtre, on doit s'attendre à constater des modifications dans la quantité et dans la qualité des matières filtrées. Aussi, l'expérience sur le mésentère poursuivant son cours, voit-on la séreuse s'infiltrer de sucs, s'opacifier, les leucocytes et les liquides transsudés gagner la surface de la membrane et finir par y former une couche plus ou moins épaisse, véritable pseudo-membrane inflammatoire, composée principalement de deux substances faciles à reconnaître : de leucocytes et de fibrine.

Les données fondamentales de l'expérience de Cohnheim se retrouvent dans les autres tissus. L'expérimentateur, variant ses recherches, constatera la même série de phénomènes, à peu près toujours identiques à ceux que nous venons d'esquisser, qu'il agisse sur la langue de la grenouille, le péritoine ou l'oreille du lapin traumatisés à l'aide de l'huile de croton, du nitrate d'argent, du fer rouge ou de la ligature prolongée.

II. — DOCTRINE DE COHNHEIM

ÉLÉMENTS FONDAMENTAUX ; DÉFINITION DE L'INFLAMMATION

L'étude comparative de ces différentes séries d'expériences a permis à Cohnheim de fixer d'une manière définitive la grande loi de la diapédèse, son mécanisme intime et ses conséquences anatomo-pathologiques. Résumons, en quelques propositions, les plus importantes de ses idées doctrinales.

Lois de la diapédèse

Cause de la dilatation vasculaire. Conséquences du phénomène : augmentation de l'adhésion du sang aux parois vasculaires ; exagération de la perméabilité des parois vasculaires. La *dilatation vasculaire* est due à l'insulte directe des parois artérielles par l'agent pathogène. Toute influence nocive qui atteint l'artère détermine un relâchement de sa musculature annulaire. La *vitesse* du courant sanguin diminuant[1] ainsi que la pression intra-vasculaire, l'hypérémie persiste et la stagnation du sang a lieu.

La première conséquence en est un accroissement des frot-

---

[1] L'augmentation *artificielle* de la vitesse du courant atténue le processus inflammatoire. L'expérience suivante le prouve : que l'on injecte largement, dans la veine abdominale d'une grenouille, une solution d'eau salée à 6 pour 1.000, la margination et la diapédèse des leucocytes seront beaucoup plus tardives et beaucoup moindres dans le mésentère ou à la surface de la plaie linguale, tant que durera l'accroissement de la vitesse du torrent circulatoire.

tements de la colonne sanguine contre les parois vasculaires avec une augmentation de l'adhésion du sang aux parois. La seconde conséquence sera l'exagération de la perméabilité des parois vasculaires ([1]) : la diapédèse et l'exsudation anormale des liquides du sang en sont la preuve incontestable.

L'examen microscopique des parois vasculaires ne permet pas d'y constater de lésions histologiques.

Les stomates d'Arnold et l'intégrité des parois vasculaires. L'opinion d'Arnold qui a vu les stomates naturelles interendothéliales s'élargir et même de nouvelles stomates se produire à travers les ciments, ne peut guère résister à l'objection formulée par Cohnheim : s'il s'agit effectivement d'orifices aussi grossiers à travers lesquels les corpuscules du sang passent ([2]), comment et pourquoi le plasma sanguin ne transsude-t-il pas le premier, bien plus aisément que les éléments histologiques ? Or, le liquide des transsudats inflammatoires n'est nullement le plasma sanguin, et, abstraction faite de la fibrine qu'ils contiennent, ce n'est même pas du sérum ([3]).

Les exsudations interstitielles proviennent d'une filtration

([1]) La plus grande perméabilité des parois vasculaires enflammées a été expérimentalement démontrée par Winivarther qui a constaté qu'un liquide colloïde injecté dans des vaisseaux enflammés traverse leurs parois, même sous une faible pression.

([2]) L'hypothèse des stomates d'Arnold est, du reste, insuffisante : elle n'explique ni l'hypérémie, ni le ralentissement du courant circulatoire qui se montrent déjà, à distance, dans les artères afférentes d'un territoire enflammé.

([3]) L'analyse chimique de la lymphe provenant d'une patte de chien soumise à différentes actions phlogogènes (friction huile croton, ou injection sous-cutanée d'un demi à un centigramme de térébenthine) a permis à Lesser de démontrer que toutes les transsudations inflammatoires sont très concentrées ; que le dépôt de matériaux solides varie de 6 à 8 $^0/_0$ (il est de 6 à 7 $^0/_0$ dans les transsudats de l'homme) ; que les sels n'y varient aucunement ; mais que les albumines diffèrent considérablement suivant qu'il s'agit d'un transsudat par stade, pauvre en albumine, ou d'un transsudat inflammatoire très riche en albumine. La lymphe normale tiendrait le milieu entre ces deux séries de liquides.

réelle à travers les vaisseaux. Les produits inflammatoires qui transsudent dans les mailles interstitielles des tissus périvasculaires sont donc le résultat d'une *filtration réelle*. C'est à travers les pores essentiels du filtre vasculaire que ces substances colloïdes s'échappent, celles qui coulent dissoutes dans le sang, aussi bien que celles qui y sont morphologiquement organisées.

Nature chimique des modifications pariétales des vaisseaux. Les modifications subies par les parois vasculaires sont donc, selon toute probabilité, de nature chimique [1]. Cohnheim est le premier à regretter ce qu'a de vague un pareil terme ; l'impossibilité de donner une définition plus précise de cette altération n'a rien d'extraordinaire, quand on songe aux obscurités qui entourent encore les transsudations physiologiques [2].

Rôle du système nerveux dans l'inflammation. Le rôle du système nerveux dans les phénomènes intimes de l'inflammation est mal connu. En outre de la dilatation permanente des vaisseaux phlogosés, il existe sans doute une action nerveuse qui s'exerce dans l'intimité même de la paroi et favo-

---

[1] La formule d'Arnold (stomates) tient compte de ce côté chimique de la question. Cet auteur pense que les ciments inter-endothéliaux sont constitués par une masse liquide, malléable, capable de s'étirer ; cette matière cimentaire subirait, sous le coup de l'inflammation, un certain relâchement qui la rendrait, par cela-même, perméable aux produits de l'inflammation. Arnold insiste exclusivement sur les modifications de la substance cimentaire. Après avoir injecté dans des vaisseaux une matière colorante insoluble, il a vu le passage des grains colorés s'effectuer uniquement au niveau des lignes cimentaires. Cohnheim réclame la même perméabilité pour le protoplasma endothélial. Ranvier la démontre pour les endothéliums des membranes séreuses.

[2] Cohnheim rappelle les expériences de Ludwig démontrant que les animaux curarisés laissent exsuder une lymphe plus concentrée que normalement et se demande si les recherches physiologiques ultérieures ne décéleront pas des rapports nouveaux, encore insoupçonnés, entre la paroi vasculaire et la colonne sanguine.

rise les processus exsudatifs. Ostroumoff croit en avoir fait la preuve pour les vaisseaux de la langue.

La diapédèse n'est qu'un phénomène physiologique exagéré. Dans certains stades de la vie embryonnaire des animaux supérieurs, l'émigration des globules blancs paraît régulière et semble avoir une certaine importance.

Chez l'adulte, cette émigration n'est plus normale dans un grand nombre de régions de l'organisme. Ce qui n'empêche qu'il peut y avoir, par tout l'organisme, transsudation de quelques globules blancs à travers les parois vasculaires. Dans certains organes même, les vaisseaux sont disposés pour cette diapédèse physiologique des éléments figurés du sang. On peut citer, à cet égard, les ganglions lymphatiques, la rate, la moëlle des os, le foie lui-même.

Ne trouve-t-on pas dans les vaisseaux chylifères du mésentère, presque constamment pendant la digestion, un certain nombre de globules rouges du sang? Ce qui paraît bien indiquer que, lors des oscillations physiologiques de la circulation sanguine abdominale, les capillaires de la muqueuse intestinale laissent transsuder quelques globules rouges. Ranvier a démontré d'ailleurs que la sérosité péritonéale contient toujours normalement des hématies diapédésées.

Passivité des leucocytes dans l'acte de la diapédèse. La contractilité des leucocytes n'a rien à voir avec l'acte de la diapédèse : hors du vaisseau, le globule blanc reprend ses droits et ses fonctions, tant qu'il demeure vivant. Pendant son émigration pariétale, la substance protoplasmique de l'élément blanc est passive ; elle s'étire, s'effile en passant à travers une membrane cimentaire ou protoplasmique résistante ; et les prolongements amiboïdes ne se voient qu'au dehors du vaisseau.

D'ailleurs les globules rouges, non contractiles, transsudent également par diapédèse.

Origine des cellules blanches accumulées dans les espaces interstitiels pendant les processus inflammatoires. L'origine des globules blancs accumulés dans les espaces interstitiels ressortit-elle exclusivement à la diapédèse, et les cellules fixes du tissu conjonctif ne prennent-elles aucune part à la formation des globules purulents ? Cohnheim estime que, s'il est difficile de prouver qu'aucun leucocyte inflammatoire ne peut provenir d'autre source que des globules blancs diapédésés, il n'existe pas, on peut l'affirmer d'autre part, de preuve certaine que les globules du pus se forment ailleurs que dans le sang. La division des leucocytes, au sein du tissu conjonctif, est à peine probable.

La leucocytose inflammatoire montre bien que, pendant la maladie aigüe, l'organisme fabrique un excès de globules blancs pour subvenir aux nécessités de la diapédèse. L'hyperinose des maladies inflammatoires ne peut s'expliquer que par une augmentation notable des corpuscules blancs du sang.

Enfin, la néoformation d'un corpuscule du pus aux dépens d'une cellule fixe du tissu conjonctif n'a été vue par personne; tout ce que Cohnheim a pu constater, avec nombre d'auteurs, c'est que certaines cellules fixes deviennent, au milieu du tissu enflammé, plus granuleuses ou plus arrondies, sans qu'on puisse saisir leur mode de division, même après 10 heures d'observation.

Passivité des cellules fixes traumatisées par le processus inflammatoire. Sans doute, sous la poussée inflammatoire, les cellules fixes des tissus sont profondément touchées, impressionnées à l'excès, tant par les troubles circulatoires de la région que par les transsudats anormaux qui les baignent.

Les différents processus de nécrose ou de dégénérations aigües les menacent, atteignent même leur protoplasma qu'ils remplissent de granulations graisseuses ou autres, de vacuoles, etc.; mais de là, à faire d'elles des cellules inflammatoires, il y a loin.

Bien mieux, les modifications subies par les cellules fixes du tissu conjonctif ne sont pas uniquement *régressives* ; à côté d'elles il y a d'autres éléments qui seront, suivant la puissante conception de Virchow, sollicités par des modifications progressives. Celles-là se multiplieront; peut-être formeront-elles quelques rares globules purulents.

Mais aujourd'hui que la diapédèse, la vraie source de la suppuration, est devenue une notion vulgaire, savoir si, oui ou non, un petit nombre de corpuscules du pus sont formés par quelques cellules fixes proliférées, n'est plus désormais qu'un point secondaire dans l'histoire de l'inflammation.

La doctrine de Virchow en présence de la théorie vasculaire de Cohnheim. La conception théorique de Virchow, la doctrine de l'inflammation cellulaire primant les processus vasculaires et les rejetant au dernier plan, n'est donc plus soutenable.

Pour expliquer cette multiplication exubérante, formidable des cellules fixes du tissu conjonctif produisant à leurs propres dépens la totalité des corpuscules du pus, Virchow était obligé d'avoir recours à une hypothèse invraisemblable : il supposait une sorte de puissance attractive qu'exerceraient les cellules fixes sur les vaisseaux et respectivement sur leur contenu ; d'où un courant transsudatif exagéré des liquides nourriciers appelés à fournir les matériaux nécessaires pour cette hyperproduction néocellulaire.

Aujourd'hui du reste, ni Virchow, ni son École ne contestent plus la réalité des processus vasculaires de l'inflammation et leur indépendance à l'égard des cellules fixes des tissus.

Cohnheim n'ajoute pas, mais nous devons le faire pour lui, que c'est là un de ses plus légitimes titres de gloire qui lui a permis d'assister, encore vivant, au triomphe de sa belle mais trop exclusive conception doctrinale.

Définition de l'inflammation d'après Cohnheim

Après les développements dans lesquels nous venons d'entrer, il ne paraîtra donc pas extraordinaire de voir Cohnheim définir ainsi l'inflammation :

L'inflammation, c'est la somme des différents processus débutant par la dilatation vasculaire, passant par la margination des leucocytes, pour aboutir à la transsudation de substances solides (diapédèse) et liquides (exsudats) appartenant au sang.

Ainsi donc, la raison du phénomène se résume, pour lui, en une modification moléculaire, chimique, des parois vasculaires.

III. — ANATOMIE NORMALE ET PHYSIOLOGIE DES ELÉMENTS DU TISSU CONJONCTIF

IDENTITÉ BIOLOGIQUE DES DIVERS ÉLÉMENTS DU TISSU CONJONCTIF
UNITÉ ANATOMIQUE DU TISSU CONJONCTIVO-VASCULAIRE

Telle est, dans son ensemble, la doctrine de Cohnheim. Elle s'oppose, de la sorte, d'une manière bien tranchée, à la conception cellulaire de Virchow, puisque pour ce dernier tout est dans le travail prolifératif des cellules fixes du tissu conjonctif, alors que Cohnheim résume tout dans les perturbations vasculaires et dans les transsudations exagérées qui en sont la conséquence.

Quand on y regarde de près cependant, aujourd'hui que l'ardeur de la lutte entre les deux Écoles rivales semble quelque peu calmée, on est frappé des nombreux points de contact qui rapprochent les deux doctrines. De ce rapprochement est né l'eclectisme moderne, qui sait rendre hommage à la vérité partout où il la trouve et ne dédaigne pas de l'utiliser.

En somme, tout bien considéré, Virchow, Cohnheim et leurs élèves reconnaissent que *toute cause inflammatoire* (nous faisons ici abstraction du détail de ces causes) *frappe d'abord sur une certaine catégorie d'éléments cellulaires.* Virchow veut que ce soit la cellule fixe, c'est-à-dire la cellule conjonctive, tandis que Cohnheim incrimine la cellule endothéliale vasculaire.

Or, nous espérons le démontrer, la cellule connective et l'endothélium vasculaire ne sont qu'un même élément, différemment adapté pour les besoins du travail multiple imposé au tissu conjonctivo-vasculaire.

Le vrai désaccord, profond, irréductible, qui sépare les deux doctrines, réside donc ailleurs : c'est dans la conception de l'inflammation et des processus phlogogènes ; Cohnheim ne voulant voir, dans l'inflammation, que l'accumulation diapédétique des leucocytes au milieu des mailles du tissu conjonctif, Virchow concevant l'inflammation comme une *réaction* hypertrophique et proliférative des éléments cellulaires, cellules plasmatiques (qui font le pus) aussi bien que cellules des parenchymes (inflammations parenchymateuses).

L'anatomie démontre l'identité des cellules connectives et des endotheliums.

Afin d'aborder avec fruit la solution des différents problèmes que nous offrira l'étude des lésions inflammatoires et puisque, de l'aveu des diverses doctrines, il faut avant tout compter avec le tissu conjonctif, commençons par justifier une première affirmation : *les cellules connectives et les cellules endothéliales, quelles qu'elles soient, sont des éléments identiques.*

Les détails anatomiques qui vont suivre nous paraissent absolument nécessaires pour notre démonstration. Ils nous permettront de simplifier davantage encore notre base d'opérations et nous serviront de guide dans les développements où nous serons obligé d'entrer, à propos des diverses formes de l'inflammation du tissu conjonctif.

Cellules connectives ; leur unicité. — L'étude anatomique du tissu conjonctivo-vasculaire démontre l'unité fondamentale des cellules génératrices de ce tissu, quelque spécialisées que soient ses variétés.

Prenons le tissu conjonctif muqueux, la plus simple et la plus jeune des formes du tissu connectif, comparons ses cellules ramifiées aux cellules plates du tissu conjonctif diffus, aux cellules ramifiées de la cornée, ou bien aux cellules rectangulaires des tendons, soudées les unes aux autres et formant ainsi de longues séries rubanées interfasciculaires, nous arriverons nécessairement à cette première conclusion : que, dans toutes ses spécialisations, la cellule conjonctive, malgré son polymorphisme, reste toujours une, partout identique à elle-même.

Autres cellules du tissu conjonctif. — Le tissu conjonctif, considéré dans son ensemble, n'est pas uniquement composé de fibrilles conjonctives, de fibres élastiques et de cellules connectives. Il contient encore d'autres cellules intimement mélangées aux premières, en proportions variables suivant les régions, et suivant les différenciations physiologiques du tissu. Ces éléments cellulaires sont :

a). Les *cellules adipeuses*, simples cellules fixes susceptibles d'adiposité. Cet état chimique déterminé du protoplasme cellulaire représente une propriété phagocytaire spécialisée par rapport aux graisses de l'organisme, ces cellules adipeuses ne nous arrêteront pas pour le moment, elles rentrent indiscutablement dans la série des cellules connectives.

b). Les *cellules blanches* appartiennent au système lymphatique. On leur distingue quatre variétés, toutes mobiles, contractiles, qui voyagent sans cesse dans les espaces lymphatiques du tissu, sortent des vaisseaux sanguins ou lymphatiques, y rentrent, flottent dans les cavités séreuses ou s'arrêtent dans les follicules lymphatiques du tissu réticulé, dans la rate, ou dans la moëlle des os, afin d'y subir leurs élaborations mystérieuses et leurs multiplications physiologiques.

Ce groupe des cellules blanches est actuellement bien distinct du premier ; nous verrons plus loin s'il n'y a pas lieu d'établir quelque rapport plus intime entre les cellules migratrices du tissu conjonctif.

c). Les *endothéliums* forment un troisième groupe comprenant des cellules particulières ; ces cellules sont répandues en masse sur tous les points où le tissu conjonctif se tasse ou s'aplatit, se concentre en membranes séreuses ou s'enroule en gaînes lamelleuses, suivant les nécessités contexturales imposées aux éléments sous-jacents.

Les endothéliums sont des éléments aplatis, soudés les uns aux autres. Ils naissent, pour la plupart, aux dépens du mésoderme comme les cellules connectives qu'ils accompagnent et recouvrent.

L'endothélium ne tapisse que des cavités virtuelles. Point important, et qui prouve que, d'une façon générale, l'endothélium doit être considéré comme un produit du mésoderme, un élément d'origine conjonctive, c'est qu'il n'existe qu'à la surface de *cavités virtuelles;* il diffère en cela des *épithéliums*[1]. Ainsi, pour ne prendre qu'un exemple, on conçoit comment l'épithélium pulmonaire n'est pas, à proprement parler, un endothélium. D'ailleurs, ainsi que nous le verrons, la pathologie des endothéliums diffère profondément des processus morbides supportés par les cellules épithéliales.

On ne saurait arguer que les cavités vasculaires sanguines ou lymphatiques sont, elles aussi, des cavités réelles comblées seulement par un liquide étranger. Le sang et la lymphe,

---

[1] Tout épithélium s'est développé aux dépens de l'ectoderme ou de l'endoderme. Les épithéliums sont destinés, en outre de leurs fonctions sécrétoires plus ou moins spécifiques, à recouvrir des surfaces libres ou bien à tapisser des cavités réelles.

faisant partie intégrante du tissu conjonctivo-vasculaire, ne constituent pas des substances étrangères aux parois qui les limitent.

Nous irons plus loin, dans un moment, en nous efforçant de démontrer l'identité organique et embryologique des endothéliums et des cellules fixes connectives ; terminons tout d'abord l'énumération des cellules contenues normalement dans les mailles du tissu conjonctif.

d). On trouve dans ce tissu d'autres *éléments cellulaires* encore assez mal connus ; ce sont :

1° Les cellules de Waldeyer ;

2° Les grosses cellules granuleuses d'Ehrlich (mastzellen) ;

3° Les cellules à noyaux multiples de la moëlle des os et du péritoine (Ranvier) ;

4° Les cellules hémoglobiniques de la moëlle des os et de la rate ;

5° Les clasmatocytes de Ranvier ;

6° Les cellules vaso-formatives (cellules de Ranvier).

Laissant de côté, pour le moment, les cellules de Waldeyer, les clasmatocytes qui n'en diffèrent peut-être pas et que nous étudierons bientôt, les cellules d'Ehrlich qui ne sont sans doute que des leucocytes ou des cellules fixes en voie de régression granuleuse, nous ne conserverons, pour notre démonstration, que les cellules *vaso-formatives* dont le rôle est indiscutable et que nous essayerons bientôt de retrouver en pathologie.

La triple coopération des cellules connectives, des endothéliums et des cellules blanches n'a rien de disparate. — D'une manière générale, c'est avec l'arsenal cellulaire constitué par le triple groupe des cellules connectives, des cellules endothéliales et des cellules blanches, que le tissu conjonctif élabore incessamment ses travaux de protection interstitielle, et de vascularisation sanguine et lymphatique.

A tout bien considérer, cette association d'éléments cellulaires n'est pas si complexe qu'on pourrait croire. Il est facile, en premier lieu, de réduire ce groupe et de fondre, en une seule classe, les *cellules connectives* et les *endothéliums* ; l'anatomie elle-même nous y engage.

Identité de forme ; soudures cimentaires. En étudiant le tissu conjonctif diffus, par exemple, nous voyons que les grandes cellules connectives ont exactement la forme des endothéliums (Ranvier)? Ces cellules minces, polygonales, régulières, étalées à la surface des faisceaux conjonctifs, à l'intérieur desquels elle ne pénètrent jamais, ne diffèrent des cellules endothéliales qu'en ce qu'elles ne se touchent pas par leurs bords (¹).

Dans le tissu conjonctif ordonné en tissu tendineux, les cellules connectives interfasciculaires, se placent bout à bout, forment, dans les espaces, des traînées cellulaires souvent fort étendues ; ces rubans cellulaires sont composés d'éléments rectangulaires, *soudés les uns aux autres* (²).

Nous voilà loin des cellules ramifiées, anastomotiques du tissu muqueux ou même du tissu conjonctif diffus. Que dire,

---

(¹) RANVIER. — *Technique histologique*, 2me éd., p. 281.

(²) Les cellules tendineuses, ainsi disposées en colonnes, ne diffèrent donc plus d'un endothélium par la non soudure de leurs bords, mais uniquement par le fait qu'elles ne recouvrent pas une surface : tout au contraire, elles comblent la cavité béante, entre les faisceaux tendineux. Ici, avec ses crêtes d'empreinte ménagées par les retraits des faisceaux tendineux, la série des cellules connectives dessine une colonne, un cordon protoplasmique plein, plus ou moins long, dont la surface irrégulière devient, chez certaines espèces animales (les oiseaux, ou par exemple, la taupe), régulièrement cylindrique, comme chacune des cellules tendineuses qui la composent.

si l'on considère le tissu conjonctif lamelleux ou engaînant ? Ici, les lames connectives qui ne contiennent jamais d'éléments dans leur intérieur, sont séparées les unes des autres par des cellules plates « formant *parfois*, dans la gaîne lamelleuse des nerfs par exemple, une couche endothéliale continue » (Ranvier). Ce qui veut bien dire, que tant que la couche cellulaire n'est pas continue, les cellules plates sont regardées comme des cellules connectives, mais qu'il faut les considérer comme endothéliales quand elles se touchent et forment une membrane continue. Il est difficile de justifier plus nettement notre identification entre les cellules fixes et les endothéliums ([1]).

Identité de texture. Décomposition anatomique de l'endothélium des séreuses en plaque et en protoplasma réticulé sous-cortical. D'autre part, les dernières recherches de Ranvier sur la texture anatomiqne des endothéliums ([2]) fournissent la démonstration la plus parfaite le notre thèse. Grâce à une technique des plus simples ([3]), l'endothélium du péritoine

---

([1]) Ranvier va d'ailleurs plus loin dans cette voie, à propos de la description de la choroïde. Cette membrane est, comme on sait, composée de lames connectives superposées, entre lesquelles existent des cellules plates, finement pigmentées, étoilées chez certaines espèces animales, irrégulièrement polygonales chez d'autres, le chien par exemple. La cellule subit, au niveau de chacune des fibrilles connectives sur lesquelles elle s'appuie, une empreinte, à l'instar de ce qui se passe pour les cellules fixes des tendons ou de la cornée. Ces empreintes, si magistralement décrites par Ranvier dans toute la série des cellules connectives, *existent également sur les cellules endothéliales de la gaîne lamelleuse des nerfs* (Ranvier). N'est-il donc pas logique de conclure, de par l'anatomie même, à l'identité des endothéliums et des cellules connectives ?

([2]) RANVIER. — « De l'endothélium du péritoine et des modifications qu'il subit dans l'inflammation expérimentale. Comment il faut comprendre la guérison des plaies par réunion immédiate ». *Comptes rendus, Académie des Sciences*, T. CXII, n° 16 (20 avril 1891), p. 842.

([3]) Quelques gouttes d'acide osmique à 1 % imprègnent, en 1 minute 1/2 l'épiploon d'un cobaye jeune ; on lave à l'eau distillée, et l'on colore par une solution aqueuse de violet 5 B ou hexaéthylé. La coloration est rapide, on recouvre d'une lamelle et l'on procède à l'examen.

saisi vivant, dans sa forme, montre qu'il est composé de deux parties distinctes : 1° une *plaque endothéliale* très mince, constituée par du protoplasma condensé, et formant le champ dont les limites s'imprègnent nettement par le nitrate d'argent ; 2° un *protoplasma réticulé* sous-jacent à la plaque, par conséquent en contact avec les travées conjonctives. Ce protoplasma granuleux *n'est pas individualisé* ; il entoure le noyau de la cellule et le contient dans son épaisseur. Les travées protoplasmiques s'anastomosent entre elles et avec les travées semblables émises par les cellules endothéliales voisines. Si bien que, selon l'expression saisissante de Ranvier, un revêtement endothélial est une *colonie cellulaire* dont les éléments, quoique distincts, sont étroitemeut liés entre eux, non seulement par les lignes cimentaires inter-endothéliales rattachant les plaques les unes aux autres, mais encore par le réticulum protoplasmique diffus, sous-jacent aux lames cimentées.

Le réticulum protoplasmique sous-cortical des endothéliums est commun à toute l'étendue d'une membrane séreuse. Le réticulum est commun à la totalité du revêtement endothélial. Cette disposition rappelle singulièrement les réseaux formés, d'après la belle description de Renaut ([1]), par les cellules fixes au sein du tissu conjonctif diffus.

Il est difficile de démontrer d'une manière plus satisfaisante que la cellule endothéliale n'est qu'une cellule connective ayant tassé à sa surface libre une certaine quantité du protoplasme pour en faire une lame protectrice, lame endothéliâle, qui se soudera aux lames voisines afin de compléter le revêtement.

([1]) RENAUT. — *Traité d'histologie pratique*, 1889, 1er fascicule, p. 201.

L'endothélium est une cellule connective temporairement spécialisée: Exemple tiré du tissu réticulé. Bref, les endothéliums sont des cellules connectives étalées à la surface du tissu conjonctif pour permettre les glissements et assurer la laxité nécessaire à la nutrition des tissus sous-jacents.

Lorsque, comme cela a lieu pour le tissu réticulé, les frottements cellulaires sont incessamment répétés, les cellules fixent disparaissent et laissent la place aux revêtements endothéliaux; c'est pourquoi le tissu réticulé des follicules lymphatiques a transformé *toutes* ses cellules connectives et est engaîné par des cellules endothéliales qui protègent intimement ses fibrilles les plus délicates, et recouvrent même la paroi externe des capillaires sanguins (¹).

Par ce qui précède, nous voyons se poursuivre une identité à peu près parfaite entre les deux ordres de cellules.

Identité des endothéliums vasculaires et des cellules connectives. Différences apparentes résultant des adaptations : lames endothéliales cylindriques, vasculaires, tendineuses, nerveuses, etc. L'endothélium vasculaire n'échappe pas à cette similitude. Les seules différences consistent uniquement dans les adaptations nécessitées par le rôle particulier dévolu aux canaux vasculaires. Tout d'abord, la forme cylindrique des lames endothéliales constituant les vaisseaux sanguins ou lymphatiques n'a, par elle-même, rien de spécifique. D'une part, les vaisseaux lymphatiques, à leur origine, se présentent

---

(¹) Il arrive souvent, comme on le voit bien, soit à la surface des tendons, soit à la face interne des vaisseaux artériels ou veineux, que la couche endothéliale ne représente manifestement que la série la plus superficielle des cellules connectives : étalé en membrane et recouvrant immédiatement une ou plusieurs couches de cellules conjonctives rameuses, anastomotiques, l'endothélium protège alors, à la façon d'un vernis, les couches élémentaires sous-jacentes.

d'ordinaire sous la forme de fentes plus ou moins anguleuses et nullement cylindriques ; et d'autre part, les endothéliums de recouvrement se disposent fréquemment ([1]), en tubes cylindriques au sein des diverses variétés du tissu conjonctif.

L'ordination cylindrique des endothéliums vasculaires n'a donc, à vrai dire, rien de bien particulier. La cavité vasculaire, prise dans son ensemble, n'est qu'un long boyau endothélial indéfiniment ramifié ([2]).

A n'en point douter, les parois qui limitent les cavités vasculaires et les canalisent ne sont que le résultat d'une condensation d'éléments du tissu connectif.

La seule différence qui semble séparer les tubes endothéliaux vasculaires des tubes endothéliaux tendineux ou nerveux

---

([1]) Nous n'avons qu'à citer pour mémoire :

1º Les fines *travées fibreuses de l'épiploon*, souvent engaînées par un véritable tube endothélial reposant directement sur les fiibrilles connectives ;

2º Les *faisceaux tendineux*, dont les fibrilles conjonctives et élastiques sont entourées par une couche de substance protoplasmique sur laquelle se ramifient et s'anastomosent des cellules connectives, elles-mêmes recouvertes par une couche unique de cellules endothéliales, vaste tube cylindrique engaînant, dans son intérieur, la colonne tendineuse ;

3º La *gaîne de Henle* qui, selon la description de Ranvier, constitue, autour des faisceaux nerveux les plus petits, une enveloppe lamelleuse doublée d'une couche continue de cellules endothéliales dont la disposition en longs boyaux cylindriques est rendue évidente par l'imprégnation d'argent.

([2]) Ces canaux endothéliaux sont renforcés, de place en place, et suivant les besoins de la région, par des couches concentriques de cellules connectives associées à des cellules musculaires. La masse élémentaire est fixée par la somme de trousseaux fibreux et de fibres élastiques, nécessaire pour le bon fonctionnement des vaisseaux ainsi créés.

Quant aux liquides contenus dans l'intérieur des vaisseaux, on ne peut nier que la lymphe prenne son origine dans l'intimité même du tissu conjonctif. Ces sucs vont finalement se déverser dans le sang du système cave supérieur. Le sang, lui-même, n'est qu'un composé de lymphe et de globules rouges ; il creuse son chemin, dès les premiers moments de la vie embryonnaire, dans les mailles du tissu conjonctif. En somme, sang et lymphe, ne représentent, au point de vue anatomique, qu'une portion spéciale et mobilisée du tissu conjonctivo-vasculaire : nouvelle adaptation, hautement différenciée, propre aux animaux supérieurs, d'une petite partie, grande par ses fonctions, de la masse cellulaire du mésoblaste.

consiste essentiellement en ceci, que, dans les vaisseaux, l'endothélium s'offre par sa face concave, c'est-à-dire par sa plaque protoplasmique condensée à la pression et aux frottements exercés par la colonne sanguine; au contraire, c'est par sa face profonde, par ses réseaux protoplasmiques, non individualisés, que l'endothélium répond au faisceau tendineux ou nerveux; sa plaque condensée présentant à l'extérieur sa résistance aux frottements et au glissement des tissus adjacents.

La double couche endothéliale (endothèle externe, endothèle interne) des capillaires sanguins, des follicules lymphatiques; le périthélium d'Eberth. Bien plus, dans certaines parties du système vasculaire, dans le tissu réticulé, au sein du follicule lymphatique, on voit le capillaire sanguin présenter, pour ainsi dire, à la fois l'une et l'autre de ces deux dispositions. Là, le tube endothélial vasculaire sanguin, qui donne attache aux fibrilles ténues du tissu conjonctif réticulé, est recouvert par une natte de tissu réticulé et par une couche endothéliale péricapillaire qui l'engaîne d'une manière continue ([1]). Voilà une combinaison, remarquable entre toutes, qui met en contact intime et oppose par leurs faces protoplasmiques l'endothélium du vaisseau sanguin et l'endothélium du tissu conjonctif, c'est-à-dire l'endothélium sanguin et l'endothélium connectif.

Le périthélium d'Eberth, constitué comme on sait par une couche discontinue de cellules connectives attachées à la

---

[1] Sauf peut-être aux points d'attache du réticulum fibrillaire. On sait que pour Ranvier (*loc. cit.*, p. 530) les fibres du réticulum, loin de s'attacher à la face externe du vaisseau capillaire, s'y infléchissent et s'y anastomosent en formant comme une natte, véritable tunique adventice réticulée des vaisseaux capillaires. Voy. la fig. 240, p. 527 du *Traité technique d'histologie*, 2e édition.

surface des capillaires sanguins, ne diffère que par sa discontinuité, de l'endothélium péricapillaire (¹) dont nous venons de parler.

Les endothéliums sont des cellules connectives utilisées dans un but de protection. Le point nous paraît acquis : les endothéliums, quels qu'ils soient, n'ont rien de spécifique ; ce sont de simples cellules connectives utilisées dans un but qui semble être principalement la protection et la nutrition des tissus sous-jacents. Tous ces détails nous serviront bientôt en pathologie.

Cette protection exercée par les endothéliums est sans doute efficace à l'état normal. Cependant on sait, depuis les beaux travaux de Ranvier, que la membrane séreuse du péritoine et en particulier, les replis épiploïques, sont incessamment en butte à des traumatismes exercés par les cellules blanches qui émigrent normalement dans la cavité séreuse. Les endothéliums subissent, tant au niveau de leurs lignes cimentaires d'attache, qu'à travers leur propre protoplasme, le passage des leucocytes migrateurs ; il en résulte des trous qui deviennent peu à peu les orifices épiploïques. Ces perforations une fois produites, les cellules endothéliales voisines s'efforcent non de les remplir, mais de les border. Aussi, des remaniements incessants de l'endothélium de la séreuse ont-ils lieu, remaniements auxquels la prolifération par karyokinèse des cellules séreuses semble ne pas suffire. Ranvier estime, en effet, que nombre des petites cellules

---

(¹) RANVIER. — *Loc. cit.*, p. 450 : « dans la grande cavité représentée par le tissu con-
« jonctif diffus, les cellules connectives sont donc disposées dans les vaisseaux capillaires
« de la même façon que sur les faisceaux de fibrilles, et, en se plaçant à ce point de
« vue, on peut dire qu'un capillaire sanguin et un faisceau connectif sont des équiva-
« lents. »

endothéliales, contrastant par leur faible volume auprès des larges endothéliums, voisins, *dérivent sans doute d'une cellule migratrice* qui, n'ayant pu poursuivre sa route dans l'épaisseur de la membrane, s'est étalée à sa surface ([1]).

Origine leucocytique des petites cellules endothéliales des trous épiploïques. Nous arrivons ainsi à une importante question, celle de l'*origine des cellules endothéliales*, ou, ce qui est tout un, des cellules connectives.

Une cellule blanche, un leucocyte peut-il produire une cellule connective, et par conséquent un endothélium ? et, s'il en est ainsi, laquelle, parmi les quatre variétés connues des cellules blanches, est destinée à ces hautes fonctions ?

Si l'origine leucocytique des cellules connectives était dé·montrée, notre unification anatomique des éléments du tissu conjonctif serait parfaite.

Il ne faut pas dissimuler que la solution du problème est fort délicate. A mon humble avis, l'affirmation d'un expérimentateur de la valeur de Ranvier suffit ; cependant, rien n'empêche d'accumuler les preuves, pour une telle démonstration.

Anatomie des cellules blanches

Leurs quatre variétés ; leur rôle en physiologie ; leurs corrélations avec les cellules fixes et avec les endothéliums ; leurs métamorphoses. — Reprenons les globules blancs et les quatre variétés de ces cellules incolores, et voyons-les à l'œuvre.

Les quatre variétés de cellules blanches. Parmi les nombreuses classifications, proposées pour l'étude des *cellules blanches*,

---

([1]) RANVIER. — *Loc. cit.*, p. 310.

on s'accorde actuellement, depuis les remarquables travaux d'Ehrlich, de Flemming, à leur décrire quatre principales variétés :

1° Les *petites cellules blanches* possèdant un gros noyau recouvert d'une mince couche protoplasmique ; ce sont les *lymphocytes* de certains auteurs. Ce dernier terme, par lequel on les désigne souvent, correspond à une inexacte interprétation ; car on ne les rencontre pas uniquement dans la lymphe : elles proviennent également de la pulpe splénique et des autres foyers générateurs des globules blancs.

On trouve d'ailleurs une série d'éléments intermédiaires entre ces petites cellules blanches et :

2° Les *gros globules blancs* ou *leucocytes mononucléaires* constitués par un protoplasma cellulaire abondant muni d'un gros noyau facilement colorable par toutes les couleurs d'aniline, réaction histo-chimique importante.

Ce volume du noyau, joint à sa forme ovalaire ou réniforme, correspond à une composition chimique différente de la première variété. En effet, le noyau du lymphocyte possède une substance nucléaire plus tassée, plus vivement colorable par les couleurs d'aniline. Le noyau du gros globule mononucléaire contient une plus grande proportion de substance liquide et se colore moins énergiquement.

3° Les *leucocytes éosinophiles* représentent la troisième variété. Leur noyau, unique, est bilobé, ovalaire, quelquefois plus ou moins contourné. En outre, le protoplasma cellulaire contient un très grand nombre de granulations très réfringentes, désignées par Ehrlich sous le nom d'*éosinophiles*, à cause de leur caractère histo-chimique. En effet, la cellule ne se colore bien que par les couleurs acides d'aniline, et particulièrement par l'éosine, la plus employée à cet effet.

Ces cellules blanches éosinophiles sont rares dans le sang normal. Elles acquièrent, par contre, une valeur diagnostique importante lorsqu'on les y rencontre en plus ou moins grande abondance ; car elles révèlent presque toujours alors la *leucémie*, et principalement la forme myélogène de cette maladie du système lymphatique.

4° La quatrième variété, fort intéressante, des globules blancs est formée par les globules blancs *polynucléaires* ou *leucocytes neutrophiles* d'Ehrlich. Leur noyau est très foncé, multiple ou en voie de multiplication avancée ; il renferme une très grande quantité de substance chromatique et le protoplasma cellulaire contient des granulations qui ne se colorent bien que par les matières colorantes neutres ([1]), d'où le nom donné à cette variété de cellule blanche.

Ces quatre espèces de leucocytes sont contractiles ; les mouvements amiboïdes constituent même un de leurs caractères génériques les plus plus fondamentaux. Leur protoplasma peut renfermer, selon les cas, une certaine quantité de matière glycogène et de graisse.

Leur volume diffère suivant les variétés et suivant les régions où on les rencontre ([2]).

([1]) On utilise ordinairement les couleurs basiques d'aniline (bleu de méthyle, violet de gentiane, fuchsine) qui colorent vivement les noyaux et laissent incolore le protoplasma des neutrophiles. L'emploi d'un mélange d'une couleur basique et d'une couleur acide (éosine et bleu de méthyle par exemple) peut donner d'excellents résultats. Ehrlich a proposé différentes formules qui permettent de colorer, d'un seul coup, toutes les cellules blanches des quatre variétés.

([2]) C'est ainsi que, dans le sang, leur diamètre peut osciller entre 4 et 14 μ, alors que dans le canal thoracique (du chien) ils mesurent 10 μ et que, dans les cavités séreuses ils acquièrent 5 à 20 μ et même davantage.

Cette dernière dimension (20 μ) n'est jamais atteinte par les globules blancs dans les vaisseaux sanguins ou lymphatiques, preuve qu'en émigrant dans la cavité séreuse le protoplasma contractile a subi d'importantes modifications chimiques (Ranvier).

Ils occupent les étendues immenses du système lymphatique, y compris la moelle des os, la rate, le sang lui-même. Ils naissent dans l'intimité du tissu lymphatique, principalement dans les follicules du tissu réticulé de la pulpe splénique, dans la moelle osseuse.

Seules peut-être, du moins chez les animaux vertébrés, les cellules éosinophiles semblent provenir exclusivement de la moelle des os.

Développement et évolution des quatre variétés de cellules blanches. Quoi qu'il en soit, il paraît résulter des recherches modernes que l'évolution des quatre variétés de cellules blanches se fait habituellement de la façon suivante : les petites cellules blanches, nées dans les foyers spéciaux (centres prolifératifs des follicules lymphatiques ganglionnaires, spléniques, etc.) pénètrent dans le sang proprement dit; c'est là, que s'opère la série des transformations : les lymphocytes y deviennent cellules mononucléaires [1].

Mode de multiplication des cellules blanches. La multiplication des cellules blanches se fait surtout par le procédé de la division directe du noyau. Cependant, la karyokinèse intervient également dans le mode de reproduction des leucocytes; et, détail qui a sa valeur, ce n'est pas seulement dans le torrent circulatoire sanguin, en plein tissu oxygéné par conséquent, que la karyokinèse des leucocytes peut avoir

---

[1] Cette opération s'effectue également dans l'intimité de la moelle osseuse. Dans la rate, les innombrables petites cellules blanches nées à l'intérieur d'un corpuscule de Malpighi, en sortent et se transforment en *grosses cellules de la pulpe splénique*, analogues aux grosses cellules mononucléaires du sang et les dépassant même en volume.

Dans aucun organe producteur des globules blancs on ne trouve autant de cellules *neutrophiles* que dans le sang rouge proprement dit ; c'est même à l'intérieur des vaisseaux sanguins des organes hématapoïétiques que les cellules neutrophiles sont le plus abondantes.

lieu (¹), c'est même au sein du tissu conjonctif, alors que les cellules blanches effectuent leurs migrations et leurs métamorphoses. Toutefois, il semble résulter des recherches récentes que, seules, les grosses cellules mononucléaires possèdent la propriété karyokinétique. Les trois autres variétés ne jouiraient que de la division directe.

Rôle physiologique des cellules blanches. Phagocytose. — Au point de vue physiologique, on connaît l'attraction extrême que possèdent les cellules blanches pour l'oxygène (²). Cette soif d'oxygène accélère indiscutablement les migrations incessantes des cellules blanches à travers les tissus.

Une autre propriété non moins remarquable accordée aux mêmes éléments est la *phagocytose* (³). Toutefois, les quatre variétés de leucocytes ne possèdent pas également cette fonction ; elle n'est dévolue qu'à deux espèces : aux grosses cellules *mononucléaires* et aux cellules *polynucléaires* ou neutrophiles. Les lymphocytes sont des éléments trop jeunes, trop peu protoplasmiques pour posséder un pareil pouvoir qui s'exerce à l'aide de la matière organique extranucléaire.

Ce sont tout particulièrement les éléments blancs dits neutrophiles qui deviennent phagocytes au plus haut degré.

(¹) Les recherches de Peremechko, Spronck, Gulland, Flemming ont bien établi cette notion fort importante.

(²) Ranvier. —*Technique, hist.*, p. 144 et 531. Cette propriété remarquable qu'ont les leucocytes de courir à la recherche de l'oxygène, et qui en fait des organismes aérobies par excellence, a permis à Ranvier de démontrer d'une manière ingénieuse la multiplication exubérante des leucocytes au sein des follicules et des cordons folliculaires des organes lymphatiques. Les recherches récentes de Flemming « die Zellvermehrung in den Lymphdrüsen. » *Arch. f. mikros. Anat.*,1885, y ont établi la multiplication karyokinétique des cellules blanches.

(³) Metchnikoff. — *Virchow's Arch.* Bd. CVII, et *Leçons sur l'Inflammation faite à l'Institut Pasteur*, 1891.

Quant aux cellules éosinophiles dont le protoplasma granuleux semble déjà subir une sorte de travail régressif, on ne
les voit jamais englober un corps étranger quelconque, globule rouge, poussière ou microbe ; elles ne sont donc pas
phagocytes. D'ailleurs, ainsi que les remarquables travaux
de Metchnikoff l'ont démontré, la phagocytose ne s'exerce
pas aveuglement sur toutes les substances mises au contact
des cellules capables de les manger. Pour des raisons multiples, encore obscures, que nous aurons à rechercher bientôt,
s'il est vrai que les cellules blanches mangent indistinctement
les poussières inactives, insolubles (carmin, charbon, etc.),
elles choisissent ou refusent, par une sélection bien curieuse,
tels ou tels micro-organismes actifs et bien vivants. A ce point
de vue, les leucocytes mononucléaires et les neutrophiles
semblent se partager la besogne : c'est ainsi, pour ne citer
qu'un exemple, que le bacille de la *lèpre* est refusé par les
leucocytes polynucléaires et englobé par les cellules blanches
mononucléaires ([1]).

Évolutions des cellules migratrices. Nous utiliserons plus
tard cette sélection des diverses cellules microphages et macrophages à l'égard des microbes pathogènes. Contentons
nous, pour le moment, de rechercher ce que deviennent les
cellules blanches dans l'organisme. Deux points paraissent
définitivement acquis, à cet égard : en premier lieu, ces amas
protoplasmiques, si vivants, jouissent non seulement de la
contractilité mais encore d'une énergique mobilité ; éléments

---

([1]) Il paraît résulter des expériences de Metchnikoff que, dans les processus inflammatoires aigus, les leucocytes polynucléaires (cellules neutrophiles) travaillent le mieux,
alors que l'inverse se produirait dans les phénomènes inflammatoires chroniques où les
grosses cellules mononucléaires manifesteraient le plus leurs propriétés phagocytaires.

migrateurs, les seuls de l'organisme qui aient, comme l'a démontré le premier Recklinghausen, le droit d'errer normalement à travers les tissus, ils servent à la nutrition des organes. En second lieu, il semble certain qu'ils doivent être utilisés par l'organisme pour les restaurations que l'usure, c'est-à-dire la vie, rend inévitables dans l'intimité du tissu conjonctif.

Mœurs diverses des cellules blanches suivant leurs divers habitats ; fixation, endothélialisation des cellules blanches. — Une seconde notion qui ressort de l'étude histologique des tissus vivants, c'est que les cellules blanches se comportent différemment selon leurs habitats : dans les canaux vasculaires, le protoplasma demeure pelotonné en sphère, roulant inerte dans la lymphe, se multipliant peu au milieu du sang oxygéné.

Au niveau des cavités séreuses, les cellules blanches subissent des modifications importantes tant dans leur composition chimique, comme nous l'avons vu, que dans leurs attributions fonctionnelles (¹).

(¹) Un certain nombre d'entre elles se logent dans les trous de la séreuse, trous creusés par les générations qui les ont précédées ; elles y demeurent un temps variable, pendant lequel elles jouent le rôle d'obturateurs vivants, sortes de clapets à lèvres mobiles, laissant, quand il le faut, plus ou moins perméables les stomates lymphatiques qui donnent accès dans les vaisseaux blancs sous-séreux.

D'autres globules blancs vont tapisser, au niveau du diaphragme, les puits lymphatiques du centre phrénique qui, grâce aux vaisseaux et fentes lymphatiques intermédiaires, mettent en communication directe les deux séreuses pleurale et péritonéale. Ce pavage continu des parois des puits du centre phrénique, effectué par les cellules blanches, ne diffère d'un pavage endothélial que par le tassement des éléments nucléaires et par l'absence d'une lame endothéliale sécrétée à la surface du protoplasma cellulaire.

Nous avons reconnu précédemment les cellules blanches intra-péritonéales susceptibles de former, *in situ*, des jeunes cellules endothéliales, sans avoir besoin de passer au préalable par la métamorphose connective. Il est vraisemblable qu'il en est de même pour les autres membranes séreuses, à l'état normal comme à l'état pathologique.

Métamorphoses des cellules blanches contenues dans les cavités séreuses ou dans les espaces interstitiels; tuméfaction, paralysie, transformation granuleuse. — Les cavités séreuses contiennent encore d'autres éléments cellulaires incolores que les histologistes modernes s'accordent à considérer comme des cellules blanches modifiées. C'est ainsi que si, à l'exemple de Ranvier ([1]), on procède à l'examen de la sérosité péritonéale d'un grand nombre d'animaux vertébrés vivants, on y trouve, outre la présence constante de globules rouges normalement diapédésés, un certain nombre de grosses cellules blanches, *immobiles,* mesurant 20 à 25 μ chez le rat, sphériques, chargées de granulations ([2]) réfringentes, avec, au centre, un noyau globuleux moins réfringent que le reste de la cellule.

Ces cellules, on le voit par les détails qui précèdent, ressemblent singulièrement aux grosses cellules granuleuses et décrites par Ehrlich sous le nom de *mastzellen* dans le tissu conjonctif et considérées par cet auteur comme provenant des cellules fixes ([3]).

Ces *cellules granuleuses* de la sérosité péritonéale, sont

([1]) Ranvier. — « Sur les éléments anatomiques de la sérosité péritonéale, » *Comptes rendus de l'Académie des Sciences.* T. CX, n° 15 (14 avril 1890) p. 768.

([2]) Ces granulations, sphériques chez le rat, l'axolotl, la salamandre maculée, non sphériques et le plus souvent en bâtonnets chez le triton crêté, résistent à l'alcool, ne sont pas accessibles à l'osmium et se colorent vivement par les couleurs d'aniline.

([3]) Les *mastzellen* d'Ehrlich sont gorgées de granulations qui ne se colorent bien que par les couleurs basiques d'aniline. Leur noyau, au contraire, ne prend pas les couleurs basiques.

La méthode pour les mettre en évidence est la suivante :

Préparer une solution de violet dalhia presque saturée dans l'alcool au tiers; ajouter au moment de s'en servir de l'acide acétique cristallisable en proportion variable suivant la nature et l'épaisseur des coupes (de 7 ½ à 12 ½ en volume); laisser séjourner la coupe 12 à 24 heures dans cette solution acétique de violet dalhia ; traiter la coupe par alcool absolu au sortir du bain, en bien surveiller l'action; passer au xylol; monter dans le

bien manifestement des cellules blanches qui, après un séjour indéterminé dans la cavité séreuse, y subissent une désagrégation totale, terme probable de leur évolution. Les granulations qui les composent, mises alors en liberté, sont mangées et, selon toute probabilité, digérées par les cellules lymphatiques vivantes. Il est bon d'ajouter dès à présent, que l'on rencontre chez le rat, de pareilles cellules granuleuses à l'intérieur de l'épiploon et du mésentère, en plein tissu conjonctif fasciculé. Chez l'homme, nous retrouverons bientôt ces cellules granuleuses dans une foule de lésions inflammatoires chroniques ou subaiguës (Voy. Pl. IV, fig. 2).

Gigantisme (cellules géantes polynucléaires des cavités séreuses). La désintégration granuleuse n'est pas la seule métamorphose que l'on puisse surprendre, pendant la vie même, en examinant les cellules blanches de la sérosité péritonéale. Chez le chat, par exemple, Ranvier a trouvé encore un certain nombre de grosses cellules blanches ayant perdu leur contractilité amiboïde, sphériques ou ovoïdes, lisses ou bosselées, souvent vésiculeuses, et mesurant de 20 à 30, 50 et 100 μ et même davantage. Ces cellules, une fois mortes, montrent un grand nombre de noyaux dans leur intérieur. Il s'agit donc de véritables *cellules géantes*, à noyaux multiples, physaliphores, absolument comparables aux cellules gigantesques décrites dans le cancer colloïde du péritoine de l'homme, et pouvant servir de transition entre les cellules

---

baume au xylol. Les granulations des *mastzellen* apparaissent d'un beau violet bleu foncé.

Nous avons souvent obtenu d'excellentes préparations avec la safranine après un séjour prolongé des coupes dans un bain composé, selon la méthode de Cornil, mi-partie de safranine à l'eau et mi-partie de safranine en solution alcoolique. Le bleu phéniqué de Kühne donne également de très belles préparations.

blanches et les cellules géantes de la moëlle des os (masses protoplasmiques à noyaux multiples, myéloplaxes).

Métamorphose des cellules blanches en cellules connectives. Au milieu du tissu conjonctif diffus, les cellules blanches cheminent parmi les espaces lymphatiques qu'elles ont abordés soit par le procédé diapédétique, soit en perforant les revêtements endothéliaux des séreuses. Si un grand nombre d'entre elles passent, appelées à d'autres destinées, certaines autres s'y fixent et se métamorphosent en cellules connectives, ainsi que Metchnikoff a pu expérimentalement le démontrer [1] sur les larves du triton et de l'axolotl.

Chez les mammifères, la transformation du gros leucocyte mononucléaire en cellule connective semble pouvoir s'opérer, au moins dans les processus inflammatoires, par la formation d'éléments que nous étudierons bientôt sous le nom de *cellules épithélioïdes.*

Nouvelle métamorphose des cellules blanches : clasmatose et clasmatocytes. Mais là ne s'arrête pas la série des transformations physiologiques des cellules blanches à l'intérieur des espaces lymphatiques du tissu conjonctif; il y a encore un processus fort remarquable, connu depuis peu et dont nous devons la description au professeur Ranvier [2] : c'est la *clasmatose.*

---

[1] Metchnikoff.— « Leçons sur l'inflammation, » *Loc. cit.*, 1891. Chez ces animaux, les cellules émigrées dans le tissu conjonctif possèdent un noyau multilobulé. La cellule qui va se fixer unifie son noyau, comme l'a vu Flemming chez les jeunes salamandres ; la multinucléation n'est donc pas, comme on le croyait, un signe de dégénération ultime. Bientôt les prolongements amiboïdes deviennent ramifiés, ils se fixent définitivement, et la cellule connective est constituée.

[2] Ranvier. — « Des clasmatocytes. » *Comptes rendus de l'Académie des Sciences*, T. CX, n° 4 (27 janvier 1890) p. 165.

En employant une technique remarquablement simple (¹),
on aperçoit, dans les mailles du tissu conjonctif, d'énormes
cellules arborisées, plus souvent fusiformes chez les mamm-
mifères; ces cellules, appelées par Ranvier *clasmatocytes*,
sont colossales; elles peuvent atteindre des dimensions invraisemblables, 500 μ et 1000 μ (un millimètre).

Elles sont immobiles. Leurs prolongements, simples ou ramifiés, ne s'anastomosent jamais avec ceux de leurs congénères; ils sont alternativement renflés et rétrécis, monili-
formes et leurs parties renflées contiennent de nombreuses
granulations arrondies, très tassées. Entre les renflements
protoplasmiques, la substance cellulaire s'effile, se réduit
souvent en minces filaments. Ces filaments disparaissent en
détachant du prolongement cellulaire un ou plusieurs des
renflements granuleux qui, dès lors, deviennent libres dans
les mailles du tissu conjonctif. C'est surtout à l'extrémité
des prolongements du clasmatocyte que cette libération des
renflements granuleux se produit. D'ailleurs, les prolongements se terminent toujours par des sortes de bourgeons
granuleux (²) qui se détachent, se fragmentent et mettent en
liberté des grains protoplasmiques bientôt répandus dans les
espaces lymphatiques.

Importance de la clasmatose. Le nombre de ces énormes
cellules, vouées à la fragmentation, est considérable. On a pu

---

(¹) Il suffit de laisser tomber sur la surface d'une membrane séreuse quelques gouttes
d'une solution d'acide osmique à 1 %. Au bout d'une à deux minutes, on lave à l'eau
distillée; puis on colore avec une solution aqueuse étendue de violet de méthyle 5 B
(pratiquement, une partie de solution aqueuse concentrée pour 10 parties d'eau distillée);
recouvrir d'une lamelle et examiner.

(²) Ranvier a vu également des bourgeons se former sur les parties latérales des pro
longements clasmatocytiques; ces bourgeons se détachent, se fragmentent et produisen
des grains de la même façon que les bourgeons terminaux.

en compter *plusieurs milliers par millimètre cube* dans le tissu conjonctif des mammifères.

Si l'on tient compte de leur volume énorme, cent fois supérieur à celui d'un leucocyte, on ne peut s'empêcher de considérer comme très importante cette élaboration si particulière de la matière protoplasmique vivante. Les grains ainsi jetés dans la lymphe interstitielle doivent indubitablement servir à la nutrition des éléments et à l'élaboration des tissus.

Le clasmatocyte est une cellule blanche émigrée dans les espaces interstitiels. D'ingénieuses expériences de Ranvier ont démontré que chaque clasmatocyte est une cellule blanche (¹) émigrée hors des vaisseaux sanguins ou des appareils lymphatiques. Nous verrons bientôt le rôle capital que ces éléments, naguère encore méconnus, sont appelés à jouer dans les processus inflammatoires.

La substance amorphe interstitielle

Terminons l'énumération de ces notions d'anatomie générale, indispensables pour les développements qui vont suivre, en rappelant que les *substances intercellulaires,* élaborées par le tissu conjonctif, consistent non seulement en fibrilles connectives ou élastiques, mais en une *substance amorphe intercalaire.*

Valeur de la substance protoplasmique, amorphe interstitielle, annexée au tissu conjonctif. Son rôle possible en pathologie. Cette substance est presque liquide, à peine co-

---

(¹) Cet éminent observateur a, en effet, pu suivre, *in vitro*, la transformation progressive de cellules lymphatiques en clasmatocytes. Il a donc le droit d'affirmer que les clasmatocytes sont des leucocytes fixés, hypertrophiés d'une façon spéciale, et bien différents des cellules connectives.

lorable, remplie de mucine et baigne de tous côtés les cellules conjonctives rameuses anastomosées dans le tissu conjonctif naissant ou tissu muqueux. Elle se condense, se raréfie et se localise autour des faisceaux connectifs dans le tissu conjonctif diffus et tendineux, en leur formant une sorte de gaîne protoplasmique amorphe, vivement colorée en rouge par le picro-carmin, qui cloisonne les faisceaux primitifs ([1]) et que l'on ne peut confondre avec les cellules connectives étalées à sa surface.

Cette substance interstitielle anhiste, que l'on doit distinguer avec soin de la lymphe interstitielle, constitue dans les membranes séreuses, cette mince pellicule membraniforme, colorée en rose par le picro-carmin et qui comble les espaces compris entre les faisceaux connectifs du tissu sous-endothélial ([2]).

C'est encore elle qui, dans la portion interne de la couche conjonctivo-élastique sous-endothéliale de l'endartère, se colore par le carmin et qui, associée à des fibrilles élastiques excessivement fines, contribue à former la substance fondamentale vaguement fibrillaire interposée entre les couches des cellules connectives ramifiées et anastomotiques.

Elle mérite par conséquent de nous arrêter. Elle représente, dans le tissu conjonctif proprement dit, la substance intercellulaire fondamentale. Sur les points où le tissu conjonctif se métamorphose en cartilage, on la voit, chargée de chondrine, se transformer en substance fondamentale et s'excaver pour

---

([1]) RANVIER. — *Technique hist.*, p. 274.

([2]) RANVIER. — *Technique hist.*, p. 301, fig. 140. On doit colorer la mésentère au carmin ammoniacal et traiter la membrane par la demi dessication après lavage au pinceau. La membrane anhiste inter-fasciculaire est d'une minceur telle que les couleurs d'aniline ne parviennent pas à la mettre en évidence.

loger les capsules cartilagineuses. Enfin quand, sous l'influence d'une force inconnue, la cellule connective s'ossifie, c'est encore cette matière interstitielle qui, se creusant de fins canalicules destinés aux expansions des ostéoplastes, formera les lamelles osseuses concentriques au canalicule de Havers. Alors, gorgée d'osséine, elle s'infiltre de sels calcaires, assurant ainsi la résistance et la spécificité du tissu osseux néoformé.

Nous aurons maintes occasions de retrouver, en pathologie, cette substance amorphe interstitielle, et de chercher le rôle qui lui incombe dans les différents processus inflammatoires.

Chapitre II

—

ROLE DES CELLULES FIXES, DES ENDOTHÉLIUMS, DES VAISSEAUX CAPILLAIRES DANS L'INFLAMMATION

SOMMAIRE

§ 1. — *L'exclusivisme de la doctrine de Cohnheim offre prise aux critiques.*
Tous les éléments cellulaires composant le mésentère exposé à l'air, subissent, au même titre que les endothéliums vasculaires, leur part de souffrances. Leurs troubles fonctionnels et leurs lésions doivent entrer en ligne de compte dans l'évaluation des actes inflammatoires.

§ II. — *Expériences sur le tissu conjonctif sous-cutané.*
La réunion immédiate d'une plaie aseptique se fait sans phénomènes vasculaires et avant la karyokinèse.

Mécanisme de la réunion immédiate. Hypertrophie aigüe des cellules connectives. La fibrine épanchée joue le rôle de charpente provisoire soutenant les prolongements hypertrophiques du protoplasma cellulaire. La diapédèse y est inutile.

Conséquences de cette expérience :

a. Dissociation des activités formatives, protoplasmique et nucléaire.

b. Impossibilité d'une restauration parfaite absolue.

§ III. — *Expériences sur le péritoine à l'abri de l'air. Inflammations chimiques expérimentales.*

L'expérience de Cornil et Ranvier (nitrate d'argent) permet de suivre les évolutions subies par l'endothélium péritonéal.

Retour des endothéliums à l'état de cellules connectives ; leur hypertrophie aigue ; leurs élaborations réparatrices.

La réaction restauratrice des cellules conjonctives est contemporaine du début des processus inflammatoires.

La karyokinèse des éléments connectifs constitue la seconde phase des processus réparateurs.

Conséquences tirées des faits précédents :

    a. Exubérance des néo-formations cellulaires.

    b. Bouleversement morphologique et topographique des éléments cellulaires enflammés.

§ IV. — *Expériences sur un territoire conjonctif invasculaire, la cornée.*

L'exposé critique des expériences pratiquées sur la cornée, éclaire l'étude de l'inflammation des cellules connectives. Expériences de Recklinghausen, Virchow, Walb, Zenftleben, Cohnheim, Klebs, Böttcher, Stricker.

Conclusions ; rôle des cellules fixes dans l'inflammation de la cornée ; évolutions restauratrices, hypertrophies protoplasmiques aigues et karyokinèse. L'hypertrophie aigue des cellules fixes et la série des phénomènes vasculaires sont deux actes *contemporains* mais *indépendants* l'un de l'autre.

§ V. — *Etat des endothéliums vasculaires pendant le premier stade de l'inflammation.*

Les difficultés du problème s'accroissent du fait des notions anatomiques encore incomplètes concernant la structure intime, l'embryologie et la physiologie des vaisseaux capillaires. Contractilité des endothéliums vasculaires. Végétation des capillaires au moyen de pointes protoplasmiques.

L'inflammation réveille, dans le protoplasma des endothéliums vasculaires, une force proliférative demeurée latente, sinon inappréciable, depuis leur complet développement.

Pouvoir phagocytaire des endothéliums vasculaires.

§ VI. — *Les néo-formations vasculaires inflammatoires. Rôle des cellules vaso-formatives.*

L'histologie pathologique des cellules vaso-formatives est encore peu connue. Leur rôle dans l'inflammation semble toutefois sortir du domaine des hypothèses. Preuves à l'appui.

§ VII. — *Évolutions progressives du tissu conjonctif enflammé. Inflammations végétantes du tissu connectif. Le tissu de granulation.*

Tissu germinatif et tissu de granulation. Description des éléments cellulaires interstitiels du tissu de granulation.

Vaisseaux et vascularisation néo-formative du tissu de granulation. Exubérance des néo-formations cellulaires et vasculaires. Composition chimique du tissu de granulation.

§ VIII. — *Rôle et destinées du tissu de granulation.*

Sclérogenèse; cellules épithélioïdes et fibroblastes. Sénilité hâtive des éléments néo-formés. Involution progressive des tissus nouveaux. Résorption atrophique des éléments cellulaires et des vaisseaux. Le tissu de cicatrice et les scléroses inflammatoires.

I. — EXCLUSIVISME DE LA DOCTRINE DE COHNHEIM

Les détails dans lesquels nous venons d'entrer, vont nous être d'un grand secours pour l'étude des lésions inflammatoires subies par le tissu conjonctif. Ils simplifieront singulièrement, comme on verra, la complexité des problèmes que comportent ce chapitre important d'anatomie pathologique générale.

Qu'on envisage d'un coup d'œil d'ensemble la totalité des causes de l'inflammation ou, pour être plus exact, la série

des causes réputées phlogogènes et acceptées encore aujour-
d'hui comme telles par l'ensemble des auteurs, on reconnaîtra sans difficulté que tout élément anatomique, tout tissu,
tout organe soumis à l'une quelconque ║de ces causes subit,
par ce fait, une sorte de *traumatisme*. Toute action nocive
de ce genre crée, à proprement parler, un *choc inflammatoire*,
capable de perturber plus ou moins profondément la vitalité
des éléments cellulaires.

Il nous est inutile, pour le moment, d'entrer dans le détail
de ces causes, si peu semblables les unes aux autres, au moins
en apparence. Qu'il nous suffise d'accepter comme démontré
que tout processus inflammatoire d'origine quelconque,
traumatique, chimique ou infectieuse, débute inévitablement
par un premier acte, toujours le même, malgré ses divers
aspects : le *bouleversement fonctionnel* et en particulier la
perturbation nutritive des éléments cellulaires.

Jusqu'à présent, il est bon de le remarquer, nous ne prenons
parti pour ou contre aucune des deux idées doctrinales modernes qui se disputent la théorie pathogénique de l'inflammation. Notre devoir est, avant tout, d'étudier les faits.
Pour cela, commençons par interroger le tissu conjonctivo-
vasculaire, et soumettons-le aux causes phlogogènes les plus
simples, les moins discutables.

Critique de l'expérience de Cohnheim

S'il suffisait de reprendre l'expérience de Cohnheim pour
résoudre la question, notre travail serait aisé. Nous n'aurions qu'à dire : le tissu conjonctivo-vasculaire qui s'enflamme, dilate ses vaisseaux, y accumule les globules blancs
du sang qu'il fait transsuder à travers les parois vasculaires

en même temps qu'une quantité plus ou moins considérable de liquides empruntés au plasma sanguin. Puis, fidèles à la doctrine exclusive de Cohnheim, nous n'aurions plus qu'à proclamer que la *diapédèse* symbolise l'inflammation.

Or, une fois la belle expérience de Cohnheim réalisée, tout n'est pas dit, il s'en faut. Si tant est que la diapédèse exagérée marque le début réel, le *primum movens* des phénomènes, nous devons nous demander si le processus inflammatoire, sitôt né, n'engendre pas en outre d'autres désordres élémentaires du plus haut intérêt.

Une expérience unique, si impeccable soit-elle, ne saurait à elle seule, suffire pour expliquer la totalité des signes et des lésions histologiques confondus, en pathologie, sous le terme élastique et compréhensif d'inflammation.

Ce sont précisément de telles erreurs qu'on peut relever chez nombre d'auteurs qui s'efforcent, doctrinaires aveugles, de synthétiser, selon telle ou telle étroite formule expérimentale, l'ensemble des processus inflammatoires.

Tout d'abord, et pour ne nous en tenir qu'à l'expérience de Cohnheim, on ne saurait passer sous silence quelques-unes des nombreuses objections qui lui ont été présentées.

Tous les éléments cellulaires, composant le mésentère, souffrent dans l'expérience de Cohnheim. Le fait seul d'exposer à l'air, pendant plusieurs heures, une membrane séreuse, saine, constitue déjà un essai de pathologie expérimentale excessivement complexe. Il n'y a pas, dans ce cas, que les cellules endothéliales vasculaires qui souffrent et subissent, d'après la formule même de Cohnheim, une modification chimique encore indéterminée. Les cellules endothéliales qui recouvrent la séreuse, les cellules connectives qui s'étalent à la surface des travées fibrillaires, les globules blancs migrateurs qui, avant le choc inflammatoire, sillonnaient les espaces lymphatiques sous-séreux et même la surface endothéliale au moment de l'ouverture du ventre, tous ces éléments vont supporter pour leur part, eux aussi, l'injure de l'air.

Bien d'autres éléments encore, les cellules musculaires des vaisseaux, les éléments nerveux des plexus, pour ne parler que des corps cellulaires, une foule de colonies vivantes prennent également leur part dans les souffrances imposées à la membrane séreuse étalée hors de l'abdomen.

Cette part de souffrance, qui doit être cependant fort appréciable, Cohnheim l'a volontairement négligée. Il omet, dans sa mémorable expérience, la répartition cependant si nécessaire des perturbations fonctionnelles attribuables à tous les éléments cellulaires autres que les endothéliums vasculaires sanguins et que les leucocytes intra-vasculaires ([1]).

Nous, qui cherchons sans parti pris, nous n'avons pas le droit de suivre de pareils errements et nous devons intérroger

---

([1]) La haute intelligence de Cohnheim ne pouvait toutefois méconnaître l'importance de pareilles objections. C'est ainsi qu'il accepte le bien fondé de l'expérience de Wegner qui a pu laisser la cavité abdominale d'un lapin ou d'un chien exposée, 2 heures durant, à l'air atmosphérique pur sans observer de lésions inflammatoires consécutives ; Cohnheim en conclut que ce sont *surtout* les germes pathogènes qui jouent un rôle important dans les inflammations traumatiques. Cependant, aux expériences de Lewit (exposition du mésentère sous une couche d'huile de ricin) et à celles de Zahn, plus graves dans leur signification, Cohnheim répondra par les expériences contradictoires de Lesser, son élève.

On sait que, sous l'inspiration de Klebs, Zahn maintient 7 et 8 heures, exposé à *l'air stérilisé*, le mésentère d'une grenouille. Il empêche ainsi, pendant cette longue épreuve, l'émigration des globules blancs. Or, bien que la diapédèse manque, on assisterait à *toutes les modifications circulatoires qui accompagnent l'inflammation ;* la margination, en particulier, se produit ; mais, en l'absence des modifications inflammatoires de la paroi vasculaire et du tissu conjonctif, la sortie diapédétique des leucocytes ne pourrait avoir lieu.

Il est bon de remarquer, entre parenthèses, que cette série d'expériences due à Lewit

en même temps, aux mêmes phases du processus, tous les éléments constitutifs de l'organe enflammé.

Cohnheim accepte, d'ailleurs, que les cellules fixes du tissu conjonctif souffrent profondément au cours de ses expériences ; mais les lésions qu'elles supportent ne sont, à ses yeux, que consécutives aux troubles circulatoires (¹).

En tous cas, pour lui, les lésions contemporaines du début de l'inflammation ne sont que des *lésions nécrosantes* causées par l'agent phlogogène, et ces morts cellulaires ne jouent aucun rôle dans l'ordination du processus inflammatoire (margination, diapédèse, exsudats.)

---

et à Zahn correspond exactement, dans ses résultats, aux expériences tentées journellement par la chirurgie moderne aseptique sur le péritoine de l'homme.

Cohnheim se défend à l'aide des expériences pratiquées par Lesser dans son laboratoire. Contrairement aux auteurs, ce dernier démontre que, même avec les précautions les plu$_s$ minutieuses, on ne peut empêcher l'inflammation du mésentère, une fois que ce dernier est sorti de la cavité abdominale. Malgré tout, après en avoir conclu que la cause essentielle de l'inflammation réside en ce que les vaisseaux exposés à l'air, vivent dans des conditions absolument anormales, Cohnheim s'empresse d'ajouter *(loc. cit.* p. 290) qu' « *il* « *est également possible que des processus necrosants se.produisent au niveau de la cou-* « *che la plus superficielle du mésentère* ». Ce qui est, pour ainsi dire, accepter la simultanéité des lésions endothéliales et vasculaires. Un pareil aveu, même incomplet, venant d'une telle bouche, acquiert une importante signification.

(¹) COHNHEIM. — *Loc. cit.*, déclare, en effet, que la composition chimique de ces cellules connectives ne peut demeurer intacte alors que le courant sanguin diminue dans les vaisseaux et surtout alors qu'elles baignent au milieu d'un transsudat singulièrement modifié en quantité et en qualité. Dans ses expériences, l'ischémie, la chaleur, les caustiques détruisent, désorganisent ou font dégénérer un grand nombre de cellules connectives ou endothéliales ; mais, selon lui, ces perturbations cellulaires n'ont rien à voir dans le développement des manifestations vasculaires, seuls signes positifs de l'inflammation.

II. — EXPÉRIENCES SUR LE TISSU CONJONCTIF SOUS-CUTANÉ

La prépondérance excessive accordée par Cohnheim aux phénomènes vasculaires, à l'exclusion de tout le reste, est-elle justifiée par la totalité des expériences et par l'unanimité des observations ? Pour le savoir, interrogeons les faits les plus simples, se rapprochant autant que possible des inflammations spontanées.

Réunion immédiate d'une plaie aseptique

La réunion immédiate d'une plaie cutanée aseptique se fait sans phénomènes vasculaires et avant la karyokinèse. — Prenons, par exemple, les téguments bien propres, aussi aseptiques que possible d'un animal, ou même de l'homme, opération courante en chirurgie, et pratiquons sur eux une incision assez profonde pour diviser le derme et l'hypoderme, sans léser cependant quelque gros vaisseau nourricier. Le tissu conjonctif sous-jacent aux couches épidermiques n'est pas, plus que le mésentère, accoutumé à vivre à l'air libre. Supposons donc stérile, ou tout au moins aseptique, l'air atmosphérique qui va baigner notre plaie ; supposons stérilisé d'une façon parfaite l'instrument qui nous a servi et méticuleusement aseptiques les doigs de l'opérateur. Si la doctrine de Cohnheim était irréprochable dans son exclusivisme, la mise à nu d'un tissu conjontif sain devrait nécessairement reproduire, le long de l'incision, la série des phénomènes inflammatoires ; il s'y devrait ajouter même quelque chose de plus, à cause de l'épanchement inévitable d'une certaine quantité de globules rouges et de fibrine ; ce qui, loin de simplifier, devrait, semble-t-il, plutôt aggraver encore l'intensité des symptômes.

Or, chacun sait qu'il n'en est rien. Après l'ablation d'une tumeur sous-cutanée, par exemple, ou après toute autre opération nécessitant une incision de la peau, le chirurgien, au bout d'un laps de temps plus ou moins long, une heure ou deux, par exemple, pourra impunément accoler les lèvres de la plaie. Dans les 48 heures qui suivront, quelque prolongée qu'ait été l'exposition à l'air, le tissu conjonctif sous-cutané ne manifestera aucun phénomène inflammatoire : la *réunion immédiate, par première intention*, s'effectuera. Bientôt, il ne restera plus qu'une trace, une simple cicatrice linéaire, à la formation de laquelle, comme nous allons voir, les vaisseaux n'auront pris qu'une part modeste, exempte de tout molimen inflammatoire.

Que s'est-il passé au sein du tissu conjonctif ainsi traumatisé ? La juxtaposition des surfaces cruentées s'est établie avec une rapidité tellement extraordinaire qu'aucune exsudation n'a pu se faire entre les lèvres de la plaie ([1]). Il n'y a, en vérité, à invoquer ici aucun phénomène vasculaire. Weigert lui-même ([2]), le défenseur le plus autorisé de la doctrine de Cohnheim, accorde que dans la guérison des plaies par première intention, *tous les phénomènes vasculaires* de l'inflammation *peuvent* faire défaut.

Mécanisme de la réunion immédiate

Hypertrophie aigue des cellules connectives ; rôle de la fibrine. — Force est donc de demander aux autres agents

---

([1]) Rindfleisch. — *Traité d'Histologie pathol.*, Trad. Gross et Schmitt. 1888, p. 103.
([2]) Weigert. — Article « Entzündung », in *Realencyclop.*, 1886, p. 356.

cellulaires composant le tissu conjonctivo-vasculaire le mécanisme de cette restauration pour ainsi dire instantanée. Les récentes expériences de Ranvier ([1]) nous donnent, il me semble, la clef du problème : sans entrer dans le détail des faits qui figureront mieux à leur place à propos des inflammations des membranes séreuses, disons que l'étude attentive de ses expériences a permis à Ranvier d'établir, en principe, que tout élément connectif (cellule conjonctive ou cellule endothéliale, peu importe) sitôt traumatisé, réagit, à condition, bien entendu, de n'être frappé de mort ni immédiate ni prochaine. Dans le cas actuel, l'incision passant à travers le tissu conjonctivo-vasculaire y occasionne une exsudation plus ou moins hémorrhagique. Les filaments fibrineux qui se forment dans cette exsudation se fixent aussitôt aux faisceaux sectionnés du tissu conjonctif et constituent, de cette façon, une *première charpente provisoire* entre les deux lèvres de la plaie.

Bientôt, c'est-à-dire dès la fin du premier jour, si l'on s'en rapporte du moins aux expériences faites sur l'endothélium du péritoine, les cellules connectives traumatisées grossissent, s'hypertrophient ; leurs prolongements divisés par le choc inflammatoire, s'accroissent et le protoplasma cellulaire en émet même de nouveaux. Bref, les signes d'une vitalité cellulaire intense, suractive, se montrent dans toute l'étendue du protoplasma, alors que le noyau de la cellule ne présente encore aucun indice d'un travail de multiplication karyokinétique.

Puis, les prolongements protoplasmiques des cellules hy-

([1]) RANVIER. — *Comptes-Rendus, Académie des Sciences*, (20 avril 1891), p. 845

pertrophiées s'accolent aux filaments de la charpente fibrineuse, glissent le long d'eux, les suivent, traversent l'espace traumatisé, et vont, à distance, se souder les uns aux autres, « formant ainsi une *seconde charpente* plus solide que la pre- « mière, plus vivante et qui va bientôt travailler à l'édifica- « tion définitive de la cicatrice par le développement de fais- « ceaux conjonctifs et de fibres élastiques. »

Inutilité de la diapédèse. — Il n'y a eu besoin, on le voit, pour cette restauration de tissu, d'aucune prolifération cellulaire. Les leucocytes, la fibrine et les hématies tombés hors des vaisseaux n'ont servi qu'à obturer la béance des canaux vasculaires. Peut-être cependant les cellules blanches ont-elles fourni, à leurs propres dépens, une part des substances nutritives accordées en excès aux cellules connectives traumatisées. Peut-être aussi, ce que nous chercherons plus tard avec Weigert, les globules blancs ont-ils déterminé ou même créé le dépôt de fibrine dans les espaces lymphatiques devenus béants.

Pour ce qui est des vaisseaux de la région, la diapédèse, si tant est qu'elle y ait été un peu exagérée, n'a donc eu là rien à faire.

L'ensemble du processus inflammatoire a été réduit à son minimum ; il se résume en :

1° Quelques destructions cellulaires complètes ou partielles ;

2° Une suractivité fonctionnelle du protoplasma des cellules connectives, ayant pour but la *restitutio ad integrum* des parties traumatisées.

Conséquences de cette expérience

1º *Dissociation des activités formatives protoplasmique et nucléaire.* — Nous pourrons ultérieurement tirer profit de cette expérience, mais avant de passer outre, nous devons mettre en relief deux points importants.

Voilà, expérimentalement démontrée la dissociation de l'activité formatrice (irritabilité formative de Virchow) propre au protoplasma cellulaire d'une part, et de l'autre à la substance nucléaire. Pendant au moins trois fois vingt-quatre heures, la matière protoplasmique vivante a pu travailler et végéter, alors que la substance du noyau (dans lequel semble être concentrée la force prolifique de l'élément) ne présentait encore aucune trace de multiplication directe ou indirecte. La karyokinèse, autrement dit la véritable prolifération de la cellule connective ne commence guère, en effet, qu'au début ou au milieu du troisième jour. Nous rencontrerons bientôt d'autres exemples aussi significatifs que celui-ci qui, tous, nous serviront plus tard quand il nous faudra classer, peut-être même hiérarchiser l'ensemble des processus dus à l'inflammation.

2º *Impossibilité de la restauration parfaite du tissu conjonctif enflammé.* L'expérience de Ranvier confirme l'impossibilité absolue d'une restauration parfaite pour le tissu conjonctif traumatisé. Si minime qu'elle doive être, une *cicatrice* résultera toujours, inévitable, du moindre traumatisme, du moment où la cause phlogogène aura matériellement détruit une partie de ce tissu, éléments ou fibrilles ; ajoutons, alors même que cette partie serait presque inappréciable au microscope. Dans le cas actuel, tout s'est borné à une séparation, violente il est vrai, mais de courte durée, des rapports préétablis entre les différentes couches du tissu. Nous apprécierons plus tard l'ingéniosité avec laquelle Weigert à su tirer profit, pour sa conception pathogénique de l'inflammation, des perturbations produites par les agents phlogogènes sur ce qu'il appelle les *équivalents d'espace* attribués, dans l'harmonie contexturale de l'organisme, aux différentes parties constitutives des tissus. Qu'il nous suffise, pour le moment, de remarquer que la cicatrice, inéluctable même après cette légère inflammation qui a pour aboutissant la réunion immédiate des plaies, résulte à n'en pas douter de la coopération de différents agents perturbateurs : parmi eux, doit entrer un des premiers en ligne de compte, l'épanchement fibrino-hématique, véritable corps étranger résorbable, utile à la vérité les premières heures, bientôt dangereux, car il risque de s'opposer à la parfaite coaptation des surfaces cruentées.

Objections au choix de l'expérience pratiquée sur les téguments. — Dans cet exemple, choisi à dessein, de la réunion immédiate aseptique d'une plaie, le processus inflammatoire est si minime et la cause, réalisée par le traumatisme, est si grossière que certains esprits prévenus pourraient y trouver matière à objections. Nous avons dû négliger, pour les besoins de la démonstration, des parties constitutives fondamentales (couches épidermiques, glandes, poils), qui font partie intégrante des téguments soumis à l'incision. L'épithélium n'aurait-il pas, par exemple, joué quelque rôle dans l'ensemble des phénomènes précédemment décrits ? et les glandes sébacées, les muscles pilaires, les glandes sudoripares, quelle est la part de ces divers éléments dans le processus réparateur ?

III. — EXPÉRIENCES SUR LE PÉRITOINE A L'ABRI DE L'AIR

Inflammations chimiques expérimentales. — Malgré la simplicité des phénomènes qui viennent de se passer au sein du tissu conjonctif fondamental, la complexité structurale de la peau pourrait, à la vérité, jeter quelque trouble dans une démonstration. Prenons, en conséquence, un autre organe, éminemment conjonctif, plus simple que la peau et pouvant subir, au même titre qu'elle, les processus inflammatoires les plus variés, les plus délicats expérimentalement parlant, comme les plus violents ; fixons notre choix, avec Cornil et Ranvier ([1]), sur la séreuse péritonéale.

Phlogogénie chimique

Injection intra-péritonéale de nitrate d'argent. — Le péritoine est accessible à toutes les causes inflammatoires connues, usitées dans les laboratoires aussi bien que spontanément réalisées par les différentes maladies de l'homme et des animaux. Il représente en outre un tissu conjonctif parfait.

Afin d'éviter la multiplicité des causes inflammatoires frappant simultanément un même tissu, Cornil et Ranvier injectaient à travers les parois abdominales une substance irritante, réputée phlogogène au premier chef, le nitrate d'argent en solution légère et titrée. Grâce à cette technique parfaite, on peut suivre, heure par heure, les désordres pro-

---

([1]) CORNIL et RANVIER. — *Manuel d'Histologie pathologique*, T. I, p. 96.

duits et les classer méthodiquement. Il est également loisible de soumettre à l'examen les parties de la séreuse voisines ou éloignées du point traumatisé, et de choisir, à volonté, les régions invasculaires ou richement vascularisées, afin de comparer entre eux les résultats obtenus.

Phases des processus inflammatoires

Si donc on injecte (¹) la solution caustique et qu'on examine la séreuse au bout de 24 heures, on voit :

1° Que les points qui ont été fortement atteints sont dénudés ; les cellules éndothéliales nécrosées sont tombées ou ont disparu.

2° Que dans les points où le choc inflammatoire a été moins violent, les cellules endothéliales sont demeurées en place et ont subi d'importantes modifications : la plaque endothéliale a disparu, le noyau est légèrement gonflé, et le protoplasma réticulé qui l'entoure a changé de forme ; certaines travées réticulées ont disparu, certaines autres se sont considérablement hypertrophiées.

Transformation connective des cellules endothéliales du péritoine ; leur hypertrophie aigue ; leurs élaborations réparatrices. — Le pavé endothélial n'existe donc plus : il est transformé en un vaste réseau de cellules étoilées, ramifiées, anastomosées entre elles par leurs prolongements. En un mot, les cellules, jadis endothélialisées, si l'on peut ainsi dire, pour les besoins de la séreuse, sont redevenues des

---

(¹) Ranvier. — *Loc. cit.*, in *C. R. Acad. Sc.*, (20 avril 1891), p. 843. Injection dans le péritoine d'un lapin, cobaye ou rat, de six gouttes d'une solution de nitrate d'argent à trois pour mille ; l'examen a porté sur l'épiploon enflammé.

cellules connectives ; comme telles, elles vont se livrer, à la surface du péritoine, aux mêmes élaborations réparatrices que nous avons vu leurs congénères effectuer au sein du tissu conjonctif sous-cutané.

Poursuivons : un jour et demi ou deux jours plus tard, nous trouvons, précédant encore par conséquent la phase karyokinétique, certaines de ces cellules ramifiées devenues énormes, véritables *cellules géantes* inflammatoires mesurant jusqu'à 100 μ (0ᵐ,0001) et même davantage. En différents points, surtout au voisinage des vaisseaux, ces immenses placards ou réseaux protoplasmiques s'étalent à la surface des mailles épiploïques, les recouvrent et bouchent les trous en s'appuyant sur des filaments de fibrine fibrillaire exsudée qui leur servent de supports.

C'est qu'en effet, pendant ces deux journées de travail inflammatoire, le péritoine a laissé se déposer à sa surface et s'enchevêtrer dans ses mailles une quantité variable de *fibrine* ; cette fibrine s'est précipitée à l'état de fibrilles extrêmement ténues, qui se fixent à la surface des travées épiploïques « et couvrent les mailles du grand épiploon comme d'une toile d'araignée. » Ceci nous prouve, soit dit en passant et toute réserve étant faite au sujet de l'origine réelle de la fibrine épanchée, que les phénomènes vasculaires se développaient simultanément, bien que la séreuse ne fût en aucune façon exposée aux injures de l'air. La cause phlogogène étant différente, le molimen inflammatoire demeure le même.

Ainsi, pendant que la diapédèse s'effectue, accumulant une quantité plus ou moins grande de leucocytes dans la sérosité péritonéale et déterminant la transsudation exagérée des liquides (fibrine, substances albuminoïdes) à travers

les parois vasculaires ,les cellules connectives et particulièrement les anciennes cellules endothéliales poursuivent leur
œuvre.

Ces dernières ont récupéré, grâce au choc inflammatoire,
la singulière propriété de se fixer à toutes les surfaces et de
s'y étaler([1]) ; elles glissent, énormes, sur les filaments fibrillaires de fibrine, sur les faisceaux conjonctifs dénudés, et
constituent de la sorte un lacis protoplasmique gigantesque
soutenu par une charpente fibrineuse.

Ce nouvel édifice composé par des cellules ramifiées et
anastomosées est non plus une membrane séreuse mais bien
un tissu conjonctif récemment traumatisé qui tente aves ses
propres ressources, une *réunion immédiate primitive* de ses
territoires les moins profondément désorganisés.

Voilà donc une première phase, fort intéressante, que
nous retrouvons toutes les fois que les cellules connectives,
quelque différenciées soient-elles, sont appelées à supporter
les frais d'un traumatisme inflammatoire.

*La réaction restauratrice des cellules conjonctives est con-
temporaine du début de l'inflammation.* — Ces faits, résultat d'une observation impeccable, comportent un double
enseignement : tout d'abord, ils nous montrent que les premières manifestations, offertes par les cellules connectives
dans l'acte inflammatoire, sont des manifestations défensives ;
il s'agit, en d'autres termes, d'une *réaction restauratrice*,
phénomène vital par excellence, qui apporte un puissant

([1]) RANVIER. — *Loc. cit.*, p. 844. « Elles s'étendent aussi bien sur la fibrine que sur les
faisceaux du tissu conjonctif. On en voit dont les prolongements s'appliquent sur des
filaments fibrineux et les accompagnent *sur un trajet de plusieurs dixièmes de millimètre.* »

appui à la conception théorique cellulaire de Virchow comme nous le verrons au Chapitre : Hypertrophies et Inflammations.

En second lieu, et cela sans paradoxe aucun, les mêmes expériences prouvent que le processus réparateur, *premier acte inflammatoire qui nous paraisse appréciable*, accompagne synchroniquement ou de très près un phénomène passif, satellite de la diapédèse et dégénératif par excellence, qui est la formation ou mieux le *dépôt de fibrine fibrillaire* dans les mailles du tissu connectif traumatisé. Nous aurons à rechercher bientôt, en nous appuyant sur les travaux de Weigert et du Professeur Hayem, comment et pourquoi la fibrine se précipite ainsi au milieu des tissus enflammés.

Il nous suffit, pour le moment, de constater les faits positifs que l'on peut résumer comme suit :

Au début de l'acte inflammatoire, sous le coup immédiat de l'agent phlogogène, le tissu conjonctivo-vasculaire assiste à la désorganisation partielle ou complète d'un certain nombre de ses parties constitutives (cellules et charpente interstitielle).

En même temps que la diapédèse et la transsudation exagérée des liquides hématiques se produisent, la fibrine se précipite en fibrilles ténues et *les cellules connectives entrent en voie d'hypertrophie réparatrice.*

Ces dernières vont utiliser, dans leur travail autoplastique, la charpente fibrineuse ainsi produite et la solidifier à l'aide de leurs prolongements protoplasmiques. La karyokinèse fera ultérieurement le reste.

Seconde phase des processus inflammatoires : la karyokinèse des cellules connectives. — Avec la karyokinèse commence le second acte des processus inflammatoires. Ici, la réaction vitale de l'organisme est trop tangible pour laisser

place au doute. La force réparatrice des tissus et par conséquent des éléments cellulaires, est énergiquement mise en
action. Les cellules connectives, pour ne parler que de celles
qui nous occupent actuellement, entrent en karyokinèse ;
leur peloton nucléaire se met au travail et la division indirecte y suit ses phases classiques. Toupet ([1]) a observé avec
soin, dans le laboratoire de notre maître le Professeur Cornil, les régénérations prolifératives des cellules connectives
et endothéliales du péritoine. Jusqu'au commencement du
quatrième jour, on ne voit pour ainsi dire aucun travail dans
les noyaux des cellules vivantes ; c'est à peine si quelques éléments, rangés le long des vaisseaux, montrent leur matière
chromatique très apparente et commençant à se pelotonner
en couronne, on ne voit pas une seule plaque équatoriale typique : on est encore dans une phase de transition.

A partir du quatrième jour, les figures karyokinétiques se
montrent partout : on assiste à toutes les phases de la division
indirecte du noyau, depuis l'augmentation de la substance
chromatique que la safranine dessine sous forme de riches
filaments réticulés, jusqu'à la formation de la plaque équatoriale. Ailleurs, ce sont des figures présentant leurs deux
couronnes polaires, ou ayant déjà même terminé la division
cellulaire et montrant la segmentation plus ou moins complète
du protoplasma de la cellule mère. La karyokinèse se révèle
partout : nombreuse dans les cellules endothéliales de la séreuse et dans les cellules vasculaires, moins abondante peut-
être dans les cellules fixes et dans les cellules adipeuses du
tissu conjonctif sous-séreux.

([1]) TOUPET. — «Des modifications cellulaires dans l'inflammation simple du péritoine.»
Thèse, 1887; emploie 5 à 6 gouttes de solution argentique au 1 º/o.

A partir de ce moment, la réparation des lésions marche rapidement. Les cellules connectives reprennent peu à peu leurs caractères de cellules endothéliales. Cependant, comme la karyokinèse y est suractive, elles se trouvent, en maints endroits, plus nombreuses qu'il ne faut pour une surface donnée. Quelques-unes d'entre elles ne peuvent, faute de place, pour ainsi dire, se fixer sur les travées épiploïques (¹) ; elles ne s'y rattachent que par une sorte de pied étroit « auquel « leur corps, libre dans la cavité péritonéale, est relié par un « pédicule plus ou moins long. » Ces cellules deviennent souvent alors vésiculeuses et offrent les formes les plus singulières. Parfois même *leur pédicule apparaît nettement canalisé.*

Pour terminer cette étude des lésions péritonéales, disons qu'au neuvième jour, la réparation sera complète.

Conséquences tirées des faits précédents

De tels désordres morphologiques, après une aussi légère inflammation expérimentale, ont, comme nous le reconnaîtrons plus tard, une signification très importante. Actuellement, nous nous contenterons de souligner dans les détails des expériences qui précèdent deux points fort importants :

1° L'*exubérance des néo-formations régénératives*, phénomène que nous rencontrerons constamment dans le cours des diverses inflammations aiguës du tissu conjonctivo-vasculaire.

2° Les *bouleversements morphologiques et topographiques des éléments cellulaires appartenant au tissu enflammé.* Ces déformations élémentaires, qui élaborent parfois avec tels ou tels éléments de monstruosités, n'appartiennent pas

---

(¹) Ranvier. — *Loc. cit.*, p. 844.

en propre aux cellules connectives ; nous les retrouverons ailleurs (¹) ; de même, au reste, pour les déplacements ou dislocations architectoniques des éléments cellulaires, bien autrement importantes, à notre avis, quand il s'agira des épithéliums parenchymateux. Toutefois, nous ne pouvons passer sous silence la canalisation décrite par Ranvier au centre du pédicule des endothéliums ainsi déviés, parce que ce phénomène nous servira bientôt quand nous aurons à étudier les néo-formations vasculaires dans l'inflammation (v. p. 80). Nous ne pouvons nous empêcher de voir, dans cette disposition anormale des cellules connectives endothéliales phlogosées, une nouvelle preuve, expérimentale celle-ci, en faveur de l'identité absolue des endothéliums séreux, lymphatiques et vasculaires.

Quoi qu'il en soit, les expériences précédentes semblent bien avoir fourni quelques données sérieuses pour la solution du problème que nous nous sommes posé au début, à savoir : *le rôle des cellules fixes dans l'inflammation du tissu conjonctif.* Il pourrait se faire qu'un esprit inquiet, troublé peut-être par la haute autorité de Cohnheim et redoutant jusqu'à l'apparente complexité d'un tissu conjonctif étalé en membrane séreuse et doublé d'une riche circulation sanguine et lymphatique, réclamât des preuves plus décisives encore. Nous aurions, en ce cas, à chercher une région où le tissu conjonctif existerait dépourvu de vaisseaux et où nous pourrions expérimenter, pour ainsi dire directement, sur les cellules connectives, à l'exclusion de tout autre élément et loin des vaisseaux ; cette région existe : c'est la *cornée.*

(¹) Voy. Chap. « *Hypertrophies et inflammations,* » et Chap. « *Inflammations parenchymateuses.* »

IV. — EXPÉRIENCES
SUR UN TERRITOIRE CONJONCTIF INVASCULAIRE

A tout prendre, il est bon de faire la révision des expériences tentées sur la cornée et de choisir, dans le nombre presque incalculable des opérations et des opérateurs, les plus célèbres d'entre elles, afin d'en tirer parti en vue de l'étude que nous venons de tenter.

Discussion des expériences faites sur la cornée

La critique des expériences pratiquées sur la cornée éclaire l'étude de l'inflammation. — Une pareille façon de procéder nous offre plusieurs avantages ; elle est instructive à la fois et salutaire, car elle nous permettra de juger, à l'aide d'une prudente critique, les erreurs et les fautes commises tant par les défenseurs, ardents néophytes, d'une idée doctrinale, de l'idée d'un maître, que par tel ou tel maître lui-même aveuglé par sa conception théorique. On peut dire que la cornée, ce tissu conjonctif si spécial[1], le seul de l'organisme qui soit absolument invasculaire, représente, à proprement parler, un véritable champ clos sur lequel les écoles rivales ne cessent, depuis Recklinghausen, de se livrer bataille.

Il n'est pour ainsi dire pas une seule des idées théoriques modernes, ayant trait à la pathologie cellulaire, qui n'ait re-

---

[1] VIRCHOW. — *Path. cellul.*, p. 116. Le tissu cornéen soumis à la coction donne, à l'instar d'un cartilage, de la chondrine et non de la gélatine.

cherché dans le tissu cornéen et dans ses réactions pathologiques une de ses bases les plus solides. Souvent même, la
même expérience, entre diverses mains, aura servi à l'édifi-
cation des conceptions doctrinales les plus opposées.

*Recklinghausen et les cellules fixes redevenant embryon-
naires.* — Recklinghausen, entraîné par ses recherches sur
la texture de la cornée[1], et sur l'origine des vaisseaux lymphatiques dans le tissu conjonctif, voit les cellules blanches
traverser normalement les lames cornéennes ; puis en cau-
térisant la surface de la cornée, il s'efforce d'établir le rôle
respectif des cellules conjonctives et des leucocytes dans
l'inflammation de l'organe. Malheureusement, parti d'une
notion anatomique erronée, puisque cet illustre observateur
pensait que les cellules fixes du tissu conjonctif étaient contenues dans des lacunes et des canaux creusés à travers la
substance fondamentale, Recklinghausen admettait et croyait
démontrer que l'inflammation de la cornée consiste essentiellement en une tuméfaction considérable des cellules fondamentales, bientôt suivie de leur *prolifération* et de leur
retour à l'état embryonnaire.

On sait aussi avec quelle autorité Virchow se servit de la
cornée (expériences de His) et des figures produites par l'inflammation expérimentale de cet organe pour défendre sa
théorie de l'inflammation et faire accepter l'origine conjonc-

---

[1] RANVIER. — *Technique hist.*, 2º éd. p. 658 et suivantes. Voir la critique historique
de l'anatomie de la cornée et des causes d'erreur provenant des différentes techniques
suivies par les auteurs. Recklinghausen a vu, le premier, les cellules migratrices parcourir les différentes couches de la cornée (grenouille).

RANVIER. — *Leçons sur la cornée*, Paris, 1881.

tive des cellules purulentes (prolifération des cellules plasmatiques du tissu conjonctif.)

Virchow et la kératite parenchymateuse. — Il est bon de poursuivre la série des faits et de montrer quelle grande importance les moindres détails peuvent acquérir. Virchow, dont on ne saurait en quoi que ce soit prétendre amoindrir le génie, eut précisément la mauvaise fortune de s'adresser également à la cornée pour défendre son ingénieuse et très fructueuse idée des *inflammations parenchymateuses.* Voulant établir un des caractères distinctifs du *gonflement parenchymateux,* cette sorte d'hypertrophie aiguë avec tendance à la dégénérescence des éléments propres des parenchymes, le puissant auteur de la *Pathologie cellulaire*(¹) décrit précisément un cas de kératite aigüe, qu'il intitule *kératite parenchymateuse.* Il provoquait ainsi, bien involontairement, une confusion dans les termes, puisque les cellules fixes de la cornée ne sont autres que des cellules connectives, et par conséquent des éléments *interstitiels.*

Walb et les cellules fixes devenant cellules géantes carminées. — Si encore la cornée n'avait été la cause que de fautes aussi légères, car il ne s'agit ici que de mots ; mais, que d'autres méfaits on peut encore lui reprocher, dans lesquels l'indécision devient le chaos ! Faut-il en fournir une preuve convaincante, la preuve qu'une notion anatomique erronée peut conduire aux pires erreurs et aux plus fausses conclusions ? Prenant à rebours une des plus délicates et des plus démonstratives expériences de Cohnheim sur la cornée, Walb imagine l'expérience suivante : il injecte d'abord de la

---

(¹) Virchow. — *Loc. cit.*, p. 366 et suiv., fig. 109 et 110., obs. de de Gräfe.

poussière de carmin dans l'épaisseur de la cornée saine, sans déterminer aucune inflammation de la membrane. Au bout d'un certain temps, il trouve disséminées dans l'épaisseur de l'organe d'*énormes cellules géantes rouges,* carminées, si l'on peut ainsi s'exprimer : il en conclut que cette simple et ingénieuse expérience prouve, d'une manière décisive, la formation de cellules géantes aux dépens des cellules fixes de la cornée. Il se base sur ce fait qu'aussitôt après l'injection, le carmin avait surtout coloré les cellules stellaires de la membrane. Walb confondait les *espaces* lacunaires interstitiels avec les *cellules* ramifiées du tissu cornéen. Pour réduire à néant les conclusions de cette expérience retentissante, il faudra que Zenftleben la reprenne et démontre expérimentalement qu'il obtient les mêmes cellules géantes carminées en opérant sur une cornée *morte* de lapin, logée ultérieurement dans l'intérieur de la cavité péritonéale d'un autre lapin vivant.

Il est inutile d'ajouter que Cohnheim obtenait, en cette occasion, une consécration nouvelle de la diapédèse et qu'il s'empressa d'affirmer, avec raison, que les globules blancs forment, dans l'un et l'autre cas, ces amas protoplasmiques géants imprégnés de poussières colorées préalablement absorbées.

Zenftleben et la nécrose totale des cellules fixes. — Cependant Zenftleben avait poursuivi, d'autre part, la série de ses recherches et produit une ingénieuse expérience, dont Cohnheim et son école exagérèrent à leur tour la portée. Cet habile expérimentateur trouve moyen, en injectant dans la chambre antérieure de l'œil une certaine quantité d'essence de térébenthine, de détruire la totalité des cellules fixes de la cornée. Or, malgré cette mort diffuse des éléments cellu-

laires de la membrane conjonctive, l'inflammation s'y développe comme elle l'aurait fait dans une cornée vivante :
c'est-à-dire que l'organe devient trouble, s'épaissit et s'infiltre d'un nombre incalculable de corpuscules du pus.
Cohnheim, constatant que malgré l'absence de toute cellule
connective, la cornée offre néanmoins l'image la plus typique de l'inflammation aiguë, en tire, à tort, la conclusion
suivante : « La question de savoir si, dans l'inflammation,
« des troubles nutritifs et surtout formatifs peuvent exister,
« dans les cellules fixe, attend encore sa démonstration. » Il
accepte, bien entendu, les modifications *régressives*, dégénératives et autres, subies par les cellules fixes au début de
l'inflammation ; quant aux modifications *progressives*, c'est-
à-dire réactionnelles des mêmes cellules, conformes à la
description de Virchow, Cohnheim ne se donne même pas
la peine de les rejeter en bloc, il se contente de les oublier.
Lourde faute, qui risquait de compromettre la diapédèse, et
qui lui suscita de formidables objections.

*Zenftleben. Cautérisation au chlorure de zinc de la cornée ;
réparation des désordres sans processus inflammatoire.* —
Cependant Zenftleben lui-même avait publié d'autres belles
observations qui auraient dû rendre Cohnheim plus circons-
pect. L'une d'elles, entre autres, est fort instructive : elle
démontre qu'une lésion phlogogène par excellence, celle qui
résulte de la cautérisation de la cornée avec le chlorure de
zinc, peut, dans certaines conditions données, quand on
réussit à empêcher l'émigration des leucocytes, se produire
puis se réparer sans le moindre processus inflammatoire
concomitant. Entraîné par son sujet, l'auteur de cette remarquable expérience en déduit, à tort, qu'elle fixe d'une façon
définitive le rôle capital et décisif de la diapédèse dans l'in-

flammation, conclusion exagérée que l'esprit judicieux de Klebs(¹) n'hésita pas à combattre.

En réalité, toutes ces expériences confirmatives on contradictoires n'ont pour but que de combattre ou de justifier une idée théorique trop souvent préconçue. Chacun plaide, en se basant sur des opérations plus ingénieuses les unes que les autres, pour sa propre cause ou contre celle de l'Ecole rivale. Trop souvent, cependant, l'arme employée est défectueuse et se retourne contre celui qui en a fait usage.

Erreur de Recklinghausen à propos des cellules migratrices de la cornée. — Recklinghausen, désireux de démontrer la participation effective des cellules fixes de la cornée à la néoformation des cellules migratrices, à la suite du choc inflammatoire, avait, par exemple, imaginé l'opération suivante : il irrite la cornée d'une grenouille ; puis il l'extirpe et la soigne, *en dehors de l'organisme,* à l'abri par conséquent des cellules migratrices. Examinant plus tard la cornée, il la trouve remplie de jeunes éléments cellulaires.

Par malheur, l'expérience n'est nullement probante, car (et l'objection lui fut soumise par son propre collaborateur Hoffmann) les cellules néo-formées proviennent très vraisemblablement, aujourd'hui nous pourrions dire très certainement, des cellules migratrices qui évoluaient déjà et poussaient leurs pseudopodes dans les interstices de la cornée, bien avant l'acte inflammatoire.

(¹) KLEBS. — *Loc. cit.*, T. II, p. 379, ne pouvait laisser échapper l'importante donnée fournie par l'expérience de Zenftleben. Il insiste, à ce propos, sur la possibilité d'une régénération parfaite des cellules connectives détruites au milieu d'un tissu fondamental non modifié (qui, dans l'expérience en question, demeure translucide). Force nous sera donc de conclure avec Klebs que, dans l'inflammation, les phénomènes réactionnels et en particulier la karyokinèse ont une valeur au moins aussi grande que la diapédèse.

Cohnheim et ses expériences sur la diapédèse dans la cornée. — De son côté Cohnheim institua, en vue de la défense de la diapédèse, une des plus remarquables séries d'expériences sur la cornée. Toutefois, lui aussi, comme nous allons le voir, voulant prouver trop, dépassa le but et tomba dans l'erreur. Cohnheim, en effet, se proposait de démontrer le rôle important de la diapédèse dans les inflammations de la cornée, et il y réussit amplement.

L'inverse aura lieu, lorsqu'il prétendra établir que les cellules fixes ne font rien dans les inflammations expérimentales de l'organe en question.

Pour ce qui est du rôle des leucocytes et de la diapédèse, Cohnheim irrite le centre de la cornée et montre sans peine la prédominance des lésions phlogogènes interstitielles à la périphérie de la cornée, en d'autres termes le plus près des vaisseaux sanguins[1] : l'infiltration progressive et concentrique des lacunes du tissu cornéen par les cellules migratrices converge vers le point traumatisé au centre de la membrane.

Restait encore à fournir la preuve de l'origine vasculaire des cellules blanches infiltrées dans la cornée. Cohnheim imagina une remarquable expérience, aussi simple qu'ingénieuse. Peu de temps avant de cautériser le centre de la cornée, il injecte dans les vaisseaux de la grande circulation des particules de matière colorante insoluble et finement pulvérisée. Les leucocytes s'emparent de ces corps étran-

---

[1] Klebs. —*Loc. cit.*, p. 375. Cohnheim, voyant les vaisseaux péri-kératiques se dilater, se rapprocher du bord de la cornée et même le dépasser, en concluait que c'est moins l'*irritation directe des cellules* de la cornée mais bien plutôt le *trouble vasculaire réflexe* qui constitue le point spécial de l'inflammation.

gers, puis, subissant la diapédèse autour de la cornée irritée, ils en remplissent bientôt les interstices et y donnent ainsi la signature colorée de leur origine.

Fort de ces données capitales, Cohnheim avait beau jeu contre certains de ses adversaires, lorsqu'ils produisaient, Böttcher entre autres, des expériences contradictoires trop insuffisamment réglées (').

Cependant Böttcher n'en avait pas moins démontré, comme Zenftleben, qu'après une irritation inflammatoire minime, on peut s'opposer avec succès au phénomène de la diapédèse, et par conséquent que *la diapédèse n'est pas tout dans l'inflammation.*

L'origine diapédétique des cellules blanches infliltrant la cornée enflammée constituait aux yeux de Cohnheim un argument puissant, favorable à sa doctrine ; il ne lui suffisait cependant pas. L'auteur de la théorie vasculaire de l'inflammation voulait, en outre, prouver *l'inaction et la passivité des cellules fixes* dans l'inflammation. Il avait partiellement raison, puisque, de nos jours, on n'accepte plus guère que la prolifération des cellules fixes au milieu d'un foyer inflammatoire puisse donner naissance à des cellules blanches. Cohnheim était donc à peu près dans le vrai en affirmant que tous les globules purulents de la cornée proviennent des

---

(') Bœttcher prétendait avoir obtenu, au centre de la cornée, des petits foyers inflammatoires circonscrits dans lesquels les globules purulents, ne provenant indiscutablement pas des vaisseaux sanguins périphériques, ne pouvaient être par conséquent le résultat que de la prolifération des cellules fixes. Cohnheim n'eut pas de peine à lui démontrer que les leucocytes nageant dans le liquide conjonctival peuvent, doivent même pénétrer très commodément par les fissures produites à la surface de l'organe pendant le traumatisme. Cohnheim rappelait aussi que les larmes qui lubréfient la conjonctive sont, après toute irritation de la cornée, plus riches en cellules lymphatiques.

leucocytes émigrés. Il avait raison encore contre Stricker [1] prétendant qu'après l'inflammation expérimentale de la cornée, les cellules fixes se transforment en gros amas protoplasmiques nucléaires, contractiles, doués de mouvements amiboïdes et mobilisables [2]. Cohnheim répondait sagement à Stricker que les dits amas protoplasmiques géants sont nés de la fusion probable de plusieurs corpuscules blancs et n'ont rien à faire avec les cellules fixes de la cornée.

Victorieux sur tous ces points, Cohnheim prétendit démontrer, histologiquement, l'intégrité parfaite et persistante des cellules fixes après ses opérations sur la cornée. Pour cela, il eut recours aux sels d'or, méthode excellente pour l'étude des cellules migratices [3], défectueuse pour les cellules fixes qui sont souvent à peine colorées. Aussi Stricker, en imprégnant la cornée par le nitrate d'argent (qui donne, comme on sait, suivant la technique employée, l'image positive ou négative des cellules fixes), put aisément prouver l'erreur dans laquelle Cohnheim était tombé, et déceler les profondes altérations subies par les éléments connectifs dans l'inflammation de la membrane.

Notions positives découlant des expériences précitées

Les cellules cornéennes procèdent, sous le choc inflammatoire, d'une manière identique à celle imposée aux autres cellules connectives. — Les expériences souvent contradictoires que

---

[1] Virchow. — *Path. cellulaire*, p. 381.

[2] Rindfleisch.— *Traité d'histol.*, p. 89 ; voir la définition qu'il donne de l'inflammation légère du tissu conjonctif ainsi que ses fig. 47 et 48 (rétraction des prolongements des corpuscules étoilés, multiplication de leurs noyaux, production des masses protoplasmiques volumineuses à noyaux multiples).

[3] Ranvier. — *Technique hist.*, p. 662 et suiv.

nous venons de choisir parmi tant d'autres, ne sont pas uniquement destinées à mettre en relief les hésitations de la science, inévitables quand il s'agit d'un problème aussi grave que celui soumis aux débats ; Elles vont nous servir en nous permettant de dégager quelques notions positives utiles à l'étude des cellules connectives et destinées à compléter celles précédemment acquises. Nous les résumerons ainsi :

a). Dans l'inflammation de la cornée, les cellules fixes ne forment pas les cellules rondes qui infiltrent les interstices lacunaires ; celles-ci y parviennent au moyen de la diapédèse.

b). Les modifications que les cellules connectives subissent sont ou *nécrosantes* et plus ou moins contemporaines alors du choc inflammatoire[1], ou *réparatrices* et, dans ce cas, on peut voir, ainsi que l'indiquait fort bien Eberth, sur les limites du terrain nécrosé, les cellules connectives se transformer en gros éléments, prochains auteurs de la régénération. Les techniques modernes y démontreront les phases diverses de la karyokinèse.

c). Par conséquent, dans le tissu invasculaire de la cornée, aussi bien que dans le tissu conjonctivo-vasculaire de la peau, d'une muqueuse, ou du péritoine, la série des phénomènes produits par une inflammation quelconque est identiquement et toujours la même pour ce qui concerne les cellules connectives.

d). La cornée fournit encore une autre indication : ses lésions

---

[1] Aucun observateur n'accepte l'opinion de Bœttcher et d'Armauer Hansen qui prétendent que les *éclats* des cellules *fixes* traumatisées donnent naissance à des cellules rondes. Klebs leur rappelle spirituellement à ce propos que la génération spontanée des éléments cellulaires est une idée qui n'a plus cours dans la science.

inflammatoires démontrent que la série des processus créés par l'agent phlogogène peut évoluer dans l'intimité des cellules fixes (nécroses, etc, régénérations consécutives), *indépendamment et loin de tout phénomène vasculaire.*

e). Cependant la fréquence, on pourrait même dire la constance habituelle des phénomènes vasculaires réflexes se passant sur les bords de toute cornée enflammée éclairerait, s'il en était besoin, une fois de plus les connexions physiologiques et les sympathies morbides qui relient tout territoire conjonctif aux vaisseaux adjacents : Nouvelle justification de l'identité anatomo–physiologique et de l'unité biologique des divers éléments générateurs du tissu conjonctivo-vasculaire.

f). La destruction expérimentale (ou même spontanée) de toutes les cellules fixes d'un territoire conjonctif, rendant par conséquent impossible la régénération des cellules connectives aux dépens de leurs prédécesseurs, ne prouve en aucune façon, comme l'a prétendu Weigert[1], que la néo-formation des cellules fixes n'est pas un anneau nécessaire dans la chaîne des processus inflammatoires. Il est même facile d'établir, contrairement à cette assertion basée, à tort, sur l'expérience inattaquable de Zenftleben que, dans la marche ultérieure des lésions cornéennes, la *guérison* des processus inflammatoires ne peut s'obtenir qu'au prix d'une néo-formation de cellules connectives[2].

Or, comme nous l'avons vu, les évolutions réparatrices

---

[1] WEIGERT. — « Entzündung », *Loc. cit.*, .p. 334.

[2] Il faut bien admettre, en effet, que la *destruction irrémédiable* d'un tissu, est l'un des deux modes de terminaison connus des lésions causées par l'inflammation. La régénération élémentaire est l'un des procédés de guérison le mieux étudiés.

et, par conséquent, les *processus de guérison* apparaissent
dès le premier stade de l'acte inflammatoire, et sont contemporains des premiers phénomènes vasculaires si bien étudiés
par Cohnheim

*L'hypertrophie aigüe des cellules connectives et les phéno-
mènes vasculaires sont deux actes contemporains mais indépendants l'un de l'autre.* — De tout ce qui précède, nous croyons
pouvoir conclure que, dès le début de l'acte inflammatoire,
les cellules fixes et leurs congénères les cellules endothéliales séreuses, quand elles échappent à la mort immédiate ou
prochaine, réagissent en s'hypertrophiant d'une manière aiguë ; elles s'efforcent de réparer ainsi, avec leur seul protoplasma, les désordres produits dans la texture élémentaire
du tissu conjonctif.

Ce *molimen hypertrophique* qui rend aux cellules connectives une certaine mobilité (¹), sans détruire toutefois leur caractère spécifique, précède de plusieurs jours les réactions
prolifératives de la substance nucléaire (karyokinèse).

Cette hypertrophie du protoplasma accompagne les premières manifestations vasculaires, si typiques dans l'expérience de Cohnheim ; elle n'a avec la diapédèse et les autres
transsudations exagérées que des rapports de contemporanéité. Elle ne dépend en aucune façon des phénomènes vasculaires, puisque l'expérience démontre que la série des réactions cellulaires réparatrices (hypertrophie et karyokinèse)
peut se produire en l'absence et loin de toute modification
vasculaire.

(¹) Virchow. — *Path. cellulaire*, p. 351.

V.— ETAT DES ENDOTHÉLIUMS VASCULAIRES
PENDANT LE PREMIER STADE DE L'INFLAMMATION

Pour compléter cette étude des cellules connectives pendant le premier stade de l'inflammation, il nous reste à examiner les endothéliums vasculaires.

Les difficultés du problème s'accroissent de l'état peu avancé de nos connaissances histologiques, embryologiques et physiologiques, pour ce qui est des endothéliums vasculaires. — Nous abordons ici un sujet très délicat, encore mal connu ; il en est de même d'ailleurs pour la plupart des problèmes, encore aujourd'hui pendants, qui ont trait au développement, à l'accroissement et à la vie organogénique du système vasculaire considéré dans son ensemble.

Ce que nous savons sur le début des lésions iuflammatoires dans les endothéliums vasculaires est assez net ; ces éléments cellulaires se tuméfient, font saillie dans la lumière du vaisseau et bientôt multiplient leur noyau par karyokinèse. (Voy. Pl. IV, fig. 1). Que deviennent-ils ensuite ?

Là commencent les obscurités de la question. Remarquons tout d'abord que la structure même des capillaires sanguins normaux est encore discutée (¹) ; bien plus, le développement embryogénique des endothéliums, leur physiologie même,

---

(¹) Certains histologistes hésitent pour savoir si la couche endothéliale unique du capillaire n'est pas doublée d'une membrane anhiste, expansion de la couche sous-endothéliale de l'endartère.

une fois qu'ils ont atteint leur complet développement, sont encore autant de sujets à l'étude.

Il semble bien résulter des recherches de Stricker, de Severini que tout endothélium vasculaire jouit, normalement, d'une certaine *contractilite*.

On peut voir dans cette propriété une fonction persistante, un reliquat de la vie embryonnaire de ces cellules, surtout si l'on accepte, avec certains zoologistes modernes, l'origine leucocytique de tous les endothéliums.

La contractilité des endothéliums joue vraisemblablement un rôle important dans la progression générale du sang, en ce qu'elle met sans cesse en mouvement les capillaires sanguins et lymphatiques de tout l'organisme.

Pour ce qui est du développement des capillaires sanguins([1]), les recherches modernes de Golubew, Arnold, Rouget, Ranvier, ont définitivement établi : que les *pointes protoplasmiques* néo-vasculaires sont d'abord pleines ; qu'elles se creusent progressivement sous la pression de la colonne sanguine ; qu'elles se terminent, au milieu des espaces conjonctifs par une, deux et rarement trois extrémités effilées ; que ces filaments terminaux en rencontrent d'autres, venus également des parois vasculaires voisines ([2]) ; quelles se soudent entre elles, soit bout à bout, (Arnold) soit latéralement (Golubew),

---

([1]) Tous les observateurs qui, depuis Kœlliker, ont abordé cette question, s'accordent à reconnaître que, dans l'expansion membraneuse de la queue du têtard, les parois d'un vaisseau en voie d'accroissement poussent des prolongements ou *pointes protoplasmiques pariétales* : ces pointes vont éclairer la route et créer de nouveaux éléments vasculaires.

([2]) La plupart des histologistes rejettent aujourd'hui, sans la discuter, l'opinion défendue jadis par Kœliker de *l'abouchement, pointe à pointe, d'un prolongement protoplasmique endothélial avec un prolongement semblable né aux dépens d'une cellule étoilée*. On sait cependant que les cellules vaso-formatives de Ranvier n'opèrent pas autrement.

et créent ainsi au *réseau protoplasmique*, plein d'abord, creux ensuite ([1]), dans l'intérieur duquel l'endothélium vasculaire ne pénétrerait que peu à peu (Eberth, Ranvier) au fur et à mesure de ses développements karyokinétiques.

Si l'on s'en tenait à ces notions embryologiques déjà si remarquables, le problème de l'état des endothéliums vasculaires dans l'inflammation serait encore relativement simple. Nous verrons, d'ailleurs, dans un instant, en esquissant les réparations inflammatoires du tissu conjonctif, que les auteurs modernes, Ziegler, Coën et d'autres ont cherché, dans les processus inflammatoires et ont trouvé le long des capillaires enflammés les mêmes figures que celles découvertes par les embryologistes.

L'inflammation réveille la force proliférative des endothéliums vasculaires. — Il paraît donc bien établi que, dans l'inflammation, les endothéliums vasculaires sont capables de réveiller en eux-mêmes une force proliférative, demeurée, sinon latente, du moins inappréciable depuis leur complet développement. L'endothélium pousse donc à *l'extérieur du vaisseau* des pointes protoplasmiques effilées, d'abord pleines, bientôt creuses. Nous verrons même, plus tard, qu'une végétation protoplasmique vraisemblablement identique peut, à *l'intérieur des artères* ou *des veines enflammées*, s'effectuer aux dépens des endothéliums vasculaires. (Voy. Organisation des thrombus).

([1]) On ne peut s'empêcher de comparer ce réseau protoplasmique, d'abord plein, puis creux, formé aux dépens des cellules vasculaires, avec le réseau protoplasmique décrit par Ranvier au-dessous des plaques endothéliales tapissant les séreuses ; nouvelle identité, organogénique cette fois, confondant dans un groupe unique les endothéliums vasculaires et les endothéliums des séreuses.

Ces pointes protoplasmiques rappellent singulièrement, il nous semble, les expansions amiboïdes des cellules blanches et les prolongements anastomotiques des cellules fixes ou de l'endothélium péritonéal en voie d'hypertrophie inflammatoire.

Pouvoir phagocitaire des endothéliums vasculaires. — L'homologie se poursuit même plus loin : Les expériences microbiques modernes démontrent que les endothéliums vasculaires irrités par l'inflammation récupèrent souvent ou mieux exaltent leur *pouvoir phagocytaire.* On les voit, en effet, exercer cette fonction contre les particules inorganiques, dans l'impaludisme par exemple, où ils englobent [1] les pigments et les déchets des hématozoaires. Il en est de même d'ailleurs à l'égard de certains microbes pathogènes ; il suffit d'inoculer le *rouget des porcs* à un pigeon pour obtenir des endothéliums vasculaires farcis de microbes [2].

Ainsi donc, à l'instar de l'endothélium d'une séreuse, l'endothélium vasculaire, bien que contractile, demeure soudé par son plateau protoplasmique condensé. Seulement ici, à l'inverse de ce qui se passe lors de l'inflammation du péritoine, le plateau ne se désagrège ordinairement pas quand la cellule s'enflamme d'une façon légère ; la cavité vasculaire, tout en se dilatant, persiste, reste délimitée par sa couronne endothéliale, et le sang ne diffuse pas dans les espaces conjonctifs voisins. Au contraire, la portion libre, c'est-à-dire extra-vasculaire du protoplasma, le réseau protoplasmique endothélial, poussera pendant ce temps à loisir ses pointes, véritables pseudopodes, au milieu des tissus enflammés.

---

[1] KELSCH et KIENER. — *Traité des Maladies des pays chauds,* 1889.
[2] METCHNIKOFF. — *L'Inflammation,* p. 168. G. Masson, 1891.

VI. — NEO-FORMATIONS VASCULAIRES INFLAMMATOIRES
ROLE DES CELLULES VASO-FORMATIVES

Jusqu'ici, tout est à peu près dans l'ordre, et l'unité du tissu répond bien à l'unification des processus réparateurs. Chacune des cellules connectives réagit à sa manière, mais toutes actionnent l'organisme dans un même sens : la restauration. Les cellules fixes referont, pas un mécanisme encore discuté, un tissu conjonctif nouveau ; les endothéliums lymphatiques aplaniront les surfaces séreuses et les cellules endothéliales vasculaires, en formant de nouveaux vaisseaux, rétabliront le courant sanguin nécessaire à la vie du tissu régénéré.

Malheureusement, ainsi qu'il nous faudra l'établir bientôt, ce tableau est trop idéal et de plus, il est incomplet : la *restauratio ad integrum* du tissu conjonctivo-vasculaire est chimérique ; puis, et surtout d'autres éléments constitutifs de ce même tissu doivent entrer en ligne de compte.

Il y a tout d'abord les *clasmatocytes*, légion immense de cellules gigantesques normalement pulvérisables, qui doivent jouer leur partie dans l'inflammation et dont nous n'avons pas parlé. Nous en renvoyons du reste l'étude au prochain chapitre consacré aux leucocytes. Viennent ensuite les *cellules vaso-formatives* qu'il nous est impossible de négliger maintenant et dont nous devrions pouvoir exposer la participation dans les réparations inflammatoires.

L'anatomie histologique des cellules vaso-formatives est encore incomplète. — Pour une série de motifs difficiles à déterminer, dont le plus important sans doute est la connaissance encore trop récente et trop incomplète des détails concernant l'histologie normale de ces éléments, l'action des cellules vaso-formatives dans les processus inflammatoires n'est pas bien connue.

On sait, grâce aux admirables efforts de Ranvier (¹) que les cellules vaso-formatives apparaissent chez le jeune lapin dans les taches laiteuses de l'épiploon naissant ; qu'elles se présentent sous forme de corps cylindriques, rectilignes où incurvés, doués d'une réfringence plus grande encore que celle des cellules lymphatiques groupées en amas concentriques autour d'eux ; que chacune de ces masses cellulaires, munie de pointes protoplasmiques les plus variables comme forme, étendue ou direction, contient un certain nombre de noyaux peu visibles ; qu'elle se creuse et que, sans présenter encore aucune connexion avec les vaisseaux sanguins, elle donne naissance, à ses propres dépens, par sécrétion endogène, à des globules rouges qui pénétreront plus tard dans la grande circulation.

Ces *cellules géantes* cylindriques si bizarres, se relieront ou non aux vaisseaux voisins, se creuseront ou non et créeront, dans leur protoplasma, de l'hémoglobine ou ne formeront aucun globule rouge : autant d'anomalies dont nous tâcherons bientôt de tirer profit. Tout cela se produit dans des circonstances et suivant des conditions qui nous échappent à peu près complètement (²).

(¹) RANVIER. — *Technique hist.*, p. 478 et 482.

(²) Il faut cependant noter qu'au bout d'un mois on trouve chez le lapin un grand nombre de réseaux vaso-formatifs et de cellules qui ne contiennent pas de globules rouges, comme si leur atrophie indiquait l'inutilisation de certaines masses produites en excès à propos du développement de l'épiploon. Nous trouverons des figures analogues dans les inflammations des membranes séreuses.

6

Nous ne savons pas beaucoup d'autres choses sur les cellules vaso-formatives à l'état normal. Vissotsky en a décrit dans la membrane amniotique du lapin, et il a vu que ces cellules donnaient naissance à des globules rouges nuclées. Schœfer a fait faire un pas important à cette étude ; il a eu le mérite de trouver des cellules vaso-formatives dans le tissu cellulaire sous-cutané du jeune rat, indiquant ainsi la voie aux recherches ultérieures.

Il serait nécessaire, en effet, de connaître mieux l'anatomie de ces cellules, de savoir leur nombre, leurs habitats, leur durée, leurs modifications physiologiques, afin d'en tirer profit pour la connaissance des phénomènes vasculaires de l'inflammation. Peut-être sont-ce des cellules vaso-formatives que Meyer et Plattner ont trouvées dans le tissu conjonctif enflammé : ils décrivent des organes élémentaires munis de prolongements canaliculés et allant se mettre en rapport avec les anciens vaisseaux qui leur injecteraient des globules sanguins ultérieurement.

Quoi qu'il en soit, et en attendant des recherches plus précises, Cornil et Ranvier [1] affirment que diverses néo-formations vasculaires si exubérantes et si rapides dans les inflammations des séreuses, par exemple, ne peuvent s'expliquer que par le développement, au milieu des exsudats inflammatoires aussi bien que dans les mailles du tissu conjonctif, de nombreuses cellules vaso-formatives [2]. Nous aurons à discuter leur lieu d'origine et leur mode de développement.

---

[1] CORNIL ET RANVIER. — *Histol. pathol.*, T. I, p. 123, 125 et 504.
[2] La pathologie des tumeurs, et les néo-formations vasculaires monstrueuses qui accompagnent certains néoplasmes végétants (cancers, sarcomes) apportent un argument capital en faveur de l'idée théorique soutenue par nos maîtres.

Canalicules de Thiersch, précurseurs des néo-formations capillaires dans la réunion immédiate des plaies. Les considérations qui précèdent nous éloignent de la description due à Thiersch des néo-formations capillaires, lors de la réunion des plaies par première intention. Pour cet auteur, comme on sait, les extrémités des vaisseaux coupés, examinées peu d'heures après l'opération sont bouchées et légèrement distendues par les endothéliums proliférés.

En employant les injections à la gélatine, Thiersch serait parvenu à voir se creuser, à travers ce bouchon endothélial, les racines de fins canalicules intercellulaires fort élégants.

Ces canalicules, précurseurs de la vascularisation réparatrice, seraient destinés à assurer la circulation des sucs nutritifs à travers les lèvres de la plaie parallèlement accolées. C'est ainsi qu'on pourrait expliquer, si l'on en croyait Rindfleisch [1], la révivification immédiate des parties de tissus assez volumineuses amputées accidentellement, mais aussitôt réimplantées sur la surface cruentée, (fragments de doigt, extrémité du lobule du nez, de l'oreille etc...) Il nous semble plus logique et plus simple d'admettre que, dans ces cas soumis fréquemment à l'observation du chirurgien, la circulation des sucs nutritifs à travers les espaces lymphatiques interstitiels suffit à nourrir, pendant les premières heures, des éléments et des tissus demeurés vivants malgré le traumatisme. L'exemple journalier fourni, en chirurgie, par les greffes dermo-épidermiques et par les transplantations ostéo-périostiques en serait une preuve d'un facile contrôle.

---

[1] RINDFLEISCH. — *Anat. Pathol.*, p. 103.

VII. — ÉVOLUTIONS PROGRESSIVES
DU TISSU CONJONCTIF ENFLAMMÉ

INFLAMMATIONS VÉGÉTANTES DU TISSU CONNECTIF. TISSU DE GRANULATION

Les développements dans lesquels nous venons d'entrer démontrent une loi de pathologie générale acceptée par tous les auteurs et par toutes les doctrines ayant trait à la genèse des lésions inflammatoires et qui est la suivante :

Tout tissu conjonctivo-vasculaire, soumis aux causes inflammatoires, réagit toujours de la même manière en s'hypertrophiant. Il donne ainsi naissance à une végétation cellulaire qui a pour but la réparation des désordres produits.

Il faut ajouter aussitôt que, dans leur ensemble, les *processus réparateurs* évoluent avec une énergie d'autant plus grande que la cause phlogogène aura, quels que soient ses moyens d'action, frappé plus fort.

Ceci nous amène à étudier ce qu'on peut appeler avec nombre d'auteurs les *évolutions progressives du tissu conjonctif enflammé.* Nous devons entendre sous ce terme, la série des modifications réactionnelles propres au tissu conjonctivo-vasculaire survenant secondairement aux phases initiales que nous venons d'esquisser. La karyokinèse représente déjà le début de ces manifestation secondaires.

Le tissu de granulation

Le tissu de granulation, que nous allons étudier maintenant, caractérise l'ensemble du processus en question. C'est ce qu'on peut appeler l'*inflammation végétante* du tissu conjonctif.

Laissons de côté, pour le moment, les causes qui déterminent le plus habituellement cette réaction inflammatoire du tissu conjonctif. Qu'il nous suffise de rappeler que la *suppuration* est la cause la plus habituelle de ce processus. Toutefois, et il est bon de le noter ici afin d'éviter toute confusion et pour ne pas identifier le tissu de granulation avec les plaies suppurantes, on sait que nombre d'autres causes phlogogènes, infectieuses, toxiques ou autres, sont capables de déterminer la formation d'un tissu de granulation, non seulement à la surface, mais même dans l'intimité des organes et des tissus. En somme, on peut rencontrer cette végétation du tissu conjonctif partout où ces éléments ont été appelés à manifester une vitalité exubérante.

La masse constitutive de ce tissu végétant ou bourgeonnant est composée, outre les cellules blanches exsudées dont nous faisons abstraction actuellement, d'un amas innombrable de cellules jeunes et de vaisseaux embryonnaires ou pour mieux dire néo-formés : cellules interstitielles et cellules vasculaires, tout est de formation nouvelle dans la masse proliférante en question. Le tout représente, selon l'heureuse expression de Ziegler([1]), un *tissu germinatif* remarquable par sa richesse en éléments cellulaires interstitiels, en vaisseaux capillaires largement perméables au sang, et remarquable encore par l'abondance des sucs interstitiels dont la composition chimique a une importance capitale.

C'est donc bien ici le lieu d'étudier ce tissu jeune, tissu

([1]) Ziegler. — *Lehrbuch der Allgemeinen u. Speciellen Pathologische Anatomie.*

embryonnaire essentiellement élaboré par des cellules connectives de nouvelle formation.

Eléments constituant le tissu de granulation

Eléments cellulaires. — Commençons par les *cellules*.
Lorsque le tissu conjonctif s'enflamme, nous avons vu qu'il
prolifère ; ses cellules entrent en karyokinèse, et forment ainsi
des éléments jeunes, nés d'elles-mêmes, susceptibles dè produire, à l'exemple de leurs cellules-mères, des matériaux
interstitiels et des cellules-filles. Bientôt, c'est-à-dire lorsque
cette multiplication cellulaire devient exubérante, le tissu
conjonctif de la région se remplit d'éléments qui comblent les
espaces interstitiels, se tassent les uns contre les autres et se
confondent avec les cellules blanches qui ont, de leur côté,
diapédésé à l'excès. Si bien, qu'une heure arrive où le tissu
conjonctif est profondément méconnaissable, transformé en
un amas de cellules jeunes paraissant toutes à peu près
sphériques on vaguement anguleuses, de volume sensiblement égal et munies d'un ou de plusieurs noyaux. Le protoplasma qui entoure le noyau et forme le corps de la cellule
est mince, parfois peu appréciable sur les coupes où les
éléments apparaissent comme tassés, laissant à peine quelques interstices dans les intervalles compris entre les anses
vasculaires. En somme, on dirait, à première vue, une infiltration énorme de cellules blanches dans un tissu hyperémié.
Cependant, en examinant d'une façon plus attentive, et
grâce à une technique colorante capable (¹) de déceler, outre

---

(¹) Nikiforoff. — « Untersuch. üb. den Bau U. die Entwickelungsgesch. des Granula-
tions-gewebes. » *Beitræge ꝫ. pathol. Anat. u. ꝫ. allgem. Pathol.*, Bd. VIII, 1890, p. 400.

les différentes variétés de cellules blanches, les éléments en karyokinèse et les minces protoplasmas endothéliaux, on parvient à observer mieux ce chaos apparent. On arrive de la sorte à reconnaître au milieu d'une quantité considérable de cellules blanches munies de noyaux de forme et de nombre variables, d'autres éléments plus volumineux, plus protoplasmiques et affectant différentes formes. Les uns, gros, plus ou moins arrondis, contiennent dans leur masse protoplasmique, outre leur noyau (vivement coloré par l'hématoxyline) un ou plusieurs autres éléments corpusculaires qu'il est facile de reconnaître pour des leucocytes incorporés : il s'agit de grosses cellules macrophages, *phagocytes* qui peuvent avoir englobé en outre d'autres corps étrangers (fragments de globules rouges, débris protoplasmiques, poussières, microbes pathogènes etc.) On ne trouvera pour ainsi dire jamais en karyokinèse le noyau de ces gros phagocytes mono-nucléaires.

Deux sortes d'autres gros éléments attirent encore l'attention : les uns sont facilement reconnaissables à leur forme anguleuse, à leur protoplasma plus ou moins abondant colorable par l'éosine, et surtout à leur noyau unique, bien vivant, souvent en voie de mitose. Il s'agit de cellules connectives jeunes et déjà souvent elles-mêmes en phase néo-formative.

L'autre groupe cellulaire est composé de grandes cellules fusiformes, anguleuses, parfois même ramifiées et qui sont : tantôt des cellules fixes, nouvelles et déjà différenciées, ou anciennes et seulement hypertrophiées sans avoir subi la karyokinèse ; tantôt des cellules vasculaires, endothéliums néoformés ou même cellules vaso-formatives nouvelles, qui envoient sur les vaisseaux capillaires adjacents leurs prolonge-

ments protoplasmiques ([1]). Ces cellules avec leurs prolongements sont assez aisément reconnaissables dans les exsudats
inflammatoires formés à la surface des membranes séreuses.

Telle est la masse des éléments cellulaires logés dans les
interstices péri-vasculaires. Leur origine est loin d'être bien
précisée pour tous les éléments ([2]).

Vaisseaux. — Les vaisseaux du tissu de granulation dessinent des figures très remarquables. Leur description est
classique. Au milieu d'innombrables éléments cellulaires que
nous venons d'essayer de classer, on aperçoit de larges coulées de globules rouges mêlés à des leucocytes ; ce sont des
vaisseaux capillaires distendus, beaucoup plus larges que
normalement et bordés par une couche unique de cellules
endothéliales tuméfiées d'aspect embryonnaire, dont le noyau
est souvent en karyokinèse évidente (Voy. Planche IV. fig. 1).
Dans certains points, particulièrement dans les bourgeons
charnus des surfaces enflammées en voie de cicatrisation
(plaies bourgeonnantes, surfaces séreuses ou muqueuses en
travail de réparation, etc.), la direction générale des vaisseaux néo-formés est manifestement *perpendiculaire* à la
surface. Cette disposition s'explique, selon Rindfleisch, par
les ramifications normales des plus petites terminaisons
artérielles nutritives de la région ([3]). Ajoutons que la distri-

---

([1]) Israël. — *Traité prat. d'Histol. pathol.*, Trad. française, p. 126, décrit des cellules
fusiformes, disposées en séries linéaires, dont le corps protoplasmique, très étiré, délicat
et finement granuleux pousse ses prolongements en pointes sur les parois des endothéliums vasculaires voisins.

([2]) Nous ne parlons pas, bien entendu, des leucocytes exsudés. Les cellules interstitielles proviennent, pour la plupart des auteurs modernes, uniquement des cellules fixes préexistantes. Nous rappelons toutefois que Metchnikoff a démontré expérimentalement,
chez les animaux inférieurs, la provenance directe des cellules fixes aux dépens des cellules migratrices.

([3]) Rindfleisch. — *Eléments de Pathol.*, p. 33.

bution capillaire du tissu permet d'y distinguer parfois des bourgeons charnus de premier, de second ordre, simples ou composés ([1]), etc.

L'ordination générale des néo-formations capillaires peut s'expliquer, jusqu'à un certain point, au niveau des bourgeons charnus des plaies et des surfaces végétantes, par la moindre résistance des parties qui permet ainsi au tissu embryonnaire de produire aisément ses poussées végétantes. (Voy. fig. péricardite chronique).

Ailleurs, c'est-à-dire, dans l'intimité des organes, le tissu de granulation dirige, sans doute pour la même raison mais alors moins appréciable, ses nouveaux vaisseaux dans tel ou tel sens. D'une manière générale, on peut dire que les vaisseaux capillaires néo-formés s'orientent du côté où les vides doivent être comblés.

Mode de formation des néo-vaisseaux capillaires. Leurs différents aspects dans les tissus inflammatoires. — Comment se forment les néo-vaisseaux capillaires ? Il s'agit, indiscutablement, d'un processus hyperplasique ; mais le mécanisme exact par lequel se créent ainsi d'innombrables voies sanguines nouvelles, aussi largement perméables d'ailleurs que peu résistantes, est un mécanisme encore obscur, en dépit des recherches multipliées sur ce sujet.

Il est difficile d'accepter sans amendement la formule proposée par Rindfleisch ([2]) qui admet que les cellules du tissu embryonnaire s'écartant un peu les unes des autres, « se dis-« posent parallèlement dans le sens du vaisseau qui doit se

---

([1]) CORNIL et RANVIER. — *Loc. cit.*, p. 126.
([2]) RINDFLEISCH. — *Loc. cit.*, p. 32.

« produire, en même temps que les cellules des parois vas-
« culaires s'écartent légèrement aux points où doit se faire
« l'abouchement du vaisseau nouveau avec l'ancien. » Il ne
faut pourtant pas se dissimuler que l'on voit, bien souvent, au
milieu des fausses membranes inflammatoires, par exemple, à
la surface des séreuses, des dispositions de cellules fusiformes
sur deux rangées parallèles et très proches, qui ressemblent
d'une manière étonnante à un vaisseau capillaire bordé de
cellules endothéliales jeunes soudées par leurs prolongements et qui serait encore vide de sang.

Plus souvent peut-être encore, on rencontre sur les coupes, ainsi que l'ont bien indiqué Ranvier et Cornil, des anses capillaires dont la convexité comme défoncée décrit une
courbe plus parabolique, laissant ainsi un énorme lac sanguin compris entre les deux bords du vaisseau capillaire devenus divergents.

Parfois de ce bord déformé d'un capillaire, on voit se détacher des prolongements protoplasmiques en pointes effilées
qui se perdent dans la masse des éléments péri-vasculaires.
Ces pointes protoplasmiques se creuseraient et, s'unissant à
d'autres venues des anses voisines, créeraient ainsi des canaux collatéraux, comme cela se passe dans le développement normal des tissus vasculaires de l'embryon.

Dans certaines circonstances enfin, il serait peut-être possible de reconnaître, mélangées aux cellules embryonnaires,
de véritables cellules vaso-formatives dont l'histogenèse demanderait à être bien établie. Nous aurons l'occasion de
reprendre cette question des néo-cellules vaso-formatives, à
propos des inflammations végétantes des membranes séreuses, la meilleure région où, à notre avis, leur étude puisse
être aujourd'hui poursuivie avec quelque succès.

Exubérance des néo-formations vasculaires. — Quelle que soit d'ailleurs l'origine des nouveaux vaisseaux capillaires, qu'ils se forment par bourgeonnements creux latéraux, par expansions protoplasmiques, d'abord pleines puis creuses, des endothéliums, ou par coaptation de jeunes cellules endothéliales ou même vaso-formatives [1], peu importe pour le moment. Ce qui est capital, c'est l'exubérance de la *néogenèse vasculaire*, laquelle accompagne nécessairement la végétation luxuriante du tissu de granulation, partout où ce dernier apparaît.

Cette vitalité excessive rentre dans la loi précédemment exposée, qui veut que tout processus réparateur soit exagéré et dépasse d'ordinaire les limites théoriquement nécessaires et suffisantes pour le rétablissement du *statu quo*.

Composition chimique ; abondance de la mucine. — Nous venons d'esquisser le tissu de granulation en pleine activité. Avant de terminer l'étude de cette période de la vie des cellules connectives, il est bon de rappeler quelques détails concernant la composition chimique des sucs qui baignent ce tissu néo-formé. Ce point, comme on va le voir, offre une réelle importance.

---

[1] L'étude attentive des néo-formations capillaires donne à penser que certaines cellules connectives, naissant par karyokinèse des cellules fixes, sont peut-être *susceptibles d'acquérir la fonction vaso-formative.*

Peut-être aussi, parmi les cellules blanches diapédésées, l'examen histologique parviendra-t-il à reconnaître l'existence de jeunes cellules vaso-formatives *mobilisées* par les processus inflammatoires ; resterait ensuite à localiser le berceau de ces cellules vasculaires.

Le champ des hypothèses est des plus vastes : ne pourrait-on pas aussi se demander si le tissu conjonctif interstitiel contient, à l'état normal, des nids de cellules vaso-formatives arrétées dans leurs stades embryonnaires, comme cela semble avoir lieu dans l'épiploon du lapin. Il serait alors loisible d'accepter la mise en activité et même *l'exaltation proliférative* de tels éléments, sous le coup de fouet de l'inflammation Voy. à cet égard « *Inflammations des membranes séreuses* » .

Si l'on traite par l'acide acétique, par exemple, une coupe ou un fragment de tissu de granulation, on peut constater sans peine que la substance intermédiaire aux cellules se précipite en amas granuleux ; il s'agit donc d'une substance muqueuse. La *mucine*, contenue en abondance dans le tissu conjonctif en voie d'inflammation végétante, indique la jeunesse extrême des cellules connectives qui le composent ; et elles ne sont guère encore capables de former que de la mucine dans les espaces interstitiels. Il est bon de noter toutefois que ces cellules connectives jeunes ne contiennent pas dans leurs colonies, ou du moins ne paraissent guère contenir de cellules ramifiées, arborescentes, cellules muqueuses proprement dites au sens histologique du mot. Il se peut que, dès le début même de l'inflammation, les métamorphoses subies par le protoplasma des cellules fixes (hypertrophie, réticulation, anastomoses et soudures des expansions protoplasmiques) concordent avec une perturbation sécrétoire des éléments, laquelle aurait pour résultat le dépôt de mucine dans les mailles interstitielles.

Il n'en demeure pas moins établi que la néo-genèse inflammatoire du tissu conjonctif, parvenue à la phase germinative, au tissu de granulation, décèle un bouleversement profond dans la nutrition du tissu préexistant.

On peut résumer ce qui précède en disant que le tissu de granulation est essentiellement constitué par une multiplication exubérante de cellules connectives et de vaisseaux capillaires, donnant ainsi naissance à un tissu germinatif, lequel s'infiltre de cellules blanches diapédésées et se gorge de sucs nutritifs et particulièrement de mucine.

VIII. — ROLE ET DESTINÉES DU TISSU DE GRANULATION

Il nous reste encore à passer rapidement en revue le *rôle* et les *destinées* du tissu de granulation ; ce sera, en quelque sorte, terminer le cycle des évolutions régulières subies par les cellules connectives dans les divers stades de l'inflamma= tion.

Sclérogénèse. Tissu de cicatrice

Ce tissu conjonctif néo-formé, remarquable par sa richesse élémentaire et par son énorme vascularisation, reste pendant un certain temps à même d'assurer largement ses échanges nutritifs. Sa substance intermédiaire mucoïde est peu stable, facilement résorbable ; aussi, lorsque tout marche à souhait, le tissu de granulation remplit-il aisément son rôle qui paraît bien être de combler les vides produits par les destructions inflammatoires originelles. Il semble, selon l'heureuse expression de Weigert, que les néo-formations conjonctives récupèrent, à l'état pathologique, les fonctions attribuées chez l'embryon au tissu muqueux que l'on sait chargé de combler tous les vides en attendant les genèses futures des tissus et des parenchymes.

Bientôt cependant, pour en revenir au tissu de granulation, l'âge arrive qui apporte aux colonies néo-conjonctives d'autres fonctions et d'autres besoins. Les cellules connectives acquièrent, de plus en plus, des caractères mieux tranchés : leur noyau volumineux, en karyokinèse ou non, leur protoplasma granuleux plus abondant, affectant une forme de moins en moins arrondie, insensiblement polyédrique, anguleuse, fusiforme, tout concourt à leur donner, à ces jeunes cellules, un aspect particulier. Comme souvent alors elles rappellent, surtout quand leur matière nucléaire est en travail karyokinétique, les cellules épithéliales des membranes muqueuses, le nom leur a été proposé de cellules épithélioïdes.

Sclérogénèse : cellules épithélioïdes, fibroblastes. — Ce sont les éléments des prochaines élaborations interstitielles. Elles conquièrent progressivement leurs fonctions et se mettent, par un mécanisme encore discuté, à construire les charpentes fibrillaires conjonctives et élastiques nouvelles. Pour Ziegler et ses élèves, les cellules vouées au travail de restauration connective offrent des caractères bien tranchés qui permettent de les reconnaître à l'œuvre. Ces *fibroblastes* ont un noyau richement coloré, un protoplasma granuleux fusiforme dont les prolongements, uniques, multiples ou ramifiés donnent naissance ou s'accolent à des fibrilles connectives nouvelles ; celles-ci se réunissent progressivement en faisceaux connectifs, qui écartent les uns des autres les fibroblastes et reconstituent ainsi, pas à pas, la charpente interstitielle.

Cette évolution progressive du tissu conjonctif de nouvelle formation se fait d'ordinaire très hâtivement.

Cette propriété d'atteindre, avec une rapidité parfois extraordinaire, la vie adulte avec toutes ses charges et toutes ses fatigues devient pour les jeunes cellules connectives une cause d'usure prochaine.

Sénilité rapide des néo-cellules conjonctives. On les voit, en effet, non seulement s'aplatir le long des faisceaux et s'effiler, devenir en un mot des cellules connectives banales ; mais en outre elles ne vont pas tarder à présenter tous les signes d'une déchéance sénile avancée.

Involution progressive des tissus nouveaux. C'est qu'en même temps, dans le reste du tissu, se manifestent divers phénomènes d'involution progressive souvent aussi très rapide ; un grand nombre des vaisseaux néo-formés s'affaissent, se rétractent, s'atrophient, et disparaissent saus laisser d'autres traces que quleques rares cellules amincies et quelques canalicules capillaires ; ces derniers, à peine reconnaissables sur les coupes transversales, peuvent être manifestement imperméables et plus étroits que le moindre des hématoblastes.

Tissu de cicatrice. — Ainsi se produit le tissu de cicatrice, tissu desséché autant que le tissu de granulation, son générateur, était succulent, ischémié autant que l'autre était largement irrigué, dense et ferme, grâce à ses trousseaux fibreux, autant que son prédécesseur était lâche et peu résistant, pauvre enfin en cellules plates même atrophiées autant que le tissu granuleux érait vivant et richement cellulaire. Bref, pour tout résumer en un mot, le tissu jeune et conjonctivo-vasculaire a fait place à un *tissu de sclérose.* Nous aurons bientôt l'occasion d'étudier plus complètement les scléroses inflammatoires du tissu conjonctif ; ce que nous venons d'en dire suffira pour caractériser les évolutions normales des cellules connectives, entraînées dans le cycle des processus inflammatoires.

Nous verrons, dans quelque temps, que cette évolution progressive et normale des cellules conjonctives peut encore être troublée, arrêtée ou bouleversée profondément quand certaines conditions pathologiques viennent se greffer sur l'inflammation simple du tissu conjonctivo-vasculaire.

Ces anomalies et ces complications représentent une pathologie secondaire entée sur un processus déterminé. Elles seront mieux à leur place à la fin de l'étude consacrée à l'inflammation du tissu conjonctif.

Chapitre III

—

CELLULES BLANCHES DANS L'INFLAMMATION
HYPERDIAPÉDÈSE INFLAMMATOIRE

SOMMAIRE

§ I. — *L'hyperdiapédèse inflammatoire.*

L'hyperdiapédèse inflammatoire s'explique mieux quand on tient
compte des données variables sur lesquelles s'appuie la notion de
la diapédèse incessante, à l'état physiologique, des leucocytes au
sein des tissus et des organes.

La cellule blanche normale est essentiellement un élément migrateur. Nécessité physiologique de la diapédèse. Certaines notions
anatomiques et histologiques incomplètes (tissu réticulé interstitiel)
ont faussé longtemps la séméiologie de la diapédèse dans les maladies.

L'hyperdiapédèse peut n'être point de nature inflammatoire : lymphadénie. Hyperdiapédèse par stase lymphatique ou veineuse et lésions
inflammatoires d'origine toxique conséoutives. Hyperdiapédèse et
suppuration.

§ II. — *Caractères anatomiques de l'hyperdiapédèse inflammatoire.*

Multiplicité des phénomènes exsudatifs ; altérations anatomiques des
cellules blanches ; participation du tissu conjonctivo-vasculaire
ambiant (lésions des cellules fixes) ; dislocation des éléments nobles
du tissu enflammé.

7

§ III. — *Topographie des lésions hyperdiapédétiques aiguës.*
Processus général, formes et degrés de la diapédèse inflammatoire.

a. Lésions traumatiques.— Metchnikoff démontre, par la pathologie comparée expérimentale, le rôle phagocytaire des cellules blanches. Les leucocytes ont pour devoir de chasser ou d'immobiliser les corps phlogogènes introduits dans l'organisme ; traumatismes aseptiques, microbiens et chimiques.

b. Inflammations nodulaires. Nodules toxi-infectieux. — Les microbes pathogènes agissent, dans les maladies infectieuses, moins par leurs chocs traumatiques, plus par leurs produits toxiques d'élaboration. Composition élémentaire d'un nodule infectieux. Les maladies infectieuses prolongées, le mieux toxigènes, donnent le mieux naissance aux inflammations nodulaires interstitielles.

§ IV. — *Fonctions des globules blancs dans les processus inflammatoires.*

a. Diapédèse et processus inflammatoires. — Division générale des inflammations : Processus exsudatifs fibrineux et purulents. Leucocytes et fibrine ; suppuration et leucocytes polynucléaires ; tissu de granulation et macrophages mono-nucléaires, Ziegler et Metchnikoff.
Inflammations chroniques scléreuses ; valeur nosologique des leucocytes infiltrant les travées fibreuses. Leucocytes mononucléaires et cellules épithéliales désorganisées ; dégénérescences tardives des éléments blancs.

b. Molimen hyperdiapédétique. Hémorrhagie blanche. — a) Les leucocytes, « balayeurs de l'organisme. » passent au milieu des lésions b) Les leucocytes demeurent ; ils luttent, mangent, réparent et ils succombent. Comment meurent les leucocytes dans les produits inflammatoires.

c. Déterminisme des évolutions leucocytiques. — Esquisse du problème pathogénique de l'inflammation. Opinions adverses, non contradictoires. La chaîne phagocytaire ; mise en branle des cellules fixes, des endothéliums vasculaires et des leucocytes. Le chimiotaxisme (sensibilité chimique des cellules migratrices) ; substances attractives, répulsives, indifférentes. La protéine microbienne de Büchner et les protéines animales des tissus enflammés.

Intervention de l'état bactéricide des humeurs dans la lutte. Dépréciation de la valeur du phagocytisme.

Conception générale de la maladie aigüe, infectieuse et toxique. Irritation inflammatoire de l'organisme entier : hyperplasies des leucocytes ; leucocytose ; état bactéricide des humeurs et immunisation de l'organisme ; hyperdiapédèse et procédés de lutte et de restauration. Coopération synergique de tous les tissus à la défense commune. Confirmation nouvelle de la doctrine de l'unicité anatomo-physiologique des éléments mésodermiques.

***

I. — L'HYPERDIAPÉDÈSE INFLAMMATOIRE

Peu de questions ont subi une aussi longue série de remaniements contradictoires que celle du rôle des leucocytes dans les lésions inflammatoires. Les fluctuations incessantes, variant selon les acquisitions nouvelles de la Science, ne sont pas encore définitivement terminées.

Aujourd'hui cependant, un grand nombre de points semblent bien établis et permettent de décrire une série de lésions diapédétiques inflammatoires qui sont comme la base intangible des doctrines pathogéniques modernes, encore justiciables de l'épreuve du temps.

Indications anatomo-physiologiques

Pour éviter autant que possible les causes d'erreur et les fausses interprétations, l'étude des leucocytes dans l'inflammation doit, avant tout, tenir grand compte de quelques conditions anatomiques et physiologiques normales. Il faut partir de ce principe, en effet, que la *diapédèse* des leucocytes est, comme nous l'avons vu, un acte normal qui s'accomplit ncessamment dans l'intimité de tous les tissus. Depuis le jour où Waller l'eut démontré le premier, les anatomistes et les physiologistes se sont efforcés, à l'envi, de préciser les détails de cette grande loi physiologique. Ainsi, pour n'en citer que quelques-uns, Hering s'ingénia à établir le fonctionnement régulier de la diapédèse dans la nutrition des tissus ; Ranvier, puis Renaut l'utilisèrent pour expliquer les modifications de structure des membranes séreuses et du tissu réticulé ; Sthör montra la diapédèse accomplissant un incessant travail d'émonctoire au niveau de l'amygdale, grâce à l'émigration régulière des leucocytes à la surface de cette glande vasculaire.

Conception de la cellule blanche normale. — Bref, comme l'a si merveilleusement établi Ranvier, la cellule blanche est, avant tout, un élément contractile et migrateur qui, né au niveau de son follicule réticulé, s'en va, chargé de fonctions importantes, vivre à travers les tissus normaux, suivant la variété infinie des espaces lymphatiques. La plus évidente, sinon la plus capitale de ces fonctions, sera d'assurer l'élimination hors de l'organisme des matériaux inutiles ou nuisibles à la vie des colonies cellulaires.

Nécessite physiologique de la diapédèse. Ainsi comprise, la diapédèse est donc une des grandes attributions physiologiques de la cellule blanche. Dire qu'on devra rencontrer ces éléments amiboïdes partout où quelque travail dépurateur sera nécessaire, et toutes les fois qu'une substance nocive quelconque devra être éliminée, c'est annoncer que leur présence est inévitable, normalement, à n'importe quel moment de la vie des tissus, et dans n'importe quelle région de l'organisme (¹). L'expérience démontre, en effet, qu'il en est ainsi ; toutefois, selon les points observés et selon les nécessités de la vie cellulaire, la diapédèse y apparaît plus ou moins accentuée (²).

Notions anatomiques incomplètes causes d'erreur. — A ces notions rapides de physiologie générale, il est bon également d'ajouter les indications anatomiques fournies par la connaissance, mieux approfondie chaque jour, de la distribution topographique du tissu réticulé dans les différents organes de l'homme. Pour ne citer qu'un exemple bien démonstratif à cet égard, qu'on parcoure les travaux d'il y a quinze ans concernant l'anatomie pathologique de la muqueuse gastrique, et l'on verra décrits, avec force détails, sous les noms d'abcès miliaires interstitiels, de gastrite infectieuse aiguë, de gastrite nodulaire interstitielle, etc., etc., la série des follicules lymphatiques normalement inclus dans la profondeur de la muqueuse de l'estomac. En France, les travaux de Chauffard (³) et de Marfan (⁴) eurent enfin raison de cette erreur histologique.

L'hyperdiapédèse peut n'être pas inflammatoire. — *Lymphadénie.* Parce que, lors d'un examen microscopique, on aura constaté l'accumulation d'un nombre considérable de cellules blanches dans les mailles du tissu conjonctif, il ne faudra pas en conclure à l'existence d'une inflammation aiguë ou subaiguë du tissu ou de l'organe en question. Nous aurons

---

(¹) L'humeur aqueuse et le liquide céphalo-rachidien en sont peut-être les deux milieux les plus dépourvus.

(²) Hofmeister a décrit les variations de la richesse en cellules blanches du tissu réticulé de l'intestin, à l'état de repos et pendant les phases de la digestion.

(³) CHAUFFARD. — « Déterminations gastriques de la fièvre typhoïde », *Thèse*, Paris, 1882.

(⁴) MARFAN. — « Troubles et lésions gastriques dans la phtisie pulmonaire », *Thèse*, Paris, 1887.

à rechercher bientôt les caractères plus ou moins spécifiques de la diapédèse inflammatoire. Pour démontrer ici que le nombre excessif de cellules blanches en un point donné ne suffit pas à caractériser un processus inflammatoire, rappelons que dans la *lymphadénie*, cette maladie bizarre, constituée par une hyperplasie plus ou moins généralisée du tissu réticulé, les organes envahis s'infiltrent largement de cellules blanches. Ces éléments s'accumulent dans les tissus, en masses parfois si considérables que les cellules parenchymateuses (foie, rein, cœur, etc.) apparaissent dissociées, séparées de leurs congénères par des coulées énormes d'éléments lymphatiques diapédésés. Là, rien d'inflammatoire, au sens absolu du mot ; tout le processus est hyperplasique et souvent même, pour employer un néologisme expressif, tumoral. Lorsque, ce qui se voit plus fréquemment peut-être que ne semblent le dire les auteurs classiques, l'inflammation envahit les masses lymphadéniques ([1]), d'autres lésions viennent se surajouter aux précédentes et apporter un nouveau cachet, inflammatoire cette fois, et non moins pathognomonique.

Hyperdiapédèse par stase. Il en est de même si, à l'occasion de certaines lésions matérielles apportant au débit de tel ou tel vaisseau sanguin ou lymphatique un obstacle mécanique plus ou moins insurmontable, la stase intra-vasculaire vient à produire, en amont, une diapédèse exagérée, surtout remarquable autour des canaux lymphatiques : le sang ou la lymphe, stagnant, ([2]) accumule ses éléments blancs, leucocytes, cellules lymphatiques ou cellules migratrices, autour des vaisseaux.

([1]) Letulle. — « Lymphadénomes fibreux ». *Arch. de Physiol. norm. et pathol.* Paris 1885, p. 67.

([2]) Renaut. — *Archives de Physiol. norm. et path.* 1872.

De telles lésions, au début du moins, alors que la passivité du liquide est encore seule en cause, ne sont pas à proprement parler inflammatoires (¹).

Plus tard, la cyanose anoxhémique, l'engorgement lymphatique, (suivant qu'il s'agit de l'un ou de l'autre sang) éveilleront lentement dans leur entourage une série d'actes phlogogènes, chroniques d'emblée, sinon subaigus. La réplétion du tissu interstitiel par la sérosité (de provenance lymphatique ou sanguine) immobilisée dans ses mailles réalise, sur place, une série encore mal connue d'intoxications locales toutes éminemment pathogènes.

Aux substances toxiques, déchets de la vie élémentaire, qui stagnent dans les parties mal irriguées, viennent s'ajouter d'autres poisons : tels sont les résidus ultimes de la désintégration des leucocytes diapédésés et n'ayant pu s'échapper à temps hors du foyer ; tels encore les produits peu résorbables ou mal résorbés des lésions dégénératives subies par les cellules constitutives de l'organe.

Si donc la diapédèse exagérée ne suffit pas, à elle seule, pour constituer un processus inffammatoire, on voit, par ce qui vient d'être dit, qu'elle peut, dans telle circonstance déterminée, en devenir un des éléments pathogénétiques. Dans ces cas, les globules blancs désorganisés, accumulés à l'excès dans les espaces lymphatiques, acquièrent et conservent à leur tour le rôle de véritables corps étrangers nuisibles au bon fonctionnement du tissu.

Hyperdiapédèse et suppuration. A la suite des mémorables travaux de Cohnheim, la pathologie expérimentale s'ingénia à

(¹) ODŘIOZOLA. — « Le cœur sénile ». Stase lymphatique, p. 27, Pl. II fig. 5, Pl. III fig. 7. *Thése*, Paris, 1888.

reproduire et à varier les conditions de l'hyperdiapédèse inflammatoire. Une longue série de recherches permit de reconnaître et d'isoler des substances *phlogogènes* et des matériaux *pvogènes*, soit inanimés c'est-à-dire chimiques, soit vivants, autrement dit microbes pathogènes doués d'une virulence détérminée, fixe ou variable. Certaines matières, comme la cantharidine, ou encore comme diverses substances métalliques (les sels d'argent, le mercure, etc.) éminemment phlogogènes, produisirent dans la totalité ou sur certains points seulement de l'organisme une diapédèse extraordinaire, sans nécessairement déterminer une véritable *suppuration*. Le pus constitua une lésion distincte, dont nous étudierons plus tard les caractères spécifiques.

Nous verrons que l'hyperdiapédèse inflammatoire peut atteindre les limites les plus extrêmes, sans se confondre avec la suppuration ; les leucocytes auront beau s'accumuler en quantité considérable autour des canaux vasculaires, comme cela se voit dans l'*érysipèle*, par exemple, les mailles du tissu conjonctif périvasculaire en pourront être gorgées, sans que la suppuration se produise (¹), sans même que de telles lésions soient inévitablement très durables.

. Le derme d'une peau atteinte par l'érysipèle le plus aigu se détergera, en éliminant vivement ses globules blancs et ses streptocoques, dans les quelques heures qui suivront l'affaissement de la plaque érythémateuse ; tous les exsudats inflammatoires seront aussitôt résorbés. Phlogogénie et pyogénie sont donc deux termes absolument distincts.

(¹) Les réflexions qui précèdent permettent de comprendre et d'expliquer les abus innombrables commis en nosographie, à la suite des premières constatations histologiques démontrant l'accumulation des leucocytes autour des vaisseaux, aux cours des différents processus inflammatoires. Une foule d'observations de périphlébite, périartérite, périlymphangite, périadénite, etc., demandent, à ce point de vue, une révision sévère.

II. — CARACTÈRES ANATOMIQUES
DE L'HYPERDIAPÉDÈSE INFLAMMATOIRE

MULTIPLICITÉ DES PHÉNOMÈNES EXSUDATIFS

Quelles que doivent être l'étendue et l'intensité des lésions, la diapédèse inflammatoire se reconnaît d'ordinaire assez aisément à plusieurs caractères généraux qui ne font guère défaut et dont le groupement et la sériation demeurent habituellement immuables.

1º C'est, tout d'abord, que la diapédèse n'est pour ainsi dire jamais le phénomène exsudatif *unique*. Les points où l'œil aperçoit les leucocytes accumulés en palissades plus ou moins épaisses autour des veinules originelles et autour des capillaires sont aussi, d'ordinaire, le siège d'exsudats albumineux, fibrino-albumineux, fibrineux, ou hémorrhagiques, presque toujours aisément reconnaissables à l'aide des procédés histo-chimiques et colorants dont nous disposons aujourd'hui. C'est bien alors, comme nous le disions précédemment, une diffusion disproportionnée, mais évidente, des diverses parties constitutives du tissu sanguin qui s'est faite à travers les parois vasculaires anormalement dilatées.

2º Il est de règle, en second lieu, de constater des perturbations morphologiques et nutritives, plus ou moins rapides, dans la *structure des leucocytes exsudés* sous le corps de l'inflammation. Pour peu que le début de la poussée inflammatoire remonte à quelques heures, à un jour ou deux, nombre de troubles physiques apparaîtront déjà de toute évidence dans les cellules blanches : ici, telle cellule lymphatique se montrera mal colorable, tuméfiée, avec un protoplasma pâli, comme effrité, avec un noyau boursouflé, œdémateux, d'apparence hydropique, parfois en karyokinèse évidente ; là, une cellule, très petite au contraire, offrira un noyau tantôt en multiplication directe, tantôt en voie de fragmentation comme pulvérulente ; ailleurs, la plupart des globules blancs seront manifestement surchargés de graisse, ou en voie de désintégration granulo-graisseuse, voire même en état de nécrose, de transformation fibrinoïde ou fibrineuse ; autant de lésions, autant d'aspects diversement groupés par les auteurs, et au-dessus desquels plane la *nécrose coagulante*, si remarquablement décrite par Weigert (*Coagulation's Necrose*), et que nous étudierons bientôt.

Un peu plus et l'on verra, lors du travail de réparation réactionnelle, nombre de cellules blanches, nécrosées, privées de noyau, ou encore bien vivantes mais incluses dans l'intérieur du protoplasma de gros éléments cellulaires, les macrophages de Metchnikoff, (cellules conjonctives ou leucocytes mono-nucléaires) ; parfois, ce travail de digestion cellulaire sera d'autant plus appréciable que les lésions inflammatoires auront des caractères objectifs plus tranchés.

3° La *participation*, bien évidente et plus ou moins étendue, *du tissu conjonctivo-vasculaire interstitiel* aux processus réactionnels caratéristiques de l'inflammation, représente un troisième élément qui permet d'assurer le diagnostic de l'hyperdiapédèse inflammatoire. Les cellules fixes du voisinage sont toujours modifiées, déformées, hypertrophiées, proliférées, dès le début de la poussée inflammatoire. Elles forment, au milieu des larges travées remplies d'éléments blancs, des îlots reconnaissables, comme les cellules elles-mêmes qui tranchent par leurs contours anguleux, fusiformes, quelquefois aussi par les prolongements ramifiés de leur protoplasma. Ces grosses cellules, qui seront les fibroflastes des époques restauratrices, possèdent, au plus haut point, d'après les auteurs les plus récents, Ziegler, Nikiforoff, Metchnikoff entre autres, le pouvoir phagocytaire : elles englobent les petits leucocytes voisins affaiblis, usés par la lutte, les assimilent, les digèrent et donnent ainsi, pendant les différentes étapes de cette vie parasitaire, les figures histologiques les plus variées, combinées diversement d'ailleurs avec les différents stades de la karyokinèse (¹).

Dans ces tissus, soumis de la sorte aux perturbations nutritives et formatives les plus marquées, l'appréciation des procédés inflammatoires n'est point trop malaisée.

Il n'en est peut-être pas de même à une époque plus rapprochée du début et surtout dans les foyers inflammatoires plus discrets, plus insidieux, au niveau desquels l'hyperdiapédèse semble seulement s'ébaucher, en attendant une poussée réactionnelle qui paraît tarder. Dans ces cas il est bon,

---

(¹) Nikiforoff. — *Beitræge z. path. Anat. de Ziegler*, 1890, p. 401, en employant la méthode de coloration de Biondi (*a*), l'a démontré d'une façon saisissante. La technique permet de suivre l'évolution des phagocytes.

(*a*) Le *Mélange de Biondi* est le suivant :

Le tissu a été fixé par le liquide de Lang (solution chlorurée sodique de sublimé au $\frac{1}{1.000}$)

Les coupes passent de 6 à 24 heures dans le mélange tricolore, solution mère étendue de 60 à 100 parties d'eau.

La solution mère est constituée ainsi :

Solution aqueuse concentrée d'aurantia.	100 cent. cubes.
Fuchsine acide (sol. aqueuse concentrée).	20 cent. cubes.
Vert de méthyle (sol. aqueuse concentrée)	50 cent. cubes.

La coupe est lavée à l'alcool absolu ;
Elle passe au xylol ;
Elle est montée dans le baume au xylol.

comme en toute circonstance du reste, de rechercher avec soin un quatrième caractère révélateur de l'hyperdiapédèse inflammatoire : *la dislocation topographique des éléments fondamentaux du tissu.* Cette dissociation des éléments constitutifs par les exsudats est fort importante ; elle joue, indubitablement, un rôle capital, dans les troubles fonctionnels qui vont révéler les souffrances de l'organe envahi. Même discrète, elle est remarquablement brutale, brisant souvent des liens, relâchant des attaches qui sembleraient indissolubles. Lorsque, par exemple, les lésions parviennent à morceler, en un point déterminé, des trabécules hépatiques, préludant ainsi, par un mécanisme assez complexe, aux désordes qui constitueront bientôt telle ou telle variété d'hépatite subaiguë, diffuse ou nodulaire, toxique ou infectieuse, le bouleversement des parties apparaît très visible. La désorganisation architectonique peut être portée à son comble et la mort aigüe des éléments nobles de l'organe en devenir, partiellement au moins, la conséquence.

III. — TOPOGRAPHIE DES LÉSIONS HYPERDIAPÉDÉTIQUES

PROCESSUS GÉNÉRAL, FORMES ET DEGRÉS
DE LA DIAPÉDÈSE INFLAMMATOIRE

Pour le moment, le mécanisme qui préside à la diapédèse inflammatoire nous importe peu : actif ou passif, ce mécanisme fait que les parois vasculaires se dilatent, s'immobilisent et laissent passer largement les leucocytes, et cela sur une surface plus ou moins étendue, suivant la cause phlogogène.

Considérée à ce point de vue, la diapédèse va créer, sur place, toute une série d'altérations qui seront, toutes choses égales d'ailleurs, topographiquement bien distinctes.

Dans ces variétés de lésions hyperdiapédétiques, le nombre, l'orientation, la concentration des colonies de leucocytes auront une réelle valeur; aucune de ces variétés ne sera, on l'entend bien, absolument spécifique, plusieurs causes très dissemblables pouvant réaliser un seul et même type à peu près immuable. Toutefois, pour une lésion inflammatoire donnée, plus la richesse des parties atteintes sera grande en leucocytes et plus les désordres anatomiques apparaîtront redoutables. L'exemple le plus remarquable peut-être qu'on puisse fournir à cet égard est celui de la *fièvre typhoïde* : la tuméfaction des plaques de Peyer, produite en grande partei par la surréplétion du tissu réticulé sous-muqueux de l'intestin, peut, au cours de la culture intensive du bacille d'Eberth, qui s'y localise avec une prédilection indubitable, aller jusqu'à quintupler l'épaisseur des. follicules lymphatiques. Or, ce n'est pas encore le moment. où surviennent les processus nécrobiotiques toxi-infectieux, toujours possibles, sinon inévitables, qui frappent bientôt de mort le tissu lymphatique en question (Voy. Pl. V. fig. 2, fièvre typhoïde : lésions de la plaque de Peyer). A un autre point de vue, cette confluence de cellules blanches sur de larges territoires de tissu réticulé ne présentera guère, à aucun moment, les caractères pathognomoniques de la suppuration, et ne formera pas d'abcès sous-muqueux.

Lorsque le processus inflammatoire est léger, l'hyperdiapédèse se montre ordinairement discrète. Il ne faut pas confondre, ici, cela va sans dire, *processus* anatomo-pathologique et *maladie* causale. L'étude des maladies infectieuses nous prouve chaque jour, en effet, que nombre des plus virulentes, la rage, le charbon, le tétanos, le choléra, exercent leurs ravages sur l'organisme, on pourrait presque dire à l'insu de la diapédèse. D'autre part, les recherches modernes s'efforcent d'établir une corrélation importante entre certaines maladies ultra-virulentes et l'absence de diapédèse. Nous verrons que la sécrétion de substances chimiques s'opposant à l'issue des globules blancs hors des vaisseaux, paraît être le propre de certaines espèces microbiennes, mises en culture dans l'organisme. La *chimiotaxie*, négative dans ces cas, positive lorsqu'au contraire certains germes pathogènes appellent largement les leucocytes hors des vaisseaux, semble fournir la clef de quelques problèmes de pathologie générale du plus haut intérêt.

Pour ce qui est de l'anatomie pathologique, terrain plus modeste, en apparence au moins, sur lequel nous devons demeurer, les maladies inflammatoires dans lesquelles l'hy-perdiapédèse existe peuvent être très modérées, intensives ou excessives, suivant les cas ; et comme telles, elles méritent toute notre attention.

Lésions traumatiques

Parmi les lésions inflammatoires légères, les plus simples, les plus pures aussi, sont les *traumatismes aseptiques*, chirurgicaux (incisions, piqûres, etc.) et surtout expérimentaux.

La série des lésions expérimentales (mécaniques ou chimiques) vient d'être reprise, et remarquablement exposée, par Metchnikoff dans ses travaux sur l'inflammation [1].

Qu'on prenne un corps étranger bien aseptique et qu'on l'enfonce dans un tissu vivant quelconque, appartenant à n'importe quel être de la série animale, la succession des phénomènes consécutifs sera toujours, inévitablement, la même : certains délabrements de tissus, certaines morts cellulaires auront lieu ; puis, sans tarder, l'organisme lésé s'efforcera de réparer les désordres produits (procédés de *restauration* dont nous nous sommes occupés précédemment) et, simultanément, de chasser l'ennemi, inerte ici, introduit dans la place. Tout au moins l'être vivant, blessé, essayera d'isoler le corps phlogogène, de l'empêcher de lui nuire davantage : grande loi biologique, qui domine la vie cellulaire, la soutient, la prolonge parfois d'une manière inespérée et peut produire des miracles.

Cette lutte, cet effort éliminateur et reconstitutionnel s'exerce au moyen de l'inflammation ; or, les agents du double

---

[1] Metchnikoff. — *Loc. cit.*, passim.

travail en question sont précisément, pour Metchnikoff et ses partisans, les cellules blanches avec leurs diverses variétés.

Faisons actuellement abstraction du travail réparateur; nous en avons sondé précédemment les difficultés; nous avons entrevu les obscurités qui masquent le problème des restaurations élémentaires. Il nous reste maintenant à envisager les travaux défensifs, à rechercher les signes de l'effort par lequel l'organisme arrive parfois à détruire, souvent à chasser tout élément nocif, vivant ou non, introduit dans l'intimité de ses tissus.

Il est incontestable que les plus nuisibles de ces ennemis sont les ennemis animés, parasites pathogènes, microbiens ou autres, contre lesquels tout être vivant, animal ou plante, doit, de toute nécessité, se défendre sous peine de mort.

En face du corps étranger qui a pénétré dans la matière vivante, l'organisme lutte au moyen de ses cellules mésodermiques. Il utilise les moins différenciées, celles qui sont en lui comme des mercenaires propres à tout travail inattendu, aptes à la lutte, promptes à l'attaque; or, les plus mobiles et les mieux mobilisables, en un mot les mieux appropriées au combat, sont les cellules blanches amiboïdes.

Les animaux inférieurs, mieux doués que nous, emploient, en vue de leurs travaux défensifs, leurs cellules mésodermiques et en outre, dans certaines espèces au moins, leurs épithéliums endodermiques, leurs cellules digestives (Metchnikoff).

Plus la matière organisée s'élève dans la série des espèces, plus la spécialisation des éléments cellulaires devient étroite, et l'Homme, avec tous les Vertébrés, n'a plus guère comme armées protectrices que les diverses variétés de cellules blanches, auxquelles il adjoindra, selon ses besoins, certaines cellules conjonctives spécialisées, les cellules de la rate, de la moëlle osseuse, les endothéliums vasculaires. Tous ces éléments possèdent le pouvoir phagocytaire. Fixés par leurs fonctions même, ou serviteurs errants dans les vastes espaces lymphatiques, endothéliums ou leucocytes, les *phagocytes* sont appelés sans cesse au secours de l'organisme.

Le corps étranger inerte, nuisible seulement par son volume, ses aspérités, est bientôt entouré de cellules migratrices qui l'englobent, et, s'il est friable, se chargent d'en emporter les fragments loin du foyer inflammatoire. Sinon, les globules blancs l'entourent et président à la formation d'un tissu cicatriciel qui l'isolera du reste de l'organisme. Les cellules blanches sont-elles, comme à son tour croit l'avoir démontré récemment Metchnikoff, la matrice des cellules conjonctives, des fibroblastes, générateurs ultimes des fibrilles connectives et élastiques ? Les cellules blanches ne servent-elles, comme le prétendent à présent Ziegler, Nikiforoff, Baumgarten et leurs élèves, qu'à nourrir les cellules fixes en karyokinèse et leurs descendants, seuls organisateurs du tissu de cicatrice ? Pour nous, le point capital est dans la migration leucocytique excessive autour des substances nocives.

Les matériaux nuisibles sont souvent moins grossiers ; il peut s'agir de *microbes,* ou plus simplement encore de *poisons,* que ces poisons aient été introduits tout formés dans l'organisme (alcool, plomb, mercure, cantharidine), qu'ils soient le produit plus ou moins immédiat d'une maladie infectieuse et concomitamment toxigène (toxalbumines, diastases, ptomaïnes), ou enfin qu'ils soient le résultat des élaborations chimiques effectuées par le jeu normal de la vie cellulaire (auto-intoxications, leucomaïnes, etc.). On assiste alors à l'évolution d'une maladie dite spontanée, et l'examen histologique révélera dans tel ou tel organe, parfois dans la totalité de l'organisme, l'existence de *foyers inflammatoires* développés au sein du tissu interstiel.

L'hyperdiapédèse, coïncidant ou non avec des lésions des éléments nobles voisins, pourra constituer, comme dans l'empoisonnement par la cantharidine, une série de lésions aiguës diffuses, généralisées à la presque totalité du tissu conjonctivo-vasculaire. D'autres fois, elle demeurera prédominante au niveau de certains organes, créant ainsi les lésions interstitielles diffuses aigües de la *néphrite* scarlatineuse, les *pneumonies* interstitielles aiguës, disséquantes, hyperinfectieuses, la *broncho-pneumonie* morveuse ou grippale. Ailleurs encore, elle se circonscrira sur un département du tissu conjonctif, sur le tissu réticulé, par exemple, ainsi que cela s'observe au début de la fièvre typhoïde (intestin, ganglions, larynx, pharynx, etc.)

Inflammations nodulaires interstitielles. Nodule infectieux

De toutes les manifestations pathologiques dans lesquelles l'hyperdiapédèse se produit, la série des inflammations intestitielles décrites, naguère encore, sous le terme de *nodules infectieux*, d'inflammations nodulaires interstitielles, est peut-être la plus saisissante. Les progrès de la microbie expérimentale ont démontré qu'on se trouve en réalité en présence de lésions inflammatoires, interstitielles, *toxi-infectieuses*, c'est-à-dire d'altérations du tissu conjonctivo-vasculaire dans l'intérieur desquelles la présence des germes pathogènes n'est pas absolument nécessaire, leurs produits

de sécrétions suffisant pour assurer, *in situ*, le développement de pareilles lésions. N'est-ce pas d'ailleurs ainsi que la
plupart des microbes exercent leurs ravages, en agissant
moins par leur action massive, par le traumatisme cellulaire,
mais bien plus par leurs matériaux d'élaboration, plus ou
moins toxiques pour l'organisme ? Les substances phlogogènes et pyrétogènes, extraites par R. Koch des cultures pures
de tuberculose humaine, ne déterminent-elles pas une hyperdiapédèse extraordinaire autour des lésions tuberculeuses
non encore éteintes et ne réalisent-elles pas ainsi l'inflammation nodulaire toxi-infectieuse la plus idéale qui se puisse
désirer au point de vue expérimental ?

Il est bon d'étudier, dans le même ordre d'idées, les lésions
aiguës interstitielles développées dans l'intimité des viscères
pendant l'évolution de la plupart des maladies infectieuses.
Le remarquable Mémoire de Legry ([1]), consacré au foie
dothiénentérique, est très démonstratif à cet égard. Le nodule
infectieux périlobulaire petit, discret ou confluent, contenant
ou non un certain nombre de bacilles d'Eberth bien colorables ou déjà désagrégés, apparaît comme une réaction phagocytaire sollicitée par les embolies microbiennes ou toxiques
fixées sur les confins ou dans l'intérieur du lobule, au
contact des éléments nobles de l'organe.

Dans tout nodule infectieux, quelle qu'en soit la cause ou
la localisation, les cellules dites embryonnaires, accumulées
en îlots plus ou moins vivement colorables, se composent en
grande partie d'éléments lymphatiques diapédésés, en partie
de cellules fixes proliférées par karyokinèse, peut-être aussi
de cellules endothéliales multipliées, enfin sûrement d'un

([1]) Legry. — « Le foie dans la fièvre typhoïde ». *Thèse*, Paris, 1890, p. 21.

certain nombre d'éléments nobles du tissu, en voie d'atrophie, ou même de mortification. Le contact des substances nocives, véhiculées par les capillaires nourriciers, sans doute aussi les traumatismes exercés par les phagocytes brutalement installés dans leurs retranchements et vigoureusement poussés dans la lutte, sont la cause des premiers désordres.

Cela étant admis, nulle surprise si, plus tard, le nodule infectieux, impur quant à sa composition microbienne et chimique, c'est-à-dire ayant secondairement, sinon d'emblée, hébergé différentes variétés de germes pathogènes, devient à son tour le centre de lésions nouvelles pouvant varier depuis la nécrose aiguë et la caséification jusqu'à la gangrène ou la suppuration (infections mixtes, infections secondaires).

Un détail qui a son intérêt réside dans ce fait d'observation que partout où il existe, et malgré ses adaptations spéciales et par conséquent plus ou moins différentielles, le tissu conjonctivo-vasculaire est apte à former des nodules infectieux. A ce point de vue, le tissu condensé du derme et le tissu cellulaire lâche interstitiel des viscères sont identiques. Les nouures cutanées produites par l'érythème noueux (¹) et les inflammations nodulaires interstitielles causées par la variole ou la scarlatine dans les organes glandulaires ont donc la même valeur pathogénique.

Notons enfin que parmi les maladies infectieuses, ce sont plus particulièrement celles de longue allure, telles que l'impaludisme, la tuberculose, la syphilis, la lèpre, celles, par conséquent, qui sont le plus toxigènes, qui déterminent les plus belles inflammations nodulaires interstitielles. La propriété que ces toxi-infections possèdent d'être itérativement aiguës

---

(¹) NEPVEU. — *Bull. Soc. Biologie*, 1891.

et chroniques, la faculté qu'elles ont souvent de régénérer leurs foyers, de réchauffer à plus ou moins longue échéance leurs lésions, expliquent, sans aucun doute, la diversité parfois si étrange de leurs manifestations cliniques et anatomo-pathologiques ([1]).

IV. — FONCTIONS DES GLOBULES BLANCS DANS LES PROCESSUS INFLAMMATOIRES

L'inflammation suppurative, telle que nous aurons à l'esquisser, représente une forme tout-à-fait spéciale de l'inflammation : c'est l'inflammation destructive avec réaction hyperdiapédétique extrême et les leucocytes paraissent y effectuer, au premier plan, un travail décisif.

Il s'en fant que, dans l'ensemble des *processus aigus* et, pour porter plus haut le débat, dans l'ensemble des *maladies inflammatoires*, les cellules blanches acquièrent une pareille valeur pathogénique. A tout bien considérer, on reconnaît que d'ordinaire les éléments blancs, n'y occupent ni aussi constamment, ni aussi longtemps, la scène morbide. Sans doute, à un certain moment, plus ou moins tard après le début de la maladie, leur hyperdiapédèse est pour ainsi dire

---

([1]) La *Suppuration* aurait rationnellement sa place ici, mais, en raison de son importance, nous avons cru devoir la traiter en un chapitre spécial, CHAPITRE IV, p. 134.

de règle au sein des tissus envahis d'une manière aigüe ; leur nombre établit alors assez bien, à première vue au moins, le rôle qui leur est échu. Toutefois il faudrait bien se garder de graduer l'intensité des processus inflammatoires d'après le nombre et la variété des leucocytes exsudés ; car, d'une part, l'acuité des maladies infectieuses ne se juge nullement par l'intensité de leurs lésions réactionnelles et, par conséquent, pour ce qui nous intéresse en ce moment, par les degrés de l'hyperdiapédèse ; d'autre part, le rôle même des leucocytes dans les travaux inflammatoires est encore soumis à la discussion ([1]). Aussi l'on serait presque en droit d'avancer l'argument inverse : les plus virulentes, et aussi les plus toxiques, des maladies infectieuses de l'Homme, (le charbon le choléra, la Rage, la diphthérie, la fièvre paludéenne), toutes celles qui, une fois leur incubation complétée, peuvent tuer en quelques heures, sont précisément celles qui annihilent ou, en tout cas, qui restreignent le plus *l'hyperdiapédèse* et le *phagocytisme* des cellules blanches ([2]).

Ceci admis, voyons comment on peut expliquer les différentes manières d'être des cellules blanches dans les processus inflammatoires.

Diapédèse et processus inflammatoires

En thèse générale, on peut avancer que la diapédèse accompagne habituellement les processus inflammatoires aigus, à

([1]) Consultez à cet égard les travaux récents de Bouchard, Charrin, Gamaleia, Metchnikoff, Massart et Bordet, Büchner, Nikiforoff, Ziegler.

([2]) La *tuberculose expérimentale* de Yersin : *Annales de l'Institut Pasteur*, 1888, T. II, p. 245 ; la *tuberculose aviaire* expérimentalement transmise aux lapins, et aux cobayes, Straus et Gamaleia ; la *fièvre récurrente spontanée* de l'homme, ou expérimentalement transmise au singe, Soudakewitch : *Annales de l'Institut Pasteur*, sept. 1891, p. 545 permettent de généraliser cette loi à la grande majorité des maladies infectieuses hématiques.

un moment quelconque de leur évolution ; soit au début, pendant l'invasion même du mal, soit plus tard, alors que l'effort réactionnel de l'organisme bat son plein, et que les toxines des microbes pathogènes ont été détruites ou éliminées, cédant la place à cet *état bactéricide* des humeurs très favorable à la diapédèse ([1]).

Quelle que soit d'ailleurs l'époque de l'hyperdiapédèse, il faut distinguer, dans chaque maladie, la forme anatomo-pathologique des lésions inflammatoires qui l'accompagnent ou la prolongent. A ce point de vue, et sans prétendre établir une division très méthodique, il est bon de classer les processus anatomo-pathologiques, car la diapédèse varie singulièrement d'une forme à l'autre. Considérés dans leur ensemble, les processus inflammatoires aigus sont *exsudatifs* ou *végétants* ; les chroniques sont *sclérosants* ou *ulcéreux*, chacun d'eux n'étant pas nécessairement isolé, tous pouvant plus ou moins coïncider et créer ainsi les diverses variétés d'inflammations aigües, subaiguës et chroniques décrites par la pathologie.

Les processus *exsudatifs* se divisent en deux groupes distincts, presque antagonistes, les *exsudats fibrineux* avec leurs diverses variétés (fibrineux, séro-fibrineux, fibrino-hémorrhagiques, séreux) et les *exsudats purulents* qui se séparent des premiers précisément parce qu'ils ne contiennent pas ou presque pas de fibrine, et qu'ils sont toujours d'origine infectieuse.

Quelle que soit la région occupée par les exsudats

([1]) Bouchard. — « Essai d'une théorie de l'infection. Maladie, guérison, immunité. Virus vaccin ». Xe *Congrès internat.* Berlin, 1890.

    Charrin et Gamaleïa. — *C. R. de la Soc. de Biol.*, juillet 1890.

    Gamaleïa. — *Arch. Méd. exp. et Anat. path.*, 1891, p. 277.

inflammatoires fibrineux, (tissu conjonctif interstitiel, membranes séreuses ou muqueuses, peau) la fibrine s'y montre partout et toujours accompagnée d'une quantité habituellement considérable de leucocytes.

Tout exsudat fibrineux est fibrino-leucocytique, alors même que, comme nous le verrons bientôt, la quantité de fibrine y serait minime et que l'épanchement se rapprocherait de plus en plus de la sérosité œdémateuse.

Ce qui nous occupe le plus pour le moment, c'est de savoir les fonctions et les destinées des leucocytes dans les exsudats non purulents. L'intéressant est moins de les suivre dans leurs pérégrinations à travers les lésions, ceux qui vivent paraissant, au moins au début, continuer en plein exsudat leurs fonctions et leurs travaux physiologiques. Le point vraiment délicat serait d'établir sûrement le rôle des leucocytes dans la formation des blocs fibrineux.

La fibrine épanchée est-elle uniquement formée par la précipitation des substances chimiques du plasma sanguin ou lymphatique (¹) génératrices de la fibrine ? Les hématoblastes de Hayem, qui forment à l'intérieur des vaisseaux enflammés comme le centre de cristallisation des caillots thrombosiques, diapédèsent-ils hors des vaisseaux, à l'instar des globules blancs et des globules rouges ? Le fibrinogène contenu dans les noyaux des leucocytes précipite-t-il le plasma sanguin ou lymphatique dans l'intimité des espaces conjonctifs ? enfin, comme le propose, non sans réserves, Weigert (²), la fibrine

---

(¹) Renaut. — *Traité d'Histol. pratique*, 1889, p. 163, 173, mort du plasma, coagulation. — Hayem. — *Le sang*, p. 285, 290, 465., etc.

(²) Weigert. — « Entzundung ». *Loc. cit.* démontre que les exsudats *inflammatoires* diffèrent des transsudats œdémateux parce qu'ils sont plus riches en leucocytes que le sang lui-même ; pour lui, par conséquent, le *nombre des globules blancs* diapédésés détermine la *teneur en fibrine* de l'exsudat inflammatoire.

peut-elle résulter en partie de la *nécrose coagulante* des leucocytes diapédésés ? Autant de questions dont la solution diffère au gré des observateurs (¹).

En somme, on peut dire que dans les inflammations fibrineuses, les globules blancs, toujours nombreux, qui séjournent, sont exposés à tous les aleas auxquels leurs propriétés physiologiques les rendent accessibles.

Quant aux *exsudats purulents*, dont la caractéristique est la destruction progressive d'une quantité variable de tissus et d'éléments, nous étudierons suffisamment, dans les pages suivantes, les diverses attributions des leucocytes exsudés. Un point cependant mérite de nous arrêter ici : c'est le fait que la grande majorité des globules purulents est, au début du moins, avant la période des restaurations élémentaires, un composé de leucocytes polynucléaires ou neutrophiles, c'est-à-dire de cellules blanches munies de plusieurs masses nucléaires, ou d'une masse nucléaire multifractionnée. Cette constatation, acceptée par tous les observateurs, s'explique aussi de différentes manières : les uns veulent y voir la preuve d'une désintégration prochaine de l'élément blanc, frappé par les poisons du pus (²), les autres

---

(¹) WEIGERT. — « Coagulation's Necrose », in *Realencyclopœdie der Gesammten Heilkunde*, Band IV, 1885, p. 342-347, on peut démontrer l'origine nettement leucocytique des masses coagulées dans les cas d'exsudats pseudo-diphtériques du pharynx, dans les thrombus blancs des vaisseaux sanguins, dans certaines formes d'inflammations des membranes séreuses et de l'endocarde, etc. — Il n'y a pas, en effet, de raison pour que les globules blancs, à l'inverse des autres cellules de l'organisme, échappent à la *mortification fibrineuse.*

(²) Il nous semble utile de bien différencier la *multinucléation* des leucocytes de *l'état pulvérulent* ou fragmentaire du noyau, aisément reconnaissable dans les foyers inflammatoires. Cette dernière lésion, preuve d'une désorganisation de l'élément cellulaire, jette dans les foyers inflammatoires et particulièrement dans les collections purulentes, ces poussières de matière nucléaire signalées lors de l'étude histologique du pus.

reconnaissent dans les leucocytes à noyaux multiples des microphages par excellence, et mettent sur le compte des difficultés de l'effraction diapédétique à travers les endothéliums vasculaires cette division, cet étirement plus ou moins incomplet de la matière nucléaire; il s'agirait alors d'une adaptation fonctionnelle du noyau et non d'un signe de morbidité (¹). Dans un instant nous les verrons à l'œuvre; pour le moment il nous suffit de rappeler qu'un grand nombre d'entre eux est voué à la mort liquéfiante et que les survivants ne semblent pas avoir grand'chose à faire pour empêcher la fibrine de paraître dans la collection purulente ou pour résorber celle qui s'y serait précipitée antérieurement. Tout le travail des cellules purulentes se concentre sur la destruction des matériaux pyogènes et sur l'élimination du pus hors de l'organisme.

Plus complexes sont les attributions des cellules blanches dans les *inflammations végétantes*, autrement dit *réparatrices*. Ici, peu ou pas de leucocytes polynucléaires; les microphages n'ont plus rien à faire; ils sont partis, chargés de leur butin ou ont été mangés par les macrophages. La grande majorité des éléments blancs infiltrant le tissu de granulation est représentée par les gros leucocytes mononucléaires, macrophages, qui travaillent, conjointement avec les endothéliums et les jeunes cellules connectives, aux restaurations du tissu conjonctivo-vasculaire. Or, ce point même est actuellement encore en discussion : il s'agit de savoir si, oui ou non, les leucocytes et spécialement les gros leucocytes

---

(¹) Metchnikoff. — *L'Inflammation*, p. 221. Il ne faut pas oublier non plus que la proportion des leucocytes polynucléaires du sang est de 75 % par rapport aux autres cellules blanches.

mononucléaires sont susceptibles de contribuer directement aux élaborations réparatrices du tissu conjonctivo-vasculaire. D'un côté, Ziegler, naguère encore partisan de cette idée, aujourd'hui hostile, avec tous ses élèves et la presque totalité de l'Ecole allemande, condamnent absolument les globules blancs à l'impuissance et ne leur accordent *aucune part active* dans les néo-formations des tissus ; de l'autre, Metchnikoff avec ses élèves qui, s'adressant aux tissus vivants, on pourrait dire à l'échelle des êtres, voit accourir, partout où se fait la régénération des tissus, et ces lymphocytes, petites cellules blanches naissantes inaptes encore à la phagocytose, et les gros leucocytes mono-nucléaires, leurs descendants immédiats. L'école zoologiste croit démontrer péremptoirement que ces gros phagocytes se transforment *in situ* en cellules fixes, c'est-à-dire en cellules connectives (fibroblastes de Ziegler) ([1]). Le désaccord ne saurait guère être plus profond. L'avenir décidera entre les deux opinions.

Pour ce qui est des *inflammations chroniques,* auxquelles la sclérogénèse du tissu de cicatrice propre aux inflammations restauratrices subaiguës sert précisément de transition, (toute inflammation subaiguë prolongée étant une inflammation prochainement chronique), la question de la diapédèse y est plus complexe qu'elle ne paraît au premier abord. Dans

---

([1]) Certains arguments, invoqués de part et d'autre, paraissent absolument inattaquables ou radicalement erronés à l'Ecole adverse. C'est ainsi que, refusant la mitose à tout leucocyte extravasé, et d'autre part acceptant le travail de Krafft qui prétend avoir vu la karyokinèse dans les cellules du périoste *le lendemain même d'une fracture,* Nikiforoff décrit la mitose des cellules fixes *dès le second jour* des lésions inflammatoires expérimentales et poursuit leurs rejetons mobilisés loin de leur foyer d'origine, jusqu'à l'intérieur des corps étrangers inclus (exp. de Ziegler, de Marchand, de Arnold). C'est précisément à la plupart de ces éléments migrateurs que Metchnikoff, Arnold, Spronck, Gulland, Peremechko, accordent le droit à la karyokinèse et ce sont eux qu'ils considèrent comme des leucocytes mononucléaires.

les inflammations subaiguës et chroniques rentrent en effet tous les cas où la stagnation du sang et de la lymphe peut s'accompagner de transsudation d'éléments lymphatiques (thrombose sanguine, infractus, œdème lymphatique, etc.), tous ceux où les élaborations interstitielles donnent naissance à quelqu'une des variétés de *cellules géantes* que nous aurons bientôt l'occasion d'étudier. Ces diverses scléroses, qu'elles soient atrophiques ou hypertrophiantes, peuvent, dans certaines conditions souvent mal déterminées, s'infiltrer d'éléments lymphatiques, en amas parfois considérables. Dans ces cas, il est difficile de savoir si l'on a affaire à des cellules blanches ou à des éléments soi-disant embryonnaires, produits abàtardis ou reliquats encore nucléés des cellules épithéliales. Parfois, la constatation de germes pathogènes (streptocoques, bacilles tuberculeux) au sein de pareils foyers embryonnaires vient en révéler la cause et le mécanisme : c'est une poussée subaiguë, développée au milieu de lésions chroniques manifestement éteintes.

Les inflammations sclérosantes des organes et des tissus n'en sont pas moins des affections d'ordre essentiellement toxique, alors même que, comme cela se voit dans le cours de la tuberculose, de la lèpre, de la syphilis, la cause déterminante serait une infection sûrement parasitaire et d'une spécificité déterminée. Nombre d'auteurs modernes poursuivent d'ailleurs, dans l'évolution de ces lésions chroniques, le développement de leurs conceptions théoriques concernant le rôle et les fonctions des globules blancs. Ici, par exemple, les phagocytes mono-nucléaires [1], attaqueraient les éléments vaincus représentés par les épithé-

---

[1] Metchnikoff. — *L'Inflammation*, p. 203.

liums glandulaires et non plus par des microbes morts ou moribonds. Des éléments nobles des tissus, épuisés par une nutrition défectueuse et surtout par la série des empoisonnements propres à la maladie causale (alcool, plomb, mercure, arsenic, goutte, diabète), se trouvent réduits à l'état de corps étrangers inertes. Ils peuvent même devenir nuisibles, à cause des poisons cadavériques qui se dégagent, longtemps encore, de leur substance en voie de désorganisation. Nous aurons bientôt à apprécier la théorie phagocytaire appliquée aux inflammations chroniques.

En attendant, il est bon de noter que les leucocytes diapédésés au milieu de travées scléreuses paraissent, d'ordinaire, y vivre à l'aise, souvent accumulés autour des vaisseaux. Il est exceptionnel de les voir écrasés les uns contre les autres, au point de subir quelque lésion atrophique et de mal accepter les colorants histo-chimiques habituels. S'ils sont graisseux, granulo-graisseux ou pigmentés, ce sont autant de masses dont ils se sont chargés au détriment des cellules nobles : ils pourront même parfois s'en être surchargés jusqu'à en souffrir ou même en succomber (cachexie pigmentaire du diabète sucré, cachexie palustre).

Les inflammations ulcéreuses chroniques ne nous arrêteront pas ([1]). Au point de vue des leucocytes, il ne s'agit que d'une plaie en butte à des infections multiples qui rendent la cicatrisation difficile.

Molimen hyperdiapédétique. Hémorrhagie blanche

Toutes les fois que l'inflammation apparaît, l'hyperdiapédèse, l'*hémorrhagie blanche*, tend à se produire et les leuco-

---

([1]) Voy. plus loin : *Formes de l'inflammation du tissu conjonctif.*

cytes entrent en jeu, mettant en œuvre leurs propriétés fonctionnelles, qui seront utiles ou nuisibles suivant les circonstances. En outre, comme toutes les cellules de l'organisme
soumises à des perturbations profondes, les leucocytes souffriront pour leur propre part et auront à subir une série de
désordres relevant de la cause phlogogène. D'une façon
générale, il n'est donc pas exagéré de dire que dans tout
processus inflammatoire s'accompagnant d'hyperdiapédèse
l'inflammation des tissus composant l'organe atteint se complique nécessairement d'un état pathologique annexé, ressortissant au molimen hyperdiapédétique et aux altérations
secondaires des cellules blanches émigrées :

Que feront ces leucocytes ?

Leur rôle complexe et variable, comme nous l'avons vu
dans les pages précédentes, se peut résumer néanmoins en
quelques mots :

a) Les *leucocytes passent* au milieu du foyer inflammatoire,
apportant avec eux soit les produits alimentaires accoutumés (glycogène, peptones, graisses, etc.), soit différents matériaux étrangers inertes (solubles ou insolubles), actifs ou organisés (microbes), susceptibles de modifier l'évolution des
lésions inflammatoires. Puis, certains d'entre eux, libres,
nullement atteints, quittent la région, rentrant dans les
espaces lympathiques, comme ils étaient venus. D'autres,
déchargés de leurs matériaux se sont livrés à leur fonction
phagocytaire. Ces « balayeurs de l'organisme », selon l'expression imagée courante, emportent, englobés dans leur
protoplasma, diverses substances alimentaires, des corps
étrangers formés dans le foyer phlogogène (pigments sanguins ou biliaires, masses mélaniques, etc.), des déchets organiques.

Parmi ces déchets, on pourra reconnaître, inclus dans les leucocytes, des fragments de cellules ou des cellules blanches entières (microphages ou macrophages détruits, mangés par les macrophages (¹), des microbes pathogènes morts ou encore vivants et ayant conservé plus ou moins intacte leur puissance nocive, des fibres et des grains élastiques(²). Qu'on n'argue pas, à propos de cette phagocytose des globules blancs dans les foyers inflammatoires, on ne sait quelle action mécanique banale : une véritable sélection préside à l'absorption des microbes pathogènes par les globules blancs (³). Cette sélection est-elle une fonction physiologique propre à la matière vivante du globule blanc ? est-ce, au contraire, une apparente sélection qui ne résulte que d'un état chimiotactique positif ou négatif produit à distance ou dans l'atmosphère environnante par les sécrétions des germes pathogènes? Le point importe peu pour ce qui nous intéresse en ce moment.

b) Les *leucocytes demeurent* dans le foyer et alors, si la vie y est possible, ils luttent contre les ennemis inclus avec eux dans la région malade, entourent les tissus désorganisés, isolent, autant que possible, les cultures des germes pathogènes causes du mal, et enfin s'associent, à la périphérie des

---

(¹) Les recherches de Rosbach, de Leber, semblent démontrer que les leucocytes possèdent une diastase qui attaque et digère les substances englobées dans leur protoplasma.

(²) BALZER. — « Gommes de la peau ». *Revue de Médecine*, 1884. — « Xanthélasma » *Arch. de Phys. norm. et pathol.*, juin 1884, p. 65.

BASSET. — « Gommes syphilitiques sous-cutanées ». *Thèse*, Paris, 1884.

(³) Les lymphocytes et les leucocytes éosinophiles sont inaptes à la phagocytose Les polynucléaires (neutrophiles) englobent les streptocoques de l'erysipèle et les gonocoques que les mono-nucléaires refusent. Ces derniers, au contraire, absorbent les bacilles lépreux que les neutrophiles respectent : METCHNIKOFF. — *Arch. de Virchow*. T. CVII. 1887. Les leucocytes du cobaye et de la souris refusent la bactéridie charbonneuse, ceux du pigeon et du lapin le bacille du choléra des poules, etc.

lésions, par un mécanisme encore discuté, aux travaux de défense du tissu conjonctivo-vasculaire, se multipliant par cytodierèse, même par karyokinèse ([1]), élaborant peut-être aussi, à eux seuls ou en commun avec les cellules connectives, des produits cellulaires nouveaux et monstrueux, décrits en bloc sous le nom de *cellules géantes*. Nous avons vu quelles difficultés entourent l'étude des élaborations réparatrices du tissu conjonctif ; nous savons quelles controverses poursuivent, aujourd'hui encore, le rôle des leucocytes dans la formation des cellules conjonctives ; nous verrons qu'il en est de même pour les cellules géantes.

Quoi qu'il en soit, l'action restauratrice des cellules blanches, si elle existe, peut être directe (métamorphose en cellules épithélioïdes, puis en fibroblastes) ou indirecte ; les globules blancs n'auraient, dans cette seconde hypothèse, qu'à continuer leurs fonctions normales (apport de matériaux pour les élaborations karyokinétiques des cellules connectives) ; ils serviraient même, *in toto*, d'aliments aux jeunes cellules épithélioïdes jouissant, comme on sait, du pouvoir phagocytaire (Ziegler, Nikiforoff).

Enfin les leucocytes emprisonnés dans le foyer inflammatoire succombent souvent. Nous saurons *comment meurent les leucocytes* dans les foyers de suppuration ; nous verrons que les causes de la mort y sont complexes. Il en est de même pour les autres processus inflammatoires. Dans les exsudats, dans les inflammations végétantes, dans les ulcérations chroniques du tissu conjonctif, les causes de la mort des leucocytes ne sont pas plus simples. L'examen des tissus

---

([1]) METCHNIKOFF. — Après Koultchitsky, Flemming, Muskatbluth (leucocytes du lapin) a observé la karyokinèse, à plusieurs reprises, sur les cellules migratrices des larves d'axolotl. « L'Inflammation » *Loc. cit.* p. 154.

donne à penser maintes fois que la nutrition des éléments blancs exsudés n'y était plus facile, ou bien que le trop grand nombre de cellules réunies en un même point les contraignait à dégénérer, Plus souvent encore on peut judicieusement conclure que la cause destructive ayant continué son action, les leucocytes sont morts faute d'une résistance suffisante.

La façon dont ils meurent est également variable : c'est tantôt une dégénérescence graisseuse ou granulo-graisseuse aigüe, tantôt peut-être, comme Weigert le dit, une mort fibrineuse (transformation nécrosique, coagulante) : tantôt encore, c'est une mortification sidérante, sous l'action d'un poison particulier : la caséification de toutes les parties constitutives d'une région quelconque quelquefois extraordinairement étendue ; la pneumonie caséeuse lobaire aigüe en est un exemple. Il y a, enfin, la mort par englobement, par phagocytose, les macrophages étant capables d'absorber morts ou vivants les microphages polynucléaires (¹) et les macrophages désorganisés.

Comme on le voit, les destinées des cellules blanches dans les évolutions leucocytiques inflammatoires sont des plus variables et réglées, d'une manière générale, par la marche des lésions organopathiques.

Déterminisme des évolutions leucocytiques

Ce serait aller au-delà des limites que nous nous sommes imposées dans ces études anatomo-pathologiques, que de vouloir terminer l'esquisse, déjà longue, des globules blancs

---

(¹) Les globules blancs englobés par les macrophages se creusent souvent une sorte de vacuole en plein protoplasma, indice d'une lutte plus ou moins prolongée entre les deux matières protoplasmiques. Les plus beaux exemples de macrophages physaliphores sont fournis par les *cellules lépreuses*

dans l'inflammation par l'examen des doctrines pathogéniques expliquant la diapédèse inflammatoire. Ainsi que le dit judicieusement le professeur Bouchard ('), le problème pathogénique de l'inflammation commence à se poser sur sa véritable base depuis que la chimie bactériologique est parvenue à isoler divers produits de sécrétion des microbes pathogènes. La notion nécessaire que les travaux modernes s'efforcent de dégager consiste actuellement à établir le déterminisme de la diapédèse dans les processus inflammatoires. Lorsqu'on saura pourquoi et comment les leucocytes, lors de l'apparition des désordres inflammatoires, sortent de vaisseaux en cohortes innombrables ou au contraire demeurent emprisonnés à l'intérieur de la couche endothéliale des vaisseaux sanguins, la plus grande partie du problème sera résolue : l'histoire de l'inflammation sera à peu près terminée.

D'ici là, on est encore obligé de s'en tenir aux hypothèses et, par conséquent, de demeurer sur une prudente réserve quand il s'agit d'échafauder les doctrines modernes de l'inflammation. Actuellement, plusieurs courants entraînent les théories pathogéniques de l'inflammation ; toutes acceptent, d'ailleurs, l'idée fondamentale de la lutte de l'organisme contre les causes nocives. L'inflammation est, dans son ensemble, une *réaction des agrégats cellulaires*.

La *chaîne phagocytaire* de Metchnikoff est basée sur cette idée que la réaction des éléments s'accomplit à l'aide d'un *lien vivant* (²) entre les cellules connectives, les endothéliums

---

(¹) BOUCHARD. — « Examen des doctrines de l'inflammation ». *Leçon d'ouverture du cours de la Faculté de médecine.* Avril 1891 ; et « Les microbes pathogènes », *Loc. cit.*, p. 170.

(²) METCHNIKOFF. — *Biologisches Centralblatt*, 1883. Le savant zoologiste de l'Institut Pasteur tient compte aujourd'hui du chimiotaxisme dans sa doctrine de l'inflammation. *Leçons sur l'Inflammation.* 1891.

et les leucocytes « qui forment une chaîne entière jouant le
« rôle principal dans l'inflammation telle qu'elle se produit
« chez les vertébrés. » Dans cette hypothèse, les cellules fixes,
(l'élément *princeps* dans la série des êtres munis d'un tissu
conjonctif), atteintes les premières, transmettent l'ordre
d'action aux endothéliums vasculaires qui, se contractant,
laissent passer les globules blancs ou, pour mieux dire, faci-
litent leur diapédèse. La phagocytose fera le reste. Ainsi
comprise, la réaction inflammatoire est la mise en œuvre
d'une force inhérente à tout organisme vivant, la *puissance
curatrice.*

Le *chimiotaxisme*, né peu de temps après les recherches
sur la phagocytose, commence à entrer dans le domaine de
la pathologie. Les travaux de botanistes éminents, Stahl,
Pfeffer, avaient établi l'attraction ou la répulsion possible
obtenues des organismes les plus inférieurs (plasmodes,
spermatozoïdes des cryptogames) par les milieux ambiants.
La pathologie expérimentale s'est efforcée, à leur suite, de
cataloguer les impressions sensitives et tactiles exercées par
le milieu sur les leucocytes, ces éléments amiboïdes. Une
science nouvelle est née, qui, entre les mains de Leber [1], de
Lubarsch [2] de Peckelharing [3], de Massart et Bordet [4], de
Gabritchevsky [5] et d'autres, tend à accorder aux cellules
blanches une sensibilité chimique identique à celle des organismes inférieurs. Les substances solubles se divisent dès

---

[1] LEBER. — *Fortschitte der Médeṛin.*, T. VI. 1888 et « Die Entstch. d. Entzünd »
Leipzig, 1891.

[2] LUBARCH. — *Centralbl. f. Backteriolog.*, T. VI.

[3] PECKELHARING. — *Semaine médicale*, 1889.

[4] MASSART ET BORDET. — « Recherches sur l'irritabilité des leucocytes. » *Journ. de
la Soc. des Sc. méd. et nat. de Bruxelles.* 1890.

[5] GABRITCHEVSKY. — *Annal. de l'Inst. Pasteur*, 1890.

lors en attractives, répulsives et indifférentes à l'égard des leucocytes.

Forts de ces données, les expérimentateurs ont étudié l'influence chimiotactique positive ou négative des microbes pathogènes et de leurs produits de sécrétion sur les cellules migratrices. Avec Büchner ([1]), la chimie physiologique va plus loin encore puisque ce savant croit avoir isolé la substance qui, dans la constitution intime des microbes, attire les leucocytes. La *protéine microbienne* de Büchner n'agirait, d'après cet auteur et ses partisans ([2]), qu'*après* que les sécrétions des microbes pathogènes auraient produit leurs désordres dans l'organisme. En d'autres termes, la phagocytose, pour ces auteurs, n'interviendrait qu'après la mort des microbes ([3]). Les tissus malades, adultérés par la culture intensive des germes, donneraient également, en se désorganisant, liberté à des *protéines animales* qui appelleraient les leucocytes dans le foyer inflammatoire.

La lutte, car on ne peut la nier, s'effectuerait, au début de la maladie, aux dépens de l'organisme tout entier qui, grâce à ses humeurs devenant bactéricides, épuiserait ([4]) l'action des germes pathogènes et vaccinerait ainsi, pour un temps variable, l'organisme en le rendant réfractaire à de nouvelles

---

([1]) BUCHNER. — « Irritabil. chimiq. des leucocyt. (en rapp. avec l'inflamm. et la suppur. ». *Berl. Klin. Wochensch.*, 1890.

([2]) GAMALEIA. — *Arch. de Méd. expérim.* 1861. p. 282.

([3]) Büchner a retiré sa protéine d'un certain nombre de microbes (pneumo-bacille de Friedlander, b. pyocyanique, b. subtilis, b. lactique, b. typhique, strep. pyog. aureus). Elle semble faire défaut dans le b. prodigiosus. Injectée à l'Homme, elle est phlogogène (inj. s. cut.) ; chez le lapin (inj. intra-veineuse) elle produit une leucocytose intense. Elle n'est pas pyogène pour les animaux.

([4]) BOUCHARD. — « Essai d'une théorie de l'infection. » *Congrès de Berlin*, 1890. Et : « *Microbes pathogènes* », 1892.

cultures (¹), immunité acquise, plus ou moins durable suivant les circonstances.

Nous ne pouvons poursuivre ces idées théoriques dans toutes leurs conséquences. Ce que nous venons d'en dire suffit pour montrer les formules actuellement en discussion.

Au fond, si les conceptions doctrinales diffèrent plus ou moins radicalement, les faits observés demeurent immuables. Ils montrent que, pour une lésion locale quelconque, la participation générale de l'organisme est assurée, et que toute maladie aiguë ne peut paraître *locale* qu'autant que ses lésions les plus grossières restent circonscrites.

Aujourd'hui, les attributions et le rôle des leucocytes commencent à se mieux préciser dans leur ensemble. La médecine part de ce principe que toute maladie aiguë fébrile est toxi-infectieuse et que, comme telle, elle jette dans l'organisme entier une série, encore incalculable, de substances nocives jouant à l'égard des éléments le rôle de poisons.

Ces substances toxiques, que nous avons vues à l'œuvre dans les chapitres précédents, s'attaquent volontiers aux cellules blanches de tout l'organisme et aux autres éléments du tissu conjonctif.

Le fait primordial, la première conséquence qui résulte de cette irritation phlogogénique des cellules blanches, (la première par ordre d'importance et sans doute aussi par ordre chronologique) c'est la multiplication exagérée, l'*hyperplasie des leucocytes*, qui se traduit cliniquement par la *leucocytose inflammatoire*, et anatomo-pathologiquement par l'exagéra-

---

(¹) BOUCHARD. — *Loc. cit.* certains microbes pathogènes secrètent, en même temps que leurs toxines, les matières vaccinantes qui, répandues dans l'organisme, entraveront bientôt leurs cultures. Par contre, certains autres, tels que le staphylocoque doré, loin de vacciner, augmentent, en se cultivant, la réceptivité de l'organisme.

tion du nombre des figures karyokinétiques dans les nids lymphatiques du tissu réticulé et de la moëlle des os (¹).

La leucocytose est, en effet, la règle dans une foule de maladies inflammatoires non seulement pyogéniques (²), mais même purement phlogogéniques aiguës, (Pneumonie, Érysipèle, rhumatisme aigu, variole), subaiguës (néphrite, ostéopériostite) ou chroniques (tuberculose pulmonaire, abcès par congestion, maladie de Bright) (³).

La leucocytose établie, la réaction locale commence et l'hyperdiapédèse a lieu, si l'état des humeurs le permet. Les éléments capables de lutter pour l'ensemble de l'organisme exercent leurs efforts (phagocytose, formation des cellules géantes, circonscription des foyers inflammatoires par les fibroblastes, élimination du pus, élaborations restauratrices, etc). Pendant ce temps les épithéliums travaillent à l'excrétion et à la destruction des poisons produits, et le milieu intérieur, la lymphe organique, acquiert un état chimique particulier (immunisation, état bactéricide).

Dans cette coopération synergique de tous les tissus pour la défense commune, les globules blancs ont tenu leur place, affirmant, une fois encore, l'unicité anatomo-physiologique des divers éléments du tissu conjonctivo-vasculaire.

(¹) L'expérimentation a démontré qu'il s'agit bien d'une influence hypernutritive exercée par des poisons en voie de circulation dans les humeurs (injections intraveineuses des protéines microbiennes du B. pyocyanique, produisant une proportion de leucocytes dans le sang sept fois plus élevée que normalement. (Büchner et Romer).

(²) MALASSEZ. — *Arch. Physiol. norm. et path.* 1874, 1875, 1880.

(³) HAYEM. — « Le sang », *Loc. cit.*, p. 468. Si la leucocytose manque dans certaines maladies aiguës, comme la fièvre typhoïde, il faut presque nécessairement en inférer que les centres germinatifs du tissu lymphoïde sont profondément lésés ou rendus inaptes à réagir contre le processus phlegmasique en question.

Chapitre IV

—

PUS ET SUPPURATION

dèse s'explique par l'hyperplasie (leucocytose) des leucocytes au sein de leurs centres générateurs.

b. Pyogénie. — Nature des substances pyogènes. Aptitude pyogénique des individus. — La formation du pus est un effort et un procédé de guérison. Preuves tirées de l'évolution du furoncle. Flore des microbes pyogènes, commensaux habituels de l'homme : familles du staphylocoque, du streptocoque, du pneumocoque, du bacterium coli commune, etc.

c. Terrain propre aux cultures pyogènes. — La fonction pyogénique d'un microbe est purement accidentelle. Différences et variations individuelles ; tissus et organes réfractaires à la suppuration.

d. Voies et moyens d'apport des germes pyogènes. — *a)* effraction ; *b)* progression le long des conduits naturels ; *c)* embolisation.

Exemples tirés des lymphangites aigües, piqûres anatomiques, amygdalites infectieuses, angines phlegmoneuses, bronchites et bronchopneumonies. Blennorrhagie et ses complications ascendantes ; Embolies infectieuses. Les métastases et la dysenterie. La pneumonie et ses complications purulentes métapneumoniques. Déductions pratiques ; modifications de la constitution médicale et du génie épidémique actuels.

§ IV. — *Evolution du pus.*

a. Les germes dans le foyer de suppuration. — Traumatismes microbiens. Elaborations toxiques. Extinction des cultures, état bactéricide des humeurs ; rôle des microphages et des macrophages. Circonscription du foyer purulent.

b. Destruction des tissus. — La suppuration emploie un quadruple procédé pour détruire les tissus : 1° action mécanique des microbes ; 2° ferments diastasiques sécrétés par eux ; 3° leucomaïnes du pus ; 4° ptomaïnes du pus.

c. Mode de progression du pus. — La membrane pyogénique ; son rôle, ses attributions.

d. Elimination du pus. — Progrès de la thérapeutique chirurgicale des collections purulentes. L'évacuation spontanée du pus à l'extérieur (peau) ou à l'intérieur du corps (cavités muqueuses) est la règle. Causes de la progression du pus. Les points faibles de l'organisme ; influence de la mobilité des régions atteintes, de l'origine (embo-

lie, infiltration, etc.) de la collection purulente. Digestion et né-
crose des couches successives protectrices des organes. La membrane pyogénique se comporte comme une séreuse enflammée. Lenteurs de la cicatrisation.

e. Destinées du pus. — La résorption totale ou partielle (caséification, état chyliforme) possible, mais rare. Abcès caséeux tuberculeux et non tuberculeux, abcès tuberculeux séreux.

Réveil des suppurations éteintes ; réinfection pyogéniques secondaires, pelvipéritonites et osteomyélites à répétition.

I. — CARACTÈRES GÉNÉRAUX DE LA SUPPURATION

PHLOGOGÉNIE ET PYOGÉNIE

La suppuration, quels qu'en soient le siège, l'étendue et la variété, ne consiste pas uniquement en une diapédèse exagérée de leucocytes, pas plus d'ailleurs qu'en une énorme prolifération, souvent mortelle, des cellules fixes ou des cellules lymphatiques de la région.

Pour qu'un foyer purulent puisse se produire, pour qu'il persiste, si minime soit-il, il faut qu'au processus inflammatoire fondamental et classique se surajoutent une série de phénomènes suffisamment distincts (ne disons pas cependant spécifiques), sans lesquels le pus ne saurait se former. Ces phénomènes, toujours identiques à eux-mêmes, se résument ainsi : *mort rapide et liquéfiante, au cours de l'hyperdiapédèse, d'une certaine quantité des tissus envahis, avec désintégration granulo-graisseuse des matériaux exsudés.*

Donc, diapédèse excessive et précipitée et, simultanément, nécrose hâtive avec désintégration moléculaire plus ou moins complète des tissus et dégénérescence graisseuse des éléments contenus dans le foyer, voilà la caractéristique suffisante et nécessaire de tout processus pyogénique. Il est bon d'ajouter

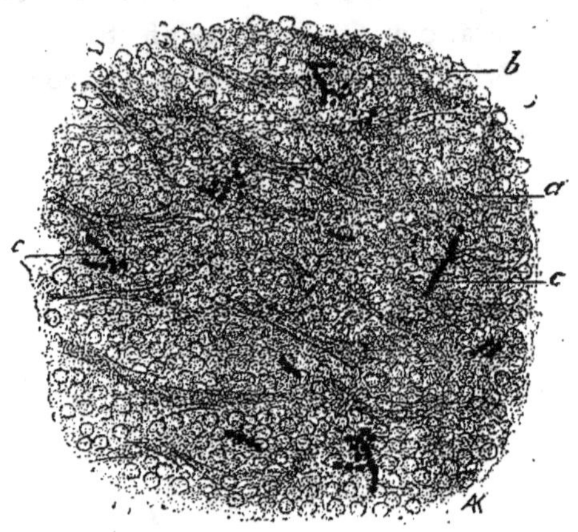

Fig. I. — *Streptocoques pyogènes* trouvés dans les caillots fibrineux d'une endocardite végétante consécutive à une lymphangite érysipélateuse du membre inférieur.

a, fibrine ; b, globules rouges ; c, streptocoques.

que, dans l'immense majorité des cas, ce double caractère histo-chimique est dominé par un élément pathogénique important, la présence, à l'intérieur du foyer, de *microbes doués d'un pouvoir pyogène*. Toutefois, comme nous le verrons bientôt, la pyogénie n'est qu'une qualité accidentelle, une fonction temporaire dévolue à certains germes, à l'occasion d'un degré de virulence plus ou moins nettement déterminé.

Un exemple : le *streptocoque pyogène*, l'un des éléments les plus fréquents de la suppuration, peut, quand il se cultive dans certains tissus de l'homme, dans le derme en particulier, y perdre d'emblée son pouvoir pyogénique et ne produire qu'une inflammation diapédétique extrême, *non suppurative*, que la clinique connaît et décrit sous le nom d'*érysipèle*. Il s'agit pourtant bien du même germe que celui inoculé par un procédé quelconque au niveau des organes génitaux internes de la femme en couche, et produisant, on ne peut dire indifféremment mais plutôt selon diverses causes obscures, toujours difficiles à préciser ('), ici la péritonite puerpérale suppurée, là l'infection puerpérale septicémique suraiguë, ailleurs l'endophlébite thrombosique (²) qui ne suppure pas souvent ou l'endocardite végétante ulcéreuse qui ne suppure jamais (voy. fig. I et II).

Foyer de suppuration

Tout foyer de suppuration, alors même qu'il s'agit d'un *phlegmon diffus* dont la marche suraiguë, parfois foudroyante, justifie les interventions les plus audacieuses de la chirurgie moderne, est plus ou moins bien délimité par un territoire, zone d'extension ou zone de défense suivant les cas, qui le sépare encore des tissus sains. En dedans, c'est le terrain envahi par la masse des éléments du pus. On peut affirmer que, quoi qu'il arrive plus tard, les tissus soumis à l'action destructive des éléments pyogéniques y seront en partie ou en totalité détruits. Les procédés de restauration qui s'y devront produire ultérieurement, s'approcheraient-ils de la perfection réparatrice, y laisseront de toute nécessité des cicatrices indélébiles, atrophiques.

(¹) Widal. — « Infection puerpérale, phlegmatia et érysipèle ». *Thèse*, Paris, 1889.
(²) Vaquez. — « La thrombose cachectique ». *Thèse*, Paris, 1890.

II. — HISTOLOGIE DU PUS

Éléments purulents

Le foyer de suppuration renferme une foule d'éléments cellulaires confondus dans un désordre extrême, trahissant par là même l'acuité mortifiante du processus. Ce sont :

a) outre les cellules blanches et leurs diverses variétés, au milieu desquelles souvent prédomine le *leucocyte polynucléaire* ;

b) nombre de petits éléments mono-nucléaires, parmi lesquels on s'efforce de reconnaître, tantôt des *lymphocytes* largement exsudés,

c) tantôt des *éléments embryonnaires,* autrement dit des cellules de nouvelle formation. Ces jeunes cellules proviendraient soit des leucocytes diapédésés, soit des cellules fixes de la région, capables d'avoir fait proliférer leurs noyaux d'une manière exubérante ([1]) et désordonnée, soit même, si l'on en croit certains auteurs, des éléments nobles désorganisés ;

D'autres éléments viennent encore collaborer à la formation du pus :

d) tout d'abord, les *cellules fixes* irritées, déformées, décollées de leurs travées conjonctivo-capillaires ;

e) puis les *endothéliums* des cavités séreuses de la région ;

f) ce sont encore les *cellules adipeuses* du tissu qui, frap-

---

([1]) RANVIER. — *C. R. Acad. Sci.* T. CXII, p. 924, n° 17, 27 avril 1891, a démontré que les cellules lympatiques des mammifères, soumises aux influences inflammatoires, se multiplient avec une rapidité excessive. La division du noyau demande *moins d'une heure* pour être complète.

pées par le choc inflammatoire, ont expulsé leur graisse et tendent à redevenir cellules connectives indifférentes ;

g) viennent ensuite les *endothéliums* des espaces lymphatiques ;

h) ceux des *capillaires sanguins* et *lymphatiques* qui, détruits, disloqués par l'invasion leucocytique, se sont rompus dans le foyer ;

i) on pourra parfois, reconnaître, complétant la masse des produits cellulaires confondus dans l'exsudat puriforme ou déjà purulent, quelques reliquats des éléments nobles de l'organe, globules rouges, détritus nucléaires, fragments de cellules ou de noyaux musculaires, résidus d'épithéliums enflammés, éléments déformés ayant peut-être pu, aussi, avant de mourir, fragmenter, sinon multiplier leurs noyaux d'une manière désordonnée.

j) A tous ces éléments disparates s'ajoutent encore les blocs fragmentés de fibrine exsudée en même temps que les globules blancs.

k) Citons enfin, pour terminer, les parties constitutives du squelette fibro-conjonctif de la région : fibrilles connectives et fibres élastiques, désagrégées par les substances chimiques résiduales qui se sont développées sous la poussée d'une vitalité fermentative désordonnée (¹).

(¹) On trouve encore, dans le pus, d'autres substances accidentelles, fragments de tissu osseux, cellules hépatiques, squelettes élastiques d'alvéoles pulmonaires, fragments de tumeurs, etc.

Parfois même, les corps étrangers accidentellement rencontrés dans le pus seront la cause même de la suppuration. Sans parler des *microbes pathogènes* que nous verrons plus loin, nous pouvons citer des *parasites* plus volumineux, les fleurons d'*actinomycose*, les *hydatides du tœnia echinococcus*, et même les *ascarides lombricoïdes* (abcès vermineux dont la pathologie infantile abusait encore étrangement, il n'y a pas plus d'un siècle).

Ces corps étrangers du pus peuvent servir utilement au diagnostic et la pratique démontre que *tout liquide purulent doit être toujours examiné* avec le plus grand soin, à cet égard.

Dans ce chaos, dans ce magma informe, les cellules blanches prédominent manifestement. Elles affluent sans cesse, tant que le foyer suppuratif est en évolution, assurant son extension, dirigeant sa progression, réglant en un mot, malgré la mortification rapide de la plupart des leucocytes exsudés, la puissance destructive et à proprement parler digestive du liquide purulent. Ce molimen se poursuit jusqu'à l'heure où la masse bien collectée, c'est-à-dire isolée par les travaux de défense de l'organisme, est évacuée au dehors, ou au contraire s'éteint sur place, en perdant progressivement son pouvoir d'extension.

Par ce qui précède on peut, à coup sûr, affirmer que l'*hyperdiapédèse*, si elle n'est pas tout dans la fonte suppurative des tissus, en représente du moins l'élément capital : germes pathogènes, phénomènes vasculaires (congestion, œdème, fluxions hémorrhagipares ou non), destructions organiques, tous ces éléments pathogéniques pourront manquer, sinon en même temps, du moins isolément dans un cas donné, sans empêcher l'*acte de la suppuration*. Pour faire du pus, seule, l'hyperdiapédèse est nécessaire ; mais à elle seule, elle n'est pas suffisante.

Les éléments du pus, les globules purulents, comme les appelaient nos pères, que sont-ils donc ? Nous nous demanderons plus tard pourquoi et comment ils viennent.

Nature des globules purulents

Lorsqu'on examine, en ayant grand soin de la diluer dans une forte proportion d'eau ou de sérum, une petite quantité de pus vivant, c'est-à-dire tout frais, on y reconnaît deux types bien tranchés de cellules blanches, les unes grosses, les autres petites.

Les premières, et c'est le plus grand nombre, ressemblent trait pour trait aux leucocytes du sang. Beaucoup sont des leucocytes morts : ils roulent, arrondis, sphériques, montrant successivement tous les points de leur surface mate et granuleuse. Dans l'eau, ils ne tardent pas à laisser voir leur noyau unique, ou leurs noyaux, suivant qu'il s'agit d'un leucocyte mono ou polynucléaire. L'acide acétique, ajouté à la préparation, met en valeur la substance nucléaire, tout en la rétractant d'ailleurs et en dissolvant les granulations albuminoïdes contenues dans le protoplasma de la cellule.

Sous l'action de l'acide acétique, non seulement les cellules montrent leurs noyaux, mais les substances incluses dans le protoplasma cellulaire y apparaissent nettement isolées : ainsi, l'on surpend sur place la fonction phagocytaire de ces globules blancs dont un certain nombre contiennent des microbes, des corps étrangers, des fragments de cellules mortifiées, et même des cellules blanches entières mortes ou encore vivantes. (Microphages et Macrophages.)

Dégénérescence graisseuse ; dégénérescence muqueuse. — C'est surtout la *graisse* qui prédomine bientôt dans le protoplasma des grosses cellules blanches du pus. Cette graisse accumulée en fines granulations donne à l'élément qu'elle tuméfie un aspect granuleux et une opacité caractéristiques. Elle indique la dégénérescence de l'élément blanc : Telle est la mort habituelle, on pourrait presque dire inévitable, en tout cas plus ou moins tardive, de la plupart des cellules purulentes. Le leucocyte exsudé dans le foyer suppuratif y paraît d'abord bien vivant, très actif ; avide de nourriture, il y prolifère peut-être, s'y multipliant sans doute par division directe ; mais s'il demeure, s'il tarde à s'échapper hors du foyer, il est condamné à mort. Son protoplasma albuminoïde va subir une série de transformations régressives dont l'expression la plus tangible sera la dégénérescence graisseuse de la matière vivante.

Parfois encore ce sera la *dégénérescence muqueuse* qui surviendra ; elle pourra envahir l'élément moribond ou déjà mortifié ; elle le tuméfiera, lui donnera un aspect vitreux ou vacuolaire et ne tardera pas à le dissoudre dans la masse de liquide qui le baigne.

Lorsque le globule de pus graisseaux est bien tué, le bloc de protoplasma s'effrite, se désagrège et la graisse, libérée, flotte dans le sérum purulent auquel elle contribue à donner sa consistance onctueuse si caractéristique.

Pendant ce temps, les *petits globules blancs* de pus, ceux que les auteurs comparaient aux cellules de la lymphe (lymphocytes, petites cellules blanches mono-nucléaires), que l'on s'accorde à considérer comme le type des éléments embryonnaires, très friables, munis d'une mince couche de tissu protoplasmique péri-nucléaire, nagent dans la collection purulente, et s'efforcent d'y tenir leur rôle. Ils y perdent bientôt leur protoplasma ; leur gros noyau se trouve dénudé ; souvent il se fragmente, se fond dans la masse et contribue à y former la somme des matières organiques diluées dans le sérum du pus.

Souvent, ces microcytes, très visqueux, vivants encore, s'accumulent autour des substances étrangères, autour des éléments accessoires du pus, et les entourent, à l'instar de ces plasmodes formées autour des corps étrangers introduits dans les tissus des animanx inférieurs (Metchnikoff).

Sérum du pus

Le sérum du pus, le liquide qui sert de véhicule aux éléments solides du pus, est une solution d'*albumine*, plus ou moins concentrée selon le type anatomo-pathologique de la collection purulente. Ce liquide contient en outre, suivant les cas, une quantité variable de *fibrine*, exsudée en même temps que les éléments diapédésés, peut-être aussi formée, comme certains auteurs l'admettent, aux dépens des cadavres de globules blancs frappés rapidement de nécrose coagulante (nécrose de Weigert). La fibrine d'ordinaire s'est précipitée dans le liquide, soit pendant la vie, soit après la mort du pus, et y constitue des caillots, petites ou volumineuses masses, floconneuses ou filamenteuses, chargées de granulations, gorgées souvent de cellules purulentes. On peut cueillir ces caillots au milieu de la masse purulente et les examiner à part, au microscope. La réaction caractéristique de la fibrine est alors facile à obtenir : A un fort grossissement, on aperçoit des fibrilles, enchevêtrées, comme feutrées, sur lesquelles l'action d'une petite quantité d'acide acétique dilué peut être aisément observée : chaque fibrille se gonfle, s'éclaircit et semble se fondre dans le champ de la préparation. Quand l'abcès vieillit, la fibrine disparaît ; elle subit vraisemblablement la série des dégénérescences (granuleuse, graisseuse, etc.) que nous étudierons bientôt à propos des *exsudats inflammatoires*.

Veut-on savoir si la consistance onctueuse, filante du liquide purulent est causée non seulement par les cellules graisseuses et par la graisse diluée dans le sérum, mais encore par une proportion quelconque de *mucine* ? Il suffit d'ajouter une goutte d'acide acétique non dilué au liquide purulent, et d'examiner la préparation : on voit s'y former des coagulations fibrillaires délicates et ténues, granuleuses, qu'un excès d'acide ne peut arriver à faire disparaître ; la réaction est caractéristique.

Composition chimique du pus. — Cette composition, d'un réel intérêt, peut se résumer ainsi :

1º *Eau* . . . . 937 »» à 970 »»

2º *Sels :*
- Chlorure de sodium . . . . 3,11 à 4,70
- Phosphate de soude. . . . . *traces* à 2,20
- Phosphates terreux et amm-magnésien . . . . 0,50 à 2,20
- Sulfates et carbonate de soude et de potasse . . . . 1,87 à 3,10
- Sels de fer et silice . . . . 0,16 à 0,96
- Sels à acides organiques. . . . . *traces* à 1 «»

3º *Matières albuminoïdes* . . . . . .
- Sérine.
- Globuline.
- Peptones.

4º *Dérivés complexes des albuminoïdes*
- Nucléine.
- Cérébrine.
- Hyaline.

5º *Leucomaïnes*

Série Xanthique . . .
- Xanthine.
- Sarcine.
- Adenine.
- Guanine.

Dérivés de l'ammoniaque
- Lécithine.
- Choline.
- Névrine.
- Protamine.

6º *Ptomaïnes*
- Alcaloïdes pigmentaires (pyocyanine et pyoxanthose).
- Typhotoxine, spermine.
- Pt. du staphylocoque pyogène doré, etc. etc.

7º *Amines acides*. . . . .
- Leucine.
- Tyrosine.

8º *Corps Gras* . . . .
- Graisses.
- Cholestérine.

Variétés histo-chimiques du pus. — Avec les données qui précèdent, on peut déjà comprendre et expliquer bien des caractères anatomo-pathologiques et cliniques offerts par le pus et la suppuration.

Le pus crêmeux, bien lié, des auteurs classiques, celui qu'on considère comme un pus de *bonne nature*, correspond au liquide riche en éléments blancs, dans la formation duquel, en somme, l'hyperdiapédèse a joué un rôle capital et soutenu ; ici la cause phlogogène et la pyogénie ont collaboré activement, excitant au maximum la réaction locale de l'organisme affecté. La nature des germes ([1]) y joue, on le comprend sans peine, son influence décisive. Nous verrons qu'il s'en faut alors que le degré de virulence doive être plus élevé que dans d'autres circonstances morbigènes où le même microbe pathogène aura produit, non du pus, mais de l'œdème, un épanchement séreux ou des hémorrhagies (purpura infectieux).

Ceci revient à dire que *virulence* et *pyogénie* sont deux données qui, en pathologie générale, sont absolument distinctes. On peut même remarquer que ces deux termes sont plutôt opposés, un microbe acquérant d'ordinaire une virulence d'autant moindre qu'il est doué d'un pouvoir pyogénique plus élevé. Un exemple nous est fourni par le *streptocoque pyogène* qui produit chez la femme en couches, tantôt la septicémie suraiguë, tantôt l'abcès du ligament large ou la

---

([1]) L'*Examen bactériologique extemporané* d'un pus donné est facile ; il en complète l'examen histologique et donne des indications en attendant les cultures.

Il suffit de préparer, par frottis, une demi douzaine de lamelles et d'en passer :

1 au Gram : (violet de méthyle, solution iodo-iodurée de Gram, alcool absolu, xylol baume) ;

1 au bleu de Roux (lavage instantané) ;

1 à l'eau acétique une minute, puis au violet de gentiane (pneumocoque).

1 au bleu phéniqué de Kühne (B. typhique et B. coli) ou au Ziehl simple ;

2 au Riehl à chaud (10 minutes) lavage au permanganate puis à l'acide sulfureux, et à l'eau bleue de méthyle (bacilles tuberculeux).

lymphangite péri-utérine. De même pour le *bacterium coli commune*, pyogène lorsqu'il est le moins septique, et au contraire incapable de faire du pus quand il est devenu très virulent.

Les mêmes remarques s'adressent aux collections purulentes dans lesquelles le pus n'offre pas cette consistance épaisse, cette densité si favorables aux yeux des chirurgiens, *pus louable*, mais se présente au contraire avec les caractères d'une sérosité puriforme, *pus séreux, mal lié, sanie purulente* des auteurs. Il semble, dans ces cas, que le pus ait subi, dans son foyer d'origine, l'action sinon destructive, du moins dissolvante, de certaines substances acides ou alcalines qui sont venues diluer les éléments diapédésés, à la façon de l'ammoniaque, par exemple, quand on la fait agir sur un liquide purulent dans un verre à expérience. Souvent ces pus séreux se rattachent à des lésions chroniques ou subaiguës, moins franches que les précédentes, liées fréquemment à des altérations osseuses de nature tuberculeuse, à des néoplasmes cancéreux profonds, etc., autant de causes de suppuration réputées mauvaises, à juste titre, par l'expérience chirurgicale.

Tout est important dans l'étude d'un liquide purulent, et l'on peut avancer qu'il n'est pas un détail, négligeable en apparence, qui ne soit digne d'attention. La *couleur* du pus, pour ne citer qu'un de ces caractères, a suffi quelquefois, à elle seule, pour assurer un diagnostic, voire même pour indiquer un traitement. La ponction pratiquée dans un épanchement purulent évacue-t-elle un liquide épais, crêmeux, jaunâtre, l'expérience a démontré qu'on avait alors souvent affaire à un abcès chaud causé par le pneumocoque de Talamon-Frænkel, et l'on sait, depuis les intéressantes recherches de Weichselbaum et surtout de Netter, qu'une seule évacuation est fréquemment suffisante en pareil cas.

Le pus évacué est-il *jaune d'or ?* ne contient-il pas trace de bile et le microbe pyogène est-il alors vraiment seul en cause ? on sera en droit de prévoir que l'examen bactériologique et que la culture y démontreront la présence parfois à l'état de pureté du *staphylocoque pyogène doré.* Le pus *bleu,* causé par la culture du *bacille pyocyanique,* le pus *blanc* laiteux dû au *staphyl. pyog. albus,* sont des preuves, plus grossières encore, de l'intérêt qui se rattache aux caractères anatomiques du pus.

Les vaisseaux et la suppuration

On a noté, de toute antiquité, que la plupart des collections purulentes ne sont pas hémorrhagiques, au sens macroscopique du mot. Souvent, dans le pus de meilleure nature, bien phlegmoneux, le liquide apparaît, il est vrai, quelque peu brunâtre, un peu café au lait. L'examen microscopique y démontre la présence d'une notable quantité de globules rouges vivants, ou de cristaux hématiques, et surtout de granulations de pigment sanguin, enclavés ou non dans les leucocytes. L'hémorrhagie vraie, le sang mélangé largement, à flots, avec le pus, la collection hémo-purulente spontanée, c'est-à-dire non traumatique, constitue une si exceptionnelle rareté que l'observateur est forcé, quand il la rencontre, de songer aux diagnostics les plus ardus de la science chirurgicale.

Comment expliquer ce qui, de prime abord, peut sembler paradoxal : que la destruction aiguë et liquéfiante des tissus, par conséquent des vaisseaux de la région, puisse s'effectuer sans ulcérations vasculaires ?

Notons, tout d'abord, que les gros vaisseaux, artériels ou veineux, de la région envahie par la suppuration résistent indéfiniment au travail ulcératif. Les nerfs, en effet, ainsi que les vaisseaux peuvent, comme l'enseigne la pratique chirurgicale, être complètement disséqués, flotter pour ainsi dire au milieu d'une collection purulente, sans être détruits ; et même nous verrons plus tard que les vaisseaux parcourent les foyers inflammatoires les plus destructifs sans être oblitérés.

Pourtant une collection purulente, de quelque volume qu'elle soit, ne peut pas ne pas détruire un grand nombre de vaisseaux capillaires, de veinules et d'artérioles.

Cette destruction se fait par le procédé de la thrombose *intravasculaire*. A mesure que le travail *inflammatoire* s'étend au-delà de son point d'origine, les vaisseaux encore soumis à la diapédèse, se dilatent, s'immobilisent, puis s'oblitèrent en se comblant de globules blancs, de globules rouges et de fibrine. Si bien que l'heure de l'effondrement des tissus étant arrivée, la fonte purulente s'opère non sur un cylindre vasculaire mais sur un bloc fibrino-hématique déjà imperméable au sang, et même, pourrait-on ajouter, déjà voué à la désagrégation moléculaire.

C'est de la sorte, il me semble, que l'on peut expliquer et la rareté des hémorrhagies à l'intérieur des collections purulentes et l'extrême difficulté, sinon l'impossibilité absolue de la pénétration du pus en nature dans l'intérieur des canaux sanguins (pyohémie secondaire).

III. — ORIGINE DES ÉLÉMENTS DU PUS. PYOGENIE

Bien d'autres considérations encore mériteraient d'être exposées, si nous devions présenter ce vaste sujet dans son ensemble. Cependant la pyogenèse et les questions qui s'y rattachent directement, en d'autres termes, l'*origine*, le *mode de formation*, l'*évolution*, la *progression* et les *destinées* du pus, méritent de nous arrêter quelques instants.

Mode de formation des collections purulentes

L'*origine des éléments du pus* représentait, il n'y a pas de longues années encore, la question controversée par excellence, la pierre de touche des discussions d'école. Les uns n'accordaient, avec Virchow, aux cellules purulentes qu'une seule et unique matrice, la cellule plasmatique, c'est-à-dire la cellule fixe du tissu conjonctif proliférant à l'infini sous la poussée inflammatoire. Les autres, avec Cohnheim, refusaient à la cellule fixe toute participation au travail pyogénique et ne voulaient voir dans les globules du pus rien autre chose que les leucocytes du sang exsudés par diapédèse. L'ecclectisme moderne a catalogué depuis, dans le liquide purulent, la masse des éléments divers qui risquent d'y succomber tour à tour, non sans avoir, toutefois, soutenu, le plus longtemps possible, le bon combat contre les causes de suppuration

Aujourd'hui, tout le monde est à peu près d'accord sur l'origine des globules purulents ; on y reconnaît, et les leucocytes diapédésés, et les cellules fixes desquamées, et les endothéliums, bref *tous les éléments constitutifs du tissu conjonctivo-vasculaire*. Les clasmatocytes eux-mêmes, auxquels Ranvier (¹) veut faire jouer un rôle considérable dans la formation des cellules purulentes, irrités par la poussée phlegmasique, « reviennent à l'état embryonnaire et prolifèrent », dans le foyer inflammatoire.

Le foyer de suppuration, au début, est un nodule toxi-infectieux. On peut donc légitimement en conclure qu'au début, quand le foyer de suppuration prend naissance, on se trouve en face d'une inflammation nodulaire infectieuse, suraiguë d'allure, à la formation de laquelle tout élément voisin appartenant à la série conjonctive devra, s'il en est capable, prendre une part d'autant plus active que sa vie est encore peu menacée. Les leucocytes accourent, en masses serrées, en suivant les voies naturelles, les plus accessibles et les plus rapprochées : le sang et la lymphe sont les grands canaux collecteurs tout désignés. Tandis qu'au centre du nodule, la mort frappe éléments et tissus, à la périphérie, les cellules fixes, les endothéliums et les leucocytes même se multiplient, se mobilisent comme nous les avons vus faire dans les processus inflammatoires précédemment étudiés, et s'efforcent d'organiser les travaux défensifs de la région attaquée.

Ces efforts sont trop fréquemment annihilés par suite de l'extension rapide du foyer en voie d'accroissement.

L'hyperdiapédèse persiste, augmente même à mesure que s'accroît la collection purulente. Cette hyperproduction de globules blancs, et leur accumulation en un point déterminé,

---

(¹) RANVIER. — « L'origine des cellules du pus et le rôle de ces éléments dans les tissus enflammés ». *C. R. Acad. Sc.* 27 avril 1891, p. 924.

hors de l'appareil circulatoire sanguin ou lymphatique, doit correspondre à un travail de néo-genèse ou mieux d'hyperplasie des cellules blanches au sein de leurs centres générateurs. L'examen du sang a, en effet, démontré l'existence d'une leucocytose (¹) abondante, *leucocytose inflammatoire* qui n'est pas spéciale d'ailleurs, comme nous le verrons, aux seules phlegmasies suppuratives.

Le foyer de suppuration appelle à lui, sans cesse, les innombrables légions de globules blancs qui circulent dans l'organisme. Néanmoins, quand on tient compte de la quantité considérable de cellules blanches accumulées dans une collection purulente, éliminées même chaque jour par les foyers de suppuration ouverts, on est obligé de rechercher plus loin, jusque dans les tissus lymphoïdes, dans les centres germinatifs des cellules blanches à l'état normal, les sources et les raisons de cette hyperproduction incessante de jeunes cellules lymphatiques (²). Les follicules du tissu réticulé, la masse des ganglions lymphatiques, la moëlle des os, la rate, présentent des signes évidents d'une néo-genèse élémentaire, preuve de la participation de l'organisme entier aux efforts éliminateurs concentrés autour des substances nocives. Cette hyperplasie de leucocytes semble avoir lieu même au milieu du sang; elle se continue dans les espaces conjonctifs adjacents au foyer pyogénique, démontrant ainsi la vitalité du tissu conjonctivo-vasculaire, devenue exubérante pour les besoins de la cause.

L'élément perturbateur, la cause inflammatoire, microbe

(¹) Hayem. — *Le sang, ses altérations anatomiques.* p. 468. Paris, 1889. G. Masson. Edit.

(²) Bouchard. — «Examen des doctrines de l'inflammation.» *Les microbes pathogènes* p. 163. Paris, 1892.

ou substance phlogogène, qui domine toute la situation, apparaît doué d'une puissance nocive intense : considérée longtemps comme spécifique, mais en réalité n'ayant rien de tel, si ce n'est par accident, cette puissance s'appelle la *pyogénie*.

Pyogénie. Nature des substances pyogènes

Il est bon de s'entendre sur les fonctions dites pyogéniques de telle ou telle variété de microbes ou sur telle ou telle substance toxique réputée pyogène. La pyogénie n'a absolument rien d'extraordinaire, rien de merveilleux. Pour qu'un microbe ou qu'une matière quelconque devienne pyogène, il faut et il suffit que l'organisme attaqué par cette substance ou par ce microbe soit apte à réagir de manière à créer, *à ses propres dépens*, un foyer de suppuration en un point déterminé, aptitude individuelle, congéniale ou acquise (') qui domine de très haut l'influence pathogénique des causes de la suppuration.

Pour pouvoir suppurer, il faut, secondement, que le germe pathogène, ou la substance phlogogène en question, soit suffisamment irritant pour frapper de *mort rapide* un dépar-

---

(¹) L'aptitude pyogénique, c'est-à-dire la faculté de faire du pus est, comme on sait, une qualité propre à certaines espèces animales ; elle représente, à proprement parler, une *propriété défensive* de l'organisme vivant, fonction vitale par excellence, commune à l'homme et à un grand nombre d'animaux ; ce n'est, en réalité, *qu'un des procédés réactionnels de l'inflammation.*

Le fœtus *syphilitique* expulsé mort, qui arrive couvert de syphilides bulleuses, le fœtus *varioleux* ou *morveux* démontrent surabondamment pour l'homme l'innéité de cette faculté pyogénique

Consultez à cet égard :

Parrot. — *Syphilis héréditaire et Rachitisme*, p. 28.

Tarnier et Budin. — *Traité des accouchements*, T. II, p. 14 « variole fœtale », cas de Charcot, Depaul, Budin, etc.. Paris, 1886, Steinheil.

Barthélémy. — « *La variole* ». Paris, 1880.

tement plus ou moins circonscrit du tissu conjonctivo-vasculaire. Schématisé de la sorte, le phlegmon suppuratif du tissu conjonctif est, au début du moins, un nodule infectieux suraigu qui sollicite d'emblée une réaction inflammatoire non moins intensive. Par conséquent, la suppuration doit être considérée comme un acte important de l'organisme pour se libérer. Ainsi comprise, la formation du pus est, au sens absolu du mot, un effort curateur, un *procédé de guérison*.

La démonstration de ce qui précède nous est donnée journellement, et bien démonstrative, par l'évolution clinique de différentes maladies locales, le *panaris*, le *furoncle*, l'*anthrax*, etc. Pour ce qui est du furoncle, par exemple, une colonie de staphylocoques doués d'une virulence suffisante a pu, grâce à quelque traumatisme, à quelque érosion, franchir les limites d'une glande sébacée et pénétrer dans l'épaisseur du derme. Elle s'y développe d'une manière active, traumatise un certain nombre d'éléments, imprègne de substances chimiques élaborées par ses germes une certaine quantité du tissu conjonctivo-vasculaire qu'elle frappe de mort rapide. L'organisme jette autour de la colonie microbienne, ainsi installée dans le derme et dans l'hypoderme, des armées de leucocytes. La peau se distend, rougit, s'échauffe, devient douloureuse, bref, tous les signes de l'inflammation réactionnelle sont réunis : c'est bien un phlegmon, furonculeux dans ce cas, à cause du mode particulier de mortification d'un segment circonscrit de la peau et des glandes qui y étaient logées. Dans quelques heures, alors que se produira l'élimination des bourbillons, c'est-à-dire des parties nécrosées en masse par suite de la culture intensive des germes, ce sera la suppuration, furonculeuse ou anthracoïde, suivant le volume et l'étendue des lésions.

Microbes pyogènes.

Ainsi, d'une manière générale, l'organisme qui suppure ne fait qu'employer un procédé d'élimination des matériaux nuisibles stagnants en lui-même sur un point déterminé. Ces substances nocives sont, le plus habituellement, des *germes* pathogènes ou simplement des produits septiques, *toxines pyogènes,* résultant de la vie plus ou moins intensive des dits microbes ; ce sont, parfois enfin, des substances chimiques phlogogènes, de différentes provenances, capables d'éveiller autour d'elles la réaction pyogénique (térébenthine, nitrate d'argent, sels de mercure, etc.,).

Les *microbes pyogènes,* les ennemis de tous les jours, les commensaux habituels de l'homme, qui n'attendent que leur heure pour agir, ne sont pas excessivement nombreux. On leur décrit, depuis les travaux de Pasteur, Rosenbach, Passet, Frænkel, Cornil et Babès, Weischelbaum, Netter, Neisser, Escherisch, etc., plusieurs familles assez distinctes.

a) la famille des *Staphylocoques,* parmi lesquels on distingue plus spécialement comme pyogènes : le *st. doré,* le *st. blanc,* le *st. tenius* (Rosenbach) ; puis (Passet) le *st. citreus,* le *st. cereus albus,* le *st. cereus flavus,* qui ne méritent peut-être pas de figurer dans le groupe staphylocoque.

Toutes ces variétés du staphylocoque pyogène ne diffèrent que par quelques caractères dans la couleur de leurs colonies et dans leur action sur les milieux de culture (gélatine). Cependant, à l'état pathologique, les abcès du *st. doré* sont jaunes, ceux causés par le *st. albus* sont blancs, et, selon

Rosenbach, le *st. pyogenes tenuis* donnerait ces abcès chauds, apyrétiques, bénins, connus de tous les chirurgiens ([1]).

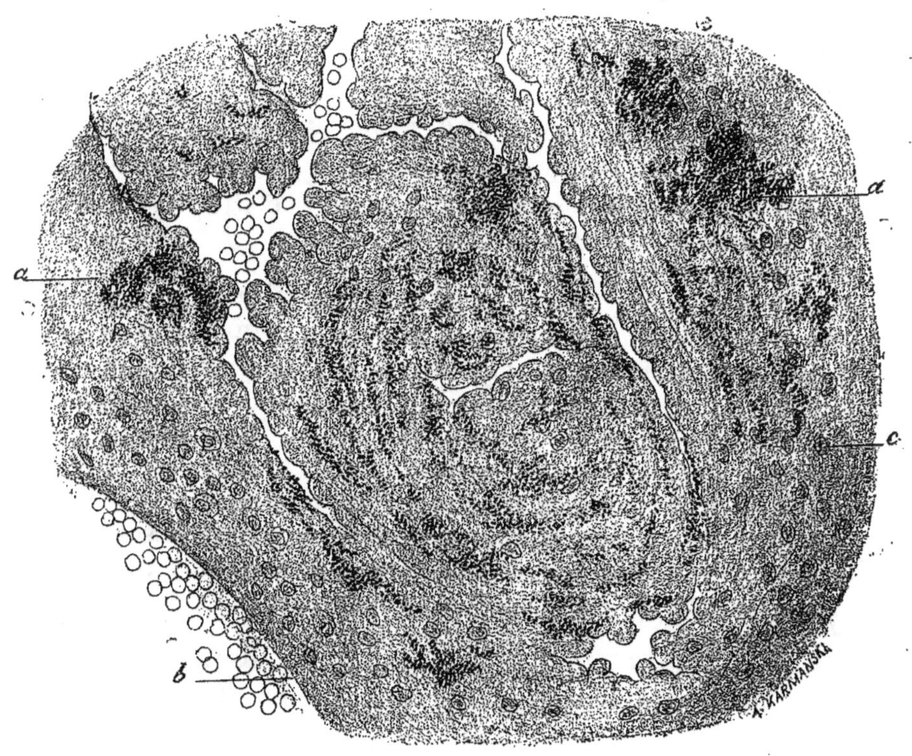

Fig. II. — *Endocardite végétante ulcéreuse à streptocoques. Coupe d'une valvule sigmoïde aortique.*

a, amas de microbes infiltrés dans l'épaisseur de la valvule ulcérée
b, surface de la valvule, avec globules rouges adhérents
c, éléments conjonctifs proliférés.

b) la famille du *Streptocoque pyogène*, famille longtemps divisée, bien réunie aujourd'hui, grâce aux travaux de

---

([1]) Les *staphylocoques* présentent les caractères histo-chimiques suivants : se groupent en amas, rarement en courtes chaînettes ; chaque microcoque se teint vivement par les couleurs d'aniline et tient le Gram ; liquéfient la gélatine.

Frænkel sur la pyohémie, de Fehleisen sur l'érysipèle, de Widal sur le puerpérisme infectieux ([1]).

c) une famille, plus nombreuse qu'on ne le croyait au début (au moment des travaux de Pasteur, Talamon, Frænkel), celle du *Pneumocoque*, rentre nécessairement aujourd'hui dans le cadre des microbes pyogènes ; les recherches de Weischelbaum, Netter, Mosny, Nélaton, Cazin, l'ont suffisamment démontré ([2]).

L'avenir établira si le *pneumo-bacille encapsulé* de Friedlænder, pyogène également à ses heures, appartient ou non à la famille des pneumocoques.

d) une espèce que les travaux bactériologiques actuels (Gilbert, Girode, Lesage, Létienne, Macaigne) se complaisent à simplifier, le *Bacterium coli commune* (B. d'Escherich), microbe protéiforme s'il en fût, saprogène, septique ou pyogène à volonté, voit peu à peu se fondre en elle d'autres microbes fréquemment pyogènes chez l'homme ([3]) ; citons :

la *bactérie pyogène urinaire*, décrite par Clado, Albarran et Hallé ;

([1]) Les *streptocoques* présentent les caractères suivants : se groupent en chaînettes longues ; se colorent bien avec les couleurs d'aniline, tiennent le Gram, ne liquéfient pas la gélatine.

([2]) Les caractères généraux d'un *pneumocoque* sont les suivants, diplocoque, souvent lancéolé, entouré d'une capsule difficilement colorable (eau acétique, violet de Bâle) ; culture en clou sur gélatine, impossible à 20° centigrade, tient le Gram, pathogène pour le lapin et la souris. Le *pneumo-bacille* de Friedlænder, diffère du pneumocoque en ce qu'il cultive à 15°, ne tient pas le Gram et ne tue pas le lapin.

([3]) Les caractères du *bacterium coli* sont les suivants : bacille mobile, pauciflagellé, ne liquéfiant pas la gélatine ; décolore la gélose fuschinée, ne tient pas le Gram ; polymorphisme extrême, surtout dans les cultures faites sur gélatine ; coagule le lait ; en 24 heures, à 37°, fait fermenter la lactose.

Une bonne méthode de coloration est l'emploi du bleu phéniqué de Khüne, décoloration par l'huile d'aniline.

le *bacille pyogène fétide* de Passet ;

le *bacille dysentérique* de Chantemesse et Widal ;

le *bacille des fécès* de Briëger ;

le *bacille napolitain* d'Emmerich.

Tous ces microbes, pyogènes au besoin, ne diffèrent que par des caractères minimes du *bacterium coli commune*, C'est ce bacterium coli qui, à l'état de bactérie pyogène, produit fréquemment l'appendicite aiguë perforante. Un grand nombre de péritonites aigües, secondaires à des lésions intestinales, ou même primitives, sont causées par la culture pure de ce germe, commensal habituel et normal de la totalité de l'appareil digestif de l'homme et de nombreux animaux.

e) Le *Bacille typhique* (B. d'Eberth), habituellement pyogène quand il cultive hors de l'appareil digestif ou de ses annexes, se rapproche du bacterium coli commune par tant de caractères communs et s'en éloigne par des nuances si délicates (¹) qu'on est en droit de se demander, avec nombre de bactériologistes, s'il ne s'agit pas de deux parents, peu éloignés, séparés seulement par des conditions de vie et de cultures pathologiques ayant fixé, d'une manière plus ou moins défini-

---

(¹) Les caractères différentiels du bacille de la fièvre typhoïde sont les suivants :

Bacille d'Eberth-Gaffky :	*Bacterium coli commune :*
Grande mobilité.	Mobilité moindre.
Grand nombre de cils vibratiles (8 à 10).	2 ou 3 flagella.
Moins virulent pour les animaux.	Virulence parfois excessive (souris, cobaye).
Ensemencé sur gélose sucrée ne donne pas de gaz.	Donne des gaz sur gélose sucrée.
Ensemencé sur un milieu solide utilisé pour première culture, ne cultive pas.	Pousse sur un milieu déjà utilisé pour une culture de B. typhique.
Ne fait pas fermenter la lactose (la gélose teintée au tournesol reste bleue).	*Fait toujours fermenter la lactose*, dégagement de bulles ; (la gélose colorée au tournesol devient rouge).

tive pour le B. d'Eberth, l'état de virulence et l'action pathogénique.

Quoi qu'il en soit, les observations récentes, encore discutables pour la plupart, puisque la preuve diagnostique leur manquait, et les faits ultérieurs démontreront, sans doute, le rôle pyogénique du bacille d'Eberth (pleurésies purulentes, orchite, abcès métastatiques, abcès critiques, méningite suppurée, etc. consécutifs à la fièvre typhoïde).

f) le *Gonocoque*, diplocoque pathogène de la blennorrhagie (Neisser), l'un des rares microbes qui offrent une réelle prédilection pour le protoplasma non seulement des globules purulents mais même des cellules épithéliales.

Ce germe pathogène ne semble guère capable de faire naître la suppuration loin de son habitat originel, (muqueuse des voies génito-urinaires) ou accidentel (muqueuse conjonctivale). Toutes les complications purulentes dues à la blennorrhagie ne paraissent produites (Baumgarten) que par des agents pyogènes banaux, streptocoques ou autres, exacerbés dans leur virulence à l'occasion de la culture du diplocoque de Neisser ([1]).

g) le *Bacille pyocyanique* (de Gessard) un des microbes générateurs de la suppuration, le plus richement chromogène et dont Charrin a, comme on sait, entrepris et mené à bonne fin l'étude très complète ([2]).

([1]) Les caractères pathognomoniques du *gonocoque* seraient les suivants : habite volontiers le protoplasma des cellules, forme ovale asymétrique ; souvent réuni par couples, en diplocoque ; mobilité légère ; ne tient pas le Gram.

([2]) CHARRIN. — *La maladie pyocyanique*. 1889, Paris.

h) citons enfin, pour terminer cette liste, incomplète mais suffisante, des microbes pyogènes, le *Bacille tuberculeux* de Koch, pyogène, lui aussi, mais à sa façon, comme nous le verrons plus loin (voy. Inflammations tuberculeuses). Nous devons lui associer, dans la même famille, le *Bacille de la tuberculose aviaire* (¹), (Straus) son parent très rapproché, qui, chez les animaux en expérience, peut également produire des foyers de suppuration caséeuse (²).

Tous ces microbes, on doit le noter avec soin, ne sont ni nécessairement ni indéfiniment pyogènes ; ils peuvent le redevenir après avoir cessé de l'être, le tout au gré de la virulence, spontanée, expérimentale ou simplement accidentelle, de leurs cultures (³).

Bien plus, la culture artificielle et les manipulations

(¹) STRAUS et GAMALEIA. — « Tuberculose humaine et tuberculose des oiseaux ». *Arch. de Méd. expér. et pathol.* 1891, p. 457.

(²) Les caractères différentiels séparant le bacille tuberculeux humain (Koch) et le bacille tuberculeux aviaire sont les suivants :

Bacille de Koch	*Bacille aviaire*
Cultures sur milieu solide, sèches, écailleuses, ou verruqueuses, ternes et dures.	Même forme, mêmes réactions colorantes (Ehrlich ou Ziehl, acide, baume) ; sur les milieux solides, glycérinés ou non, cultures humides, plissées, grasses et molles.
L'ensemencement *direct* des produits tuberculeux sur gélose glycérinée est régulièrement infructueux.	L'ensemencement direct sur milieux solides (gélose glycérinée, sérum, gélose simple, etc.), est facile.
Le bacille ne pousse pas à 43°.	Le bacille pousse rapidement à 43°.
Le chien est inoculable, la poule réfractaire.	La poule est inoculable ; le chien ne cultive pas le bacille aviaire.

(³) D'une façon générale cependant, et abstraction faite du terrain de culture, le pouvoir pyogénique d'une culture correspond à un degré moyen de virulence. Les germes pathogènes hypervirulents font, dans l'organisme, des infections générales d'emblée ou plus ou moins rapidement généralisées, et la réaction phagocytaire, qui pourrait enrayer leur marche en les collectant, n'a ni le temps ni les moyens de se produire. Nous verrons plus loin que les poisons sécrétés par les microbes pyogènes favorisent, sollicitent même l'hyperdiapédèse.

méthodiques du laboratoire peuvent, entre les mains de l'expérimentateur, *donner le pouvoir pyogène*, c'est-à-dire un degré déterminé de virulence atténuée, à un grand nombre des variétés connues de microbes, habituellement pathogènes mais non pyogènes, ou même ordinairement saprophytes ; (bactéridie charbonneuse, bacille du choléra, micrococcus prodigiosus, bacillus subtilis, etc.,).

Terrain propre aux cultures pyogènes

La fonction pyogénique d'un microbe est purement accidentelle. *L'aptitude suppurative est réglée par l'organisme attaqué.*

Pour que cette fonction microbienne puisse s'exercer, il faut que l'organisme, ou plutôt que la zone du tissu conjonctif envahie, soit apte à réaliser les phénomènes de la suppuration. Rien que chez les mammifères, quelles différences, non seulement entre les espèces, mais même entre les individus d'une même espèce. Au lapin et au cobaye qui suppurent avec la facilité inouïe que l'on sait, comparons certaines races de chiens, certains chats sur lesquels on ne peut obtenir, quoi qu'on fasse, une goutte de pus ! L'Homme, à cet égard, présente une idiosyncrasie remarquable, bien observée par les pères de la médecine et qu'ils attribuaient aux différents tempéraments. L'enfant aux chairs molles, l'homme lymphatique étaient considérés comme plus aptes que tous autres à faire les frais de ces suppurations intarissables que la chirurgie aseptique ne connaît cependant plus guère aujourd'hui.

Même pour nos tissus individualisés, n'est-il pas exact que certains d'entre eux suppurent plus ou moins facilement que d'autres ? Sans parler du cartilage que son invascularité et que sa densité surtout rendent apyogène, les auteurs s'accordent à reconnaître l'exceptionnelle rareté des abcès de la moëlle épinière et à l'opposer à la grande fréquence des abcès encéphaliques. En dehors des abcès tuberculeux, les collections purulentes de la capsule surrénale sont à peu près inconnues. Les abcès des muscles, autres que le psoas iliaque et que le sterno-cleïdo-mastoïdien, sont une curiosité anatomo-pathologique, etc. Je crois aussi qu'on aurait vite dressé la liste des suppurations du pancréas.

Les qualités pyogéniques du terrain de culture, puisqu'il faut toujours en revenir là, ne sont donc point une quantité négligeable ; sans elles, la graîne pourra tomber, elle ne germera guère.

L'*érysipèle* démontrerait encore surabondamment le bien fondé de ces remarques, s'il en était besoin. La culture la plus légère du streptocoque de Fehleisen sur les téguments de la face peut, ou non, s'accompagner du développement de petits abcès hypodermiques, principalement au niveau des paupières. Le terrain est bon, ou du moins paraît bon, le streptocoque semble reprendre sur un petit territoire sa virulence pyogénique ; or, le plus souvent, bien traités et surtout bien respectés, sans médication irritante, les *abcès critiques* de l'érysipèle de la face avortent spontanément.

C'est qu'en effet, le terrain lésé, autrement dit l'ensemble des tissus traumatisés par la pyogenèse, s'efforce sans cesse de reprendre et d'exercer ses droits. Le rôle des tissus soumis à la suppuration est double ; passif tout d'abord, et consistant à recevoir les éléments pyogéniques, il va bientôt devenir actif, sitôt que la réaction vitale, inflammatoire, du tissu conjonctivo-vasculaire commencera ses travaux.

Voies et moyens d'apport des éléments pyogènes

Le rôle passif des tissus dans la pyogenèse ne nous arrêtera pas longtemps ; nous ne pouvons, ici, étudier que quelques points de cette vaste question de la suppuration. Ce qui nous intéresse plus spécialement, au point de vue anatomo-pathologique, c'est le mode de pénétration des éléments, des microbes pyogènes dans un endroit déterminé.

A ce point de vue, l'expérience accorde à la pyogenèse trois grandes voies d'apport : l'*effraction* ; la *progression* le long des conduits naturels ; l'*embolisation*.

a) L'*effraction* se trouve surtout réalisée lors de l'inoculation traumatique des produits septiques à travers les membranes d'enveloppe, protectrices naturelles de l'organisme. Les phlegmons et abcès dits chirurgicaux développés le long des membres, au niveau de l'extrémité céphalique, au pourtour des orifices naturels du corps, confirment chaque jour les démonstrations expérimentales fournies par le laboratoire ; avec cette différence toutefois que la peau ou les muqueuses accessibles au traumatisme s'auto-inoculent souvent elles-mêmes, lors de la production d'une lésion qui rompt, si peu que ce soit, le tégument ou la muqueuse. Il est assez rare, en effet, que le corps étranger qui blesse soit en même temps chargé du virus pyogène. C'est souvent la peau elle-même, ou la muqueuse buccale, conjonctivale, anale, qui hébergeait, avant tout traumatisme, les microbes pathogènes, ses commensaux habituels, qui offre aux parasites ennemis l'occasion d'exalter leur virulence à ses propres dépens.

Il est souvent facile de suivre, heure par heure, à propos par exemple d'une lymphangite aiguë d'un membre compliquée d'adénite suppurative, la progression des germes pyogènes. D'autres fois, au contraire, le chemin parcouru échappe à l'observation. L'ongle incarné donnant, à distance, naissance à une adénite inguinale, en fournit aisément la preuve.

Dans le premier cas, les cultures infectieuses se sont produites le long des vaisseaux lymphatiques et les germes virulents ont sûrement immobilisé les cellules blanches de la région, thrombosé le canal et interrompu plus ou moins complètement le cours de la lymphe.

Dans le second cas, inversement, les germes pyogènes ont été véritablement embolisés dans le torrent lymphatique. Ce saut, à grande distance, avec arrêt au niveau des filtres naturels représentés par le système ganglionnaire, n'a pu se produire, selon toute vraisemblance, que par l'intermédiaire des cellules blanches Quelques-unes d'entre elles, infectées au milieu du foyer d'origine, ont pu néanmoins rester encore assez mobiles pour accomplir un long trajet sans stagnations appréciables. Des arrêts intermédiaires ont pourtant lieu fréquemment : les lymphangites nodulaires, suppuratives ou non, évoluant par poussées ascendantes, en font foi.

La porte d'entrée des germes peut être plus minime encore qu'on ne la voit dans la tourniole ou lors du développement d'un ongle incarné. La *piqûre anatomique*, qui inocule parfois des germes pyogènes ultra-virulents, peut parfaitement passer inaperçue et la culture la plus phlegmoneuse ne se développer, quelques jours plus tard, qu'au niveau du bras, de l'aisselle ou de la paroi thoracique.

L'effraction est encore plus insignifiante que l'érosion de la piqûre anatomique, quand le passage des germes les plus virulents s'effectue à travers une muqueuse réputée saine :

cela a lieu fréquemment au niveau de l'amygdale, parmi les anfractuosités des cryptes folliculaires intactes ; l'amygdalite phlegmoneuse, le phlegmon péri-amygdalien peuvent alors apparaître et, loin de vacciner par une première atteinte, récidiver une ou plusieurs fois chaque année.

b) dans sa *progression*, le pus est capable de suivre les conduits ou canaux naturels. Il s'agit, le plus habituellement alors, d'une inflammation muco-purulente développée à la surface d'une muqueuse envahie par les cultures d'un germe pyogène unique ou associé à d'autres microbes pathogènes.

A la surface d'une muqueuse enflammée, les cellules purulentes subissent les injures les plus variées ; il est rare qu'elles conservent longtemps une vitalité suffisante pour, s'étant chargées de germes pathogènes, traverser à nouveau, en sens inverse cette fois, les différentes couches de la muqueuse et transporter ailleurs ces éléments de destruction. Elles y arrivent pourtant encore quelquefois, surtout quand les progrès de la suppuration ont détruit par ulcération diverses parties du revêtement de la muqueuse. (Voy. Inflamm. des muqueuses).

Il ne faut pas croire que les lois de la pesanteur dirigent seules, comme cela a lieu, par exemple, au niveau des bronches (bronchites, broncho-pneumonies secondaires), la progression et la dissémination des foyers purulents. Les mêmes accidents surviennent également au niveau de la muqueuse genito-urinaire, créant ainsi les pyo-salpingites secondaires à la vaginite ou à l'endométrite, aussi bien que la pyélonéphrite ascendante consécutive à la cystite purulente (lésions diverses du rein chirurgical). Force est bien, dans ces cas, d'admettre que les cultures des germes pyogènes se sont succédé par continuité, suivant une marche inverse de celle des liquides contenus dans ces conduits. Là, véritablement, les globules purulents ne semblent avoir à jouer qu'un rôle effacé.

Il est vrai que, parfois, ainsi qu'on le voit dans la blennorrhagie compliquée de coopérite, d'épididymite, ou de cystite et de pyelo-néphrite, on est en droit de demander à la bactériologie si un seul et même germe pyogène a été l'agent provocateur des diverses lésions inflammatoires évidemment secondaires à la première culture. Il se peut, en effet, que ces complications soient simplement occasionnelles et aient été produites par une autre cause pathogène (associations microbiennes, infections secondes).

Les angines aiguës compliquées d'otite moyenne suppurée et de périostite mastoïdienne phlegmoneuse rentrent dans le même cadre. Il est évident que, dans ces cas, ce n'est pour ainsi dire jamais le pus qui, en nature, passe de la gorge dans la trompe d'Eustache pour, de là, aller inoculer les alvéoles du rocher.

Nous en avons dit assez, il me semble, pour donner l'impression des problèmes soulevés par cette question intéressante de la progression du pus à travers les voies naturelles.

c) Il nous reste, pour compléter rapidement l'ensemble du sujet, à parler des *embolisations* infectieuses, pyogéniques, par les voies sanguines ou lymphatiques.

Partons d'abord d'un fait bien établi : parce qu'on ne rencontre d'ordinaire aucune trace de pus dans le sang ou dans les gros canaux lymphatiques (dont l'examen est si souvent négligé au moment des autopsies), même dans les cas les plus graves de suppurations étendues terminées par la mort, il ne faut pas en conclure que les microbes pyogènes ne sont pas passés dans le sang. La vérité est que la recherche des microbes dans le sang était, naguère encore, considérée comme assez ingrate, et quelque peu délicate pour la clinique courante.

Le sang contient souvent nombre de microbes pathogènes, pyogènes ou non : (streptocoque, pneumocoque, b. coli, b. de la grippe, b. tuberculeux, etc.) ; mais ces microbes, dans ce milieu violemment agité et très oxygéné qui les bouleverse et les entraîne, demeurent souvent inertes, sinon inactifs. Cela dure jusqu'au moment où ils peuvent se fixer, seuls ou aidés de quelque cellule blanche qui les poursuit. On les voit se loger dans une cellule endothéliale ou au contraire la franchir, et, sortis du capillaire, exercer au milieu des espaces lymphatiques leurs fonctions destructives.

Les embolies microbiennes, lancées par le sang ou par la lymphe, s'arrêtent, soit au hasard des milieux organiques qu'elles traversent, soit au niveau d'un obstacle (lésion préexistante du tissu) qui modifiait les conditions circulatoires de telle région, voire même de tel organe antécédemment pathologique (¹).

A ce point de vue strict, il est évident que la progression des germes pyogènes à travers les canaux lymphatiques doit présenter souvent de grandes difficultés, tandis que l'embolisation par la voie sanguine peut permettre les sauts les plus étendus.

Ces notions, éclairées par les recherches microbiques,

---

¹) V. *Expérience* de Max Schultze : Arthropaties tuberculeuses expérimentales. V. aussi Phlébites, artérites, endocardites infectieuses expérimentales, traumatiques, etc.

donnent la clef des *métastases*, objet pour nos pères des méditations les plus transcendantes. On comprend maintenant sans difficulté toutes les singularités des abcès métastatiques signalées par les auteurs anciens. La dysenterie qui n'est, à vrai dire, qu'un phlegmon diffus sous-muqueux de l'intestin causé par un microbe (¹) encore mal isolé, jette dans le sang Porte des germes pyogènes banaux, sinon spécifiques, qui vont créer l'abcès dysentérique du foie, sans que, pour cela, la moindre lésion des veinules mésaraïques en soit l'élément pathogénique obligatoire.

De même, la pneumonie franche aiguë compliquée de pleurésie purulente, (pleurésie méta-pneumonique), ou même d'arthropathie purulente d'un genou se trouve aujourd'hui facilement expliquée.

Les complications purulentes d'une maladie aiguë non suppurative causées par le même germe, phlogogène dans son foyer d'origine, pyogène au niveau de ses foyers secondaires, comme le pneumocoque ou le Bact. coli commune (²), n'étonnent plus, ne déconcertent plus nos cliniciens. Ils se contentent de chercher dans l'abcès de la plèvre, du sein ou de la fesse, secondaire à une broncho pueumonie, à la grippe, ou à la fièvre typhoïde, la variété du microbe pyogène, afin d'établir leur pronostic et, partant, leur traitement sur une base plus assurée.

Connaissant bien la fréquence de ces embolies secondaires, ils surveillent mieux leurs malades et traitent plus énergiquement les affections suppuratives, même en apparence les plus légères. Ils ont vu l'otite moyenne, ou même externe,

---

(¹) CHANTEMESSE ET WIDAL. — *Bull. Acad. de médecine*, 1888.

(²) MACAIGNE. — « Le Bacterium coli commune. Son rôle dans la Pathologie. » Paris, 1892.

suppurée donner lieu à l'abcès cérébral ou cérébelleux ; ils savent qu'il se loge d'ordinaire en pleine substance blanche, et loin du rocher (¹). Ils savent aussi qu'une périostite alvéolo-dentaire, qu'un furoncle peuvent se compliquer d'ostéomyelite aiguë hyperinfectieuse. Ils n'oublient pas non plus que la fièvre typhoïde la plus bénigne peut s'accompagner d'abcès métastatiques. Ces abcès critiques sont souvent favorables (A. Chauffard) lorsqu'ils sont sous-cutanés et que la défervescence et la crise urinaire les viennent corroborer ; ils représentent des complications redoutables quand le pus va se collecter dans la plèvre ou dans la fosse iliaque et nécessite ainsi, à peine au milieu de la convalescence, d'énormes délabrements chirurgicaux.

Toutes ces notions modernes servent au praticien. Eclairé par les recherches microbiennes et par l'histoire des maladies, il comprend mieux, par exemple, pourquoi et comment ce que nos pères appelaient la *constitution médicale*, le *génie épidémique*, a manifestement aggravé, au moins en Europe, depuis les dernières épidémies de grippe, la plupart des maladies pyogéniques. L'otite, en effet, les pleurésies aiguës, les péri-phlébites, la parotidite, les broncho-pueumonies elles-mêmes suppurent, de nos jours, plus souvent et plus vite que jadis.

Ainsi, la médecine pratique tire profit, au point de vue du diagnostic, du pronostic et du traitement, des recherches anatomo-pathologiques et bactériologiques, aussi bien au reste que des autres travaux de laboratoire.

(¹) Le pus des abcès cérébraux ou cérébelleux est presque toujours d'une consistance glaireuse et d'une couleur verdâtre bien caractéristiques. Parfois cependant on l'a trouvé gangréneux et d'odeur repoussante (Fernet).

IV. — ÉVOLUTION DU PUS

Les germes dans le foyer de suppuration

Voilà les microbes implantés dans un terrain, le tissu conjonctivo-vasculaire, qui leur est nécessairement hostile : la présence de tout corps étranger et, à plus forte raison, d'êtres vivants dans son intérieur constituant un accident et un danger pour sa vitalité.

Le conflit éclate et, par cela même que les germes envahisseurs ne sont pas aussitôt détruits, par ce fait qu'ils ne succombent pas sur-le-champ faute 'd'aliments, la maladie est créée. Elle sera aiguë, inflammatoire au sens le plus élevé du mot et, pour ce qui nous intéresse actuellement, suppurative, si les germes pathogènes en question sont capables de mettre en branle l'ensemble des mouvements organiques qui entraînent la pyogenèse.

Les microbes arrivés vivants, se cultivent dans le foyer accidentellement formé, et cette culture première, qui peut, qui doit même tout d'abord demeurer silencieuse, représente en vérité l'incubation de la maladie infectieuse en train de se localiser grâce à l'hyperdiapédèse et à la phagocytose.

Bientôt, on pourrait même sans exagération dire en même temps, les stades inflammatoires se déroulent ; c'est l'expérience de Cohnhein qui se renouvelle, à couvert cette fois, et souvent loin de l'air extérieur. La diapédèse se multiplie, en raison directe des menaces exercées par les cohortes parasitaires et à mesure que se répandent les substances bactériennes pyogéniques, mortelles pour les éléments cellulaires du foyer. Le phagocytisme s'exerce avec la plus grande énergie : leucocytes mono ou poly-nucléaires, selon leurs préférences, se précipitent, s'efforcent d'englober les germes qui, de leur côté, luttent en se multipliant et en jetant autour d'eux les substances toxiques, pyrétogènes et pyogéniques qu'ils peuvent sécréter. Les cellules fixes du tissu conjonctif, les endothéliums des séreuses et des vaisseaux prennent part, dans une proportion variable selon la maladie, aux travaux d'englobement et de défense.

Alors, les morts se multiplient et bientôt ne se peuvent plus compter, de part et d'autre. Toutefois les pertes sont inégales : pour nombreux que soient les microbes qui succombent ou qui deviennent impuissants, digérés qu'ils sont par les microphages ou par les macrophages, que de générations nouvelles produites en quelques heures par les survivants ! Mais dans le camp adverse, les nécroses des cellules blanches et des cellules connectives, les délabrements produits par l'effondrement de la gangue interstitielle, les obstructions thrombosiques des petits vaisseaux capillaires bientôt eux-mêmes mortifiés, tout ce ramollissement aigu, liquéfiant, colliquatif selon l'expression imagée d'Hallopeau ('), tous ces désastres constituent des pertes momentanément irréparables ; c'est la défaite du tissu conjonctivo-vasculaire.

Ce n'est cependant pas celle de l'organisme ; car ces destructions cellulaires servent à sauver l'ensemble de l'individu. Les sacrifices faits assureront plus ou moins vite la circonscription des lésions ; le phlegmon se collectera, s'ab-

---

(¹) HALLOPEAU. — *Traité élémentaire de Pathologie générale.* 1890.

cédera ; bref, en se limitant, il permettra à la région malade d'éliminer la cause morbigène.

La suppuration en sera le moyen et les nouvelles réserves de leucocytes bien armés pour la lutte dirigeront vers l'extérieur, ou du moins tendront à évacuer au dehors, pêle-mêle, les parasites vainqueurs (ou plutôt partiellement vaincus, puisqu'ils n'ont pu envahir la totalité de l'organisme) et les éléments détruits, c'est-à-dire le *pus*.

Dans la question de la suppuration, les qualités virulentes des microbes pyogènes, leur pouvoir prolifique ont en réalité une bien autre importance que leur nombre. Sans doute, au début, lors de l'invasion d'un territoire jusqu'alors intact, le petit nombre des germes introduits est une chance d'insuccès pour leur culture, la phagocytose ayant beau jeu contre quelques rares parasites. Cependant qu'on se rappelle l'infection possible expérimentale, par *un seul* bacille du charbon inoculé à un animal (pigeon) non réfractaire ; on comprendra qu'un streptocoque pyogène bien virulent puisse, presqu'à lui seul, donner naissance à un abcès phlegmoneux : les microbes y pulluleront parfois tellement que leur action mécanique, massive, pourra entrer en ligne de compte dans les destructions formidables subies par les travées fibreuses, les aponévroses et les cloisons inter-musculaires (Cornil).

D'autre part, les élaborations chimiques qui se font au cours du travail suppuratif, dans l'intérieur du foyer, peuvent parfaitement détruire un grand nombre des microbes pathogènes. Une série d'auto-intoxications réagissent sur les germes pyogènes et doivent parvenir, soit à arrêter leurs végétations, soit à atténuer leur virulence, bref à amoindrir d'une façon quelconque leur vitalité. Il faut bien qu'il en soit ainsi pour que, ce qui se produit dans le plus grand nombre des cas, la collection purulente, à un moment donné, cesse de s'accroître, se circonscrive, tende même à rétrocéder.

Il arrive aussi que les phlegmons les plus pyogéniques qui se puissent imaginer s'éteignent sur place, se jugeant par une minime collection purulente. Parfois même ils guérissent spontanément, sans évacuation d'aucune sorte.

Le degré de virulence des microbes a une importance décisive au point de vue de la durée et de l'étendue de la pyogenèse. C'est parce que les germes attaquent le tissu envahi au moyen de leurs produits de sécrétion, diastases ou ptomaïnes, que la mort des éléments se produit. Ces sécrétions bactériennes pyogéniques frappent les éléments cellulaires à la façon de certaines substances chimiques connues (huile de croton, iode, essence de térébenthine, etc.,) également pyogènes. La preuve que l'action des microbes pyogènes est bien plus chimique que traumatique nous est donnée par la possibilité de créer expérimentalement des foyers de suppuration en injectant des cultures stérilisées de microbes pyogènes connus. Le staphylocoque doré, entre les mains de Grawitz, de de Bary, de Scheurlen, traité de la sorte, a donné du pus aseptique, résorbable comme l'a montré Karlinsky, et non pyogène.

On sait comment Leber et de Christmas ([1]) ont pu isoler des cultures du staphylocoque doré deux substances phlogogènes, mortelles pour les éléments cellulaires ; l'une est une diastase (de Christmas), l'autre une ptomaïne cristallisable (Leber). Le staphylocoque pyogène doré, à lui seul, sécrète

---

([1]) J. DE CHRISTMAS-DIRKINCK-HOLMFOLD. ROCH. — *Recherches sur la suppuration*, 1888.

donc au moins deux poisons mortels pour les cellules et pour les leucocytes en particulier ([1]).

On sait que Grawitz et Behring expérimentant sur la *cadavérine*, poison extrait des tissus mortifiés, ont démontré son action pyogène sur les tissus vivants.

C'est donc bien par leurs poisons, par les toxines, que les microbes pathogènes appellent la suppuration. Pour cela, ils tuent des cellules ; ils en meurent souvent eux-mêmes et ces cadavres d'éléments cellulaires et mycosiques coopéreront assurément au travail intime qui va en résulter.

Cette attaque violente des microbes causera leur perte ; car la réaction inflammatoire est vivement sollicitée, et la réaction, c'est l'hyperdiapédèse qui vient exercer toutes ses forces défensives, en particulier la phagocytose. Isolés bientôt du reste des tissus, les microbes tâchent encore de forcer les barrières : ils lancent autour d'eux, par les voies lymphatiques adjacentes, des substances pyrétogènes multiples et entretiennent la douleur, en excitant les centres nerveux ; en un mot, ils essayent de vaincre l'organisme à l'aide de leurs colonies et de leurs poisons.

Le phlegmon s'étend ; mais d'ordinaire, il se circonscrit et l'infection demeure localisée. Ainsi, l'organisme sera sauvé, au prix de nombreux sacrifices.

Tel est l'ensemble du processus, considéré au point de vue de la pyogénie. Rarement aussi complet dans ses détails, on le conçoit du reste, il demeure exact dans ses grandes lignes. Toutefois, la question des sécrétions bactériennes est plus étendue encore, comme nous le verrons. En étudiant les destinées du pus, certains auteurs sont arrivés à conclure que

---

([1]) Bouchard. — *Microbes pathogènes*, p. 174, 1892.

les cultures des pyogènes sécrètent des *substances vaccinantes* qui arrêtent le processus par la création d'un *état bactéricide* temporaire, capable d'empêcher le développement ultérieur de nouvelles cultures ([1]).

Donc, quantité des germes compris dans la colonie infectante, qualités virulentes et sécrétions toxiques des microbes pyogènes, atténuation plus ou moins tardive de leur puissance destructive, voilà autant de chapitres que nous ne pouvons qu'indiquer et dans lesquels l'action des phagocytes ([2]) et, d'une manière générale, des cellules blanches est mise en relief. Leur rôle deviendra, suivant les circonstances, prédominant ou secondaire.

Dans le pus d'un abcès, qui commence ou qui finit, tous les microbes ne sont pas englobés par les cellules purulentes, tant s'en faut. Qu'ils aient passé par cette matière protoplasmique qui a une prise plus ou moins grande sur leur propre

---

([1]) BOUCHARD. — « Essai d'une théorie de l'infection ». *Loc. cit.* p. 174. Le staphylocoque doré échapperait habituellement à la règle.

([2]) On ne peut nier que les leucocytes, néo-formés pour le plus grand nombre, apportent dans l'intérieur du foyer de suppuration de multiples matériaux organiques ; ils peuvent ainsi servir d'aliments utiles aux générations naissantes des microbes pyogènes qui, les tuant, s'en nourrissent. Inversement, l'englobement des germes par le leucocyte qui survit ne cause pas toujours, tant s'en faut, la mort du microbe ingéré (Metchnikoff). Une véritable *symbiose parasitaire* peut en résulter, pour un temps quelconque, et être utilisée par le microbe à son profit. Il est possible qu'il puisse s'en servir non seulement pour les exodes loin du foyer primitif, en vue d'infections secondaires, mais même pour sa vie propre, ses multiplications (gonocoque dans les cellules uréthrales), la conservation (Physalix), peut-être même l'*exaltation* de sa virulence (rétention de produits bactériens dans le foyer, expliquant les recrudescences de poussées phlegmoneuses).

La biologie du bacille tuberculeux, pyogène à ses jours, celle du streptocoque pyogène doré justifient ces remarques. Les bubons suppurés, secondaires aux angines érythémateuses causées par les streptocoques ou les pneumocoques, en démontrent, il me semble, le bien fondé.

Ce qui n'empêche que l'inverse ne soit habituellement la règle et que la destruction des microbes par les phagocytes ne représente une des plus remarquables conceptions de la pathologie moderne, poursuivie avec un talent et une conviction qu'on ne saurait trop admirer par Metchnikoff et ses élèves.

matière, qu'ils y aient séjourné un certain temps, qu'ils l'aient quittée, vainqueurs ou vaincus, c'est ce que l'examen histologique d'une goutte de pus ne saurait révéler d'ordinaire.

On sait, ou l'on croit savoir que plus l'abcès collecté dure et moins il sera riche en germes pathogènes au moment de l'incision ; cependant les bactéries sont peut-être très nombreuses encore dans le liquide purulent, mais moins bien colorables par nos réactifs histo-chimiques actuels. Les microbes y présentent d'ailleurs parfois des formes très nettes d'involution (abcès à pneumocoques ou à b. coli comm.) ; chose certaine, ils s'y sont d'ordinaire atténués par une sorte d'auto-intoxication vaccinante, laquelle est de règle dans tout foyer microbien circonscrit par la phagocytose ([1]).

Les leucocytes ont donc, malgré tout, accompli leur œuvre principale qui était d'affaiblir, d'enrayer la poussée parasitaire aiguë. Ils ont bien mérité de l'organisme ; car cet effort curateur a nécessité d'innombrables victimes. Leurs cadavres mêmes vont encore servir à la guérison, en aidant à la progression du pus, par conséquent à l'élimination de substances toxiques résiduales, sûrement nocives.

Destruction des tissus

La destruction des tissus envahis par la suppuration ([2]) se fait par une série de procédés mécaniques et chimiques habituellement associés, assez distincts.

([1]) Dans certaines collections de nature infectieuse, toute trace de microbe peut avoir disparu ; l'abcès est devenu stérile, il est aseptique et non inoculable ; procédé de guérison spontanée assez rare, à la vérité, et ressortissant d'ordinaire à la tuberculose.

([2]) STRAUS. — « Rôle des microorganismes dans la production de la suppuration ». *Bull. Soc. de Biologie*, 1883.

La suppuration emploie, pour détruire les tissus, un quadruple procédé qui se décompose ainsi :

1° *Action mécanique des microbes*. Les germes pathogènes, mis en culture et proliférant dans un espace circonscrit, s'accumulent, se tassent et écrasent mécaniquement, qu'ils soient ou non englobés par elles, un certain nombre d'unités cellulaires. La quantité de microbes réunis sur un point, leurs masses proliférées, ont une action plus ou moins importante dans le morcellement des tissus. Nous verrons plus tard combien dans les inflammations caséeuses causées par la tuberculose, cette action massive des bactéries peut devenir extraordinairement puissante.

Il semble cependant que dans le plus grand nombre des inflammations suppuratives, l'action traumatique des micro-organismes accumulés dans le foyer doive être, sinon négligeable, du moins singulièrement inférieure à leurs procédés biologiques, à leurs sécrétions chimiques.

2° *Ferments diastasiques sécrétés par les microbes*. La caractéristique chimique des destructions purulentes est double : En premier lieu, il s'agit d'une véritable *digestion* des tissus, digestion qui s'effectue sous l'influence de *ferments albumineux toxiques*. Ces toxalbumines jouant le rôle de diastases, absolument comparables, sinon identiques, aux ferments diastasiques que les cellules glandulaires sécrètent, (diastase salivaire, pepsine, ferment pancréatique), attaquent les éléments cellulaires contenus dans le foyer de suppuration, éléments déjà morts ou encore vivants ; en les digérant, elles les liquéfient.

Il est bon de remarquer qu'il ne s'agit pas là d'une simple spéculation philosophique : si les microbes produisent des ferments, les éléments cellulaires, on le sait, agissent de même dans l'organisme sain. On constate, par exemple, à l'état normal, dans le suc intestinal la présence de l'*invertine*, et cette diastase est également sécrétée par la culture pure de la levûre de bière (¹).

En second lieu, les matières albuminoïdes contenues dans les foyers de suppuration subissent manifestement des modifications chimiques profondes : la présence de *peptones* dans le pus est d'une notion courante (²) ; d'où la conclusion acceptable que *les microbes ou les substances pyogènes digèrent les tissus envahis par la suppuration*. Ainsi donc, à côté des morts cellulaires, s'ajoute une transformation radicale dans la composition chimique du squelette conjonctivo-vasculaire (voire même osseux), de la région. On comprend, sans plus ample démonstration, et les effondrements prodigieusement rapides des tissus, et ce qu'on a appelé, à juste titre, la *fonte purulente* des parties (³).

(¹) L'*invertine* sécrétée peut-être par les cellules glandulaires de l'intestin, ainsi que celle produite par la levûre de bière, ont la propriété d'hydrater la *saccharose* en l'intervertissant (au point de vue de l'action de la saccharose sur la lumière polarisée) c'est-à-dire en la dédoublant en *lévulose* et en *glucose* (ou dextrose). Sans ce travail de dédoublement chimique, la saccharose, qui n'est pas une substance directement assimilable par les tissus vivants, passerait à travers l'organisme à la façon d'un corps étranger.

(²) Les globules blancs du sang contiennent normalement des peptones, ainsi que des diastases. Rosbach y a constaté la présence d'un ferment amylitique. Leber a vu le pus aseptique d'un hypopyon digérer la fibrine et liquéfier la gélatine.

(³) Les travaux microbiques modernes poursuivent de plus en plus la question de la toxicogénie des germes pathogènes. On sait que Brieger et Frænkel ont extrait du bacille diphthéritique une albumine toxique, une *toxalbumine*, à l'aide de laquelle ils ont pu obtenir, par injections sous-cutanées pratiquées sur les animaux, différentes lésions, variant depuis la formation de fausses-membranes, jusqu'à la nécrose et la suppuration. On connaît aussi les remarquables expériences poursuivies par Roux et Yersin sur le même ferment albumineux toxique.

Arloing a retiré des microbes de la *épéripneumonie épizootique* une albumotoxine, véritable diastase phlogogène. Nous avons vu de Christmas obtenir avec le *staphylocoque pyogène doré* la suppuration sans microbes, à l'aide de la diastase qu'il en isole. De Hugonenq et Eraud parviennent au même résultat avec l'extrait de la culture du gonocoque de Neisser ; seulement, il leur faut attaquer directement le testicule ; ils créent de la sorte une orchite diffuse suppurative.

Les diastases du pus détruisent donc les tissus. Outre la peptonisation d'une certaine quantité du tissu conjonctivo-vasculaire, il se peut que les zymases du pus agissent encore soit en hydratant, soît en dédoublant, soit en frappant de mort certaines substances qui entrent dans la composition chimique des éléments et de leurs produits interstitiels. Il est difficile, à l'heure actuelle, de savoir à quoi s'en tenir sur ces réactions chimiques intimes ([1]). Ce que l'on voit, cependant, c'est que les toxalbumines ou ferments diastasiques du pus agissent dans un milieu à peu près régulièrement ou, pour mieux dire, le plus souvent alcalin. Il paraît donc logique d'en conclure que ce n'est pas par un procédé analogue à celui de la pepsine stomacale, mais plutôt par une action comparable à celle de la pancréatine, (agissant, elle aussi, dans un milieu alcalin) que les destructions digestives moléculaires s'effectuent dans le foyer purulent ([2]).

3° *Leucomaïnes du pus.* Parmi les leucomaïnes reconnues dans le pus par les analyses chimiques, il en est de plus toxiques les unes que les autres ([3]). C'est ainsi que la *choline* et la *névrine*, qui peuvent se produire dans le foyer aux dépens de la lécithine, sont excessivement toxiques et doivent contribuer *insitu*, aux destructions nécrosiques élémentaires.

4° *Ptomaïnes du pus.* Mais ce sont surtout les alcaloïdes

([1]) GAMALEIA. — *Les poisons bactériens.* Paris, 1892.

([2]) La pauvreté du pus en fibrine est un fait connu, fondamental. L'action des diastases du pus explique peut-être, par une digestion rapide de la fibrine épanchée au début des lésions, ce caractère remarquable, presque pathognomonique de la suppuration.

([3]) On sait que le Professeur Gautier désigne sous le nom de *leucomaïnes* une série de corps azotés, produits basiques du dédoublement des matières albuminoïdes (λεὺκωμα blanc d'œuf, albumen) vivantes ; ces bases sont formées sans cesse par les cellules vivantes et sont éliminées hors de l'organisme ; sinon, elles deviennent pathogènes. M. Gautier a divisé en plusieurs groupes (*Cours de Chimie*, T. III, p. 229, 1892) ces substances à fonction alcaline. (l. xanthiques ; l. créatiniques ; l. dérivées de l'ammoniaque).

toxiques du pus, les *ptomaïnes*, selon la dénomination du professeur Selmi élargie par le professeur A. Gautier ([1]), qui semblent devoir jouer un rôle capital non seulement dans la désorganisation nécrosique des tissus envahis par la suppuration, mais encore et surtout dans les phénomènes généraux graves, essentiellement toxiques, qui accompagnent l'évolution d'une maladie suppurative. Sans parler des *bases pigmentaires* produites par la culture de certains microbes pyogènes, (pyocyanine et pyoxanthose sécrétées par le bacille pyocyanique, etc.), il est certain que quelques cultures microbiennes fournissent des ptomaïnes hypertoxiques : la ptomaïne isolée par Brieger du staphyloc. pyóg. doré ; la *cadavérine* reconnue par le même chimiste dans les cultures pures du vibrio proteus, (bacterium coli ?) du choléra nostras ; le fait qu'on a isolé la *spermine* dans les cultures du bacille tuberculeux de Koch, sont autant de preuves plus ou moins directes. Elles s'accumuleront dorénavant, à mesure que les recherches avanceront et que la technique chimique sera plus sûre ([2]).

Cela n'est pas tout : les éléments et les tissus qui meurent dans le foyer purulent, les tissus et les éléments voisins du

---

([1]) Selmi a décrit sous le nom de *ptomaïnes* (πτωμα, cadavre) des alcaloïdes retirés du cadavre. M. Gautier découvrit en 1872 ces alcaloïdes, puis Selmi, G. Pouchet et surtout Brieger poussèrent loin cette étude. On désigne aujourd'hui, avec le Prof. Gautier, sous ce nom de ptomaïnes, les alcaloïdes résultant soit d'une fermentation anaerobie microbienne, soit d'élaborations intimes des tissus des grands animaux s'effectuant à l'abri de l'air ou avec une trop minime quantité d'oxygène.

Le principe démontré par A. Gautier est le suivant : *la production de bases azotées vénéneuses accompagne nécessairement toute fermentation anaerobie des matières albuminoïdes.*

On divise, actuellement, les Ptomaïnes, en deux groupes principaux, suivant que leur radical appartient à la série grasse ou à la série aromatique. Ces corps peuvent, d'ailleurs, contenir ou non de l'oxygène dans leur constitution. A. GAUTHIER. — *Chimie*, T. III, p. 261 et suivantes.

([2]) GAMALEIA. — *Les poisons bactériens*, 1892, p. 59. « Examen critique de la technique employée par Brieger ».

foyer qui souffrent et réagissent plus ou moins bien contre les lésions menaçantes, toutes ces substances organiques en voie de destruction jettent indubitablement dans le foyer, et en dehors de lui, des substances toxiques. Parmi elles, certaines ptomaïnes doivent se former. Il y a bien, dans ces points, une *fermentation*, sinon anaerobie, du moins mal oxygénée des matières albuminoïdes. On y découvre des milliers de cadavres de cellules, on y soupçonne des innombrables quantités de microbes détruits, inaccessibles souvent à nos matières colorantes : tous ces matériaux préparent et développent des alcaloïdes toxiques.

Il semble logique d'admettre que ces poisons fermentatifs (¹) agissent localement sur les tissus qu'ils doivent traverser avant d'aller intoxiquer l'organisme qui les rejettera hors de lui, selon ses moyens et sa force de résistance.

Modes de progression ; collection du pus

Voilà la collection purulente formée ; l'effondrement des tissus commence nécessairement par le centre du foyer infectieux, le point en somme le premier touché. Qu'il s'agisse d'un abcès microscopique ou d'un vaste épanchement purulent, l'évolution pyogénique est la même ; avec cette différence toutefois que, dans l'abcès, les lésions ne tardent pas à être ou à paraître moins bien systématisées. Le chirurgien

---

(¹) Les substances mortifiées, conservées au milieu des tissus vivants doivent produire des ptomaïnes. On sait le nombre et la variété des *alcaloïdes cadavériques* : pour ne citer que les plus importantes, la *neuridine*, la *cadavérine*, la *putrescine*, la *mydaléine*, la *mydatoxine*, la *mydine*, ont été, pour un certain nombre d'entre elles au moins, retrouvées dans les produits de culture de divers germes pathogènes.

Ainsi, le bacille du choléra et le bactérium coli ont fourni la *cadavérine*, en même temps d'ailleurs que la *méthylguanidine*, alcaloïde très toxique. On a trouvé, dans le choléra en culture pure, la *putrescine*. etc.

cherche toujours à reconnaître, autant que possible, le point de départ, le centre des lésions suppuratives, certain d'y rencontrer plus sûrement le foyer collecté.

L'abcès formé, que devient le foyer pyogène ? tantôt la collection purulente, toujours virulente, s'accroît d'heure en heure par l'apport successif de nouvelles quantités de germes pyogènes, de leucocytes et par la formation de nouveaux foyers nécrosiques ; tantôt la lésion se circonscrit, s'enkyste, et tend à se faire jour au dehors, à déterger la région qui lui a donné naissance.

Dans le premier cas, la maladie infectieuse progresse encore et s'étend, fuse à travers les tissus voisins, grâce à des colonies neuves centrifuges, qui se forment sans cesse autour du foyer d'origine. Ainsi se produisent des *cultures secondes* par contiguité des foyers successifs. Parfois aussi, comme cela a lieu dans un grand nombre de lymphangites ou de périphlébites suppurées, ascendantes le long des membres inférieurs, il s'agit de véritables embolies microbiennes progressant à travers les vaisseaux lymphatiques. Les foyers suppuratifs s'échelonnent de place en place jusqu'à la racine du membre. Souvent enfin, le pus s'infiltre le long de régions lâches, dans le tissu cellulo-adipeux et l'abcès plegmoneux est alors, sinon diffus, du moins plus ou moins largement diffusant.

Lorsqu'au contraire les lésions, quelque volumineuses soient-elles, se circonscrivent, quand l'abcès se collecte franchement, même s'il augmente de volume, (l'intervention chirurgicale tardant pour une cause quelconque), la collection purulente ne progresse plus : elle tend seulement à s'éliminer.

Collecté, le pus, s'enkyste ; c'est-à-dire qu'il laisse à l'organisme le temps d'édifier autour de sa masse des travaux de protection. La membrane pyogénique des auteurs est la manifestation patente de ces élaborations protectrices.

Rôle et attributions de la membrane pyogénique. — Lorsqu'une membrane pyogénique se forme autour d'un abcès, on peut affirmer que la période des réparations a commencé et que l'organisme tend à reprendre le dessus : les virulences microbiennes sont, non pas vaincues, car le malade peut encore succomber aux suites de l'affection pyogénique, du moins atténuées, incapables de parfaire ce qui était leur but, l'invasion de la totalité de l'organisme. Les poisons du pus tueront peut-être, par une complication quelconque ; les microbes pyogènes demeureront emprisonnés dans la poche et ne forceront plus, sauf dans des circonstances exceptionnelles, les barrières conjonctives de plus en plus solides qui les entourent et se tassent concentriquement à l'abcès.

La membrane pyogénique, bien décrite par les auteurs anciens, est constituée par la zone la plus périphérique de la culture pyogénique ; autour d'elle, le tissu conjonctivo-vasculaire, enflammé vivement, non détruit, végète et organise un tissu de granulation.

Nous avons donné précédemment la structure de ce tissu de granulation. Véritable tissu de cicatrisation réparatrice, dans lequel les éléments conjonctifs jeunes, mucigènes, aidés des cellules blanches, se livrent à un travail hyperplasique excessif, la membrane pyogénique déverse sans cesse dans l'intérieur de l'abcès des quantités de globules blancs. Elle en absorbe d'ailleurs un grand nombre aussi qu'elle cueille moribonds ou morts ; elle résorbe les poisons ainsi que les substances chimiques les plus diverses contenus dans le liquide purulent. Bref, elle remplit les fonctions d'une *mem-*

brane séreuse accidentelle, incessamment condamnée à des échanges endosmotiques, exosmotiques et diapédétiques, qui rendent souvent insuffisants tous les efforts curateurs tentés par l'organisme. D'ordinaire, comme on sait, la chirurgie vient aider la nature et, en donnant issue à la collection purulente, ouvre largement la porte aux processus réparateurs, aux restaurations cicatricielles définitives.

Elimination du pus

Ce n'est pas à dire pour cela que tout abcès ne puisse s'évacuer autrement qu'à l'aide d'une intervention armée. Nombre de foyers suppuratifs ne donnent pas à l'art chirurgical l'occasion de pratiquer ses larges incisions libératrices. Le pus s'élimine souvent de lui-même, soit parce que la collection purulente, trop profondément cachée, était demeurée lalente, soit parce que le patient s'était refusé à toute opération.

Progrès de la thérapeutique chirurgicale. — On peut avouer qu'une foule des suppurations profondes soignées dans les services hospitaliers de médecine, étaient, naguère encore, trop longtemps abandonnées à leurs propres forces et trop tardivement opérées.

Je ne parle pas, bien entendu, des collections purulentes pelviennes d'origine génitale, qui, par une aberration presque inexplicable, ressortissaient, il y a peu d'années encore, uniquement du domaine médical. Pelvi-péritonites, abcès péri-utérins, ovarites suppurées, pyo-salpingites ignorées, que citer de ce long martyrologe des *infirmes du ventre* ? Tout venait échouer en médecine, chez des praticiens habituellement hostiles à une intervention chirurgicale. L'asepsie d'ailleurs naissait à peine et l'ouverture de l'abdomen était, trop souvent, une condamnation à mort presqu'assurée.

Mais que dire des phlegmons péri-néphrétiques, dont les médecins le plus instruits, souvent même les plus audacieux, s'ingéniaient à suivre les lents progrès vers les téguments de la région lombaire ? A peine osait-on, à la fin, pratiquer quelque prudente ponction avec l'aspirateur de Potain ou de Dieulafoy, au bout de la cinquième ou sixième semaine, alors que l'œdème des téguments et la saillie rénitente de l'abcès venaient, pour ainsi dire, forcer la main. Trop heureux encore, quand nous parvenions ainsi à retirer quelques cuillerées de pus.

Et les abcès de la fosse iliaque ? les pérityphlites suppurées ? les abcès du foie ? La prévoyante Nature en évacuait, quelquefois à temps, le contenu dans les cavités voisines (intestin, plèvre, bronches).

Il est toujours trop facile de faire le procès aux errements du passé, surtout en face des merveilleux progrès de la thérapeutique chirurgicale moderne. Cependant le présent, pour quelques questions, encore aujourd'hui pendantes, rappelle singulièrement ce passé si peu éloigné de nous. Ce n'est pas ici le lieu de discuter le traitement des pleurésies purulentes dont nous aurons à étudier prochainement les lésions.

Contentons-nous de comparer en bloc les résultats de jadis aux bienfaits de l'heure actuelle et affirmons, sans crainte, que le traitement des collections purulentes, même médicales, a singulièrement bénéficié des progrès dus aux connaissances de la microbie et au perfectionnement de l'asepsie chirurgicale.

Ceci dit, rappelons en quelques mots les modes d'élimination du pus.

Evacuation spontanée du pus. Son mécanisme. Règle générale, toute collection purulente, quel qu'en soit le siège, présente une tendance manifeste à gagner la surface du corps, à se faire jour spontanément à l'extérieur, suivant une expression consacrée.

Lorsque la collection avoisine une des cavités muqueuses qui sillonnent l'intérieur du corps, elle progresse souvent vers cette cavité et s'y rompt fréquemment (voies respiratoires, cavités digestives, voies génito-urinaires).

Dans certaines circonstances, l'élimination du pus peut s'effectuer simultanément, ou d'une manière successive, à l'intérieur ainsi qu'à l'extérieur du corps.

Quelles sont les raisons déterminantes appréciables de cette évolution des abcès vers la surface externe ou interne du corps ? Remarquons, tout d'abord, que de ces deux voies d'évacuation, la plus privilégiée est sans contredit la *peau*.

Nous chercherons tout à l'heure les raisons de cette prédilection des collections purulentes pour les téguments. Mais que de chemins prolongés, que d'obstacles à surmonter pour une foule d'abcès développés loin du tissu cellulaire sous-cutané !

Que l'on songe, par exemple, à l'ostéomyélite juxta-épiphysaire infectieuse suppurée, à l'abcès dysentérique du foie, au phlegmon périnéphrétique. Qu'on se rappelle les voies que le pus doit se frayer, à travers combien de membranes et combien de tissus différents, avant d'atteindre l'hypoderme.

Pour expliquer la marche si constante des collections purulentes vers la surface du corps, bien des raisons ont été fournies ; bien d'autres encore pourraient être invoquées. Cherchons les plus intéressantes, sinon les plus décisives. Les téguments, lâches et souples, offrent, en dépit de leur élasticité (variable selon les régions), un point de moindre résistance à la poussée constamment exercée et par la masse du pus comprimée partout ailleurs, et par la masse des viscères. L'inégale résistance des tissus sous-jacents ou adjacents doit également entrer en ligne de compte. Les lames aponévrotiques, par exemple, si tendues soient-elles à l'état normal, résistent moïns à la pression du pus que le tissu osseux.

En outre, les destructions chimiques effectuées par les poisons du pus obéissent à la même loi et semblent porter de préférence leur action sur les points les plus faibles. Les aponévroses donc, et les muscles, ainsi que les membranes séreuses ou muqueuses se laisseront d'autant plus facilement corroder, ulcérer, que la collection purulente sera plus aigüe, autrement dit plus virulente.

Dans certaines régions, les dispositions anatomiques des parties, la structure des tissus expliquent aisément la progression du pus vers la surface. C'est ce qu'on peut appeler les points faibles de l'organisme. On sait, par exemple, que dans les abcès de la cornée, la disposition des lamelles conjonctives force, pour ainsi dire, les cellules blanches à gagner la surface de l'organe (¹).

Les collections purulentes de la fosse iliaque interne s'accumulent, en vertu des lois de la déclivité, au-dessus ou au-dessous de l'arcade fémorale qu'elles forcent aisément. La méningite suppurée englobe de ses collections pyogéniques les nerfs de la queue de cheval. La pleurésie purulente est aussi commune aux régions déclives qu'elle est rare, même cloisonnée, dans les régions antéro-supérieures de la cavité thoracique. Le pus du panaris profond fuse dans les gaînes tendineuses des doigts, etc.

(¹) Ranvier. — *Leçons sur la cornée*, p. 229.

Il est digne de remarque que les viscères, lorsqu'ils sont envahis par la suppuration, repoussent également à la périphérie, vers celle de leurs faces la plus rapprochée de la surface du corps, les collections purulentes développées dans leur parenchyme : Le foie, le rein, la rate, l'encéphale lui-même, malgré son enveloppe osseuse immuable, obéissent presque inévitablement à cette progression qui n'a, d'ailleurs, rien de spécifique. Les tumeurs, les parasites (échinocoques ou autres), en un mot les corps étrangers vivants ou inanimés évoluant dans l'intimité d'un parenchyme, offrent une même tendance identique à suivre la même voie.

Les mouvements auxquels, à l'état normal ou pathologique, l'organe est condamné pendant la gymnastique générale du corps, d'autres raisons encore, tout accidentelles (origine embolique d'un certain nombre de ces lésions pyogéniques, fixées par conséquent non loin de la périphérie de l'organe, etc.) peuvent sans doute aussi expliquer, pour une part, ce curieux phénomène, si fréquent qu'il peut être considéré comme à peu près inévitable.

La conséquence pratique qui en découle, en clinique, est bien connue : il faut toujours rechercher à la périphérie de l'organe suspect les signes de la lésion soupçonnée. Pour ce qui est des collections purulentes, lorsque l'abcès gagne la surface d'un viscère, et qu'il atteint les parois fibro-musculo-cutanées qui le protègent, la traversée du pus parmi ces membranes n'est plus, d'ordinaire, qu'une minime affaire de temps. Des adhérences s'établissent, en vertu de l'extension de la zone inflammatoire défensive, qui sans cesse recule, se reformant sans cesse autour des empiètements de l'ennemi microbien.

Puis les aponévroses, les couches musculaires et enfin le

tissu cellulo-adipeux sous-cutané, l'hypoderme, sont détruits, digérés par les poisons du pus, et la peau bientôt se prend à son tour. Pour comprendre cette progression d'une lésion pyogénique à travers les couches successives des tissus superposés, (si dissemblables quant à leur structure, si différents quant à leur résistance mécanique), il faut, de toute nécessité, faire intervenir non seulement les microbes pathogènes, mais aussi, et surtout, leurs ferments digestifs, leurs diastases, et leurs poisons nécrosants, leurs ptomaïnes. La peau, malgré sa laxité et sa souplesse, va adhérer au niveau de la partie la plus saillante de la collection qui progresse. Une fois là, les éléments du pus, (microbes d'ailleurs aussi bien que leucocytes), ont vite fait d'infiltrer les mailles du derme, de résorber la graisse des cellules adipeuses. Souventes fois, les lacs lymphatiques, si riches à la face profonde du derme, et leurs canalisations vasculaires, tous ces réseaux blancs innombrables accumulés dans le derme et au-dessous de l'épiderme, servent à la diffusion des causes destructives.

L'invasion se fait de la profondeur vers la surface. Dans cette exode, tout sert, ou du moins peut servir de guide : canaux sudoripares, glandes sébacées, gaînes pilifères, houppes vasculaires des papilles, espaces conjonctivo-lymphatiques péri-nerveux, et même les lésions cutanées, déjà cicatrisées peut-être, qui furent la portée d'entrée des germes pyogènes, tout s'enflamme, tout se détruit.

C'est ainsi que l'abcès devient sous-épidermique. Alors, qu'il y ait ou non cette disposition dite *en bouton de chemise*, sur laquelle les chirurgiens insistent avec raison, le pus décolle l'épiderme, y produit des pustules plus ou moins volumineuses et la rupture a lieu. Elle laisse à nu une ulcération du derme, parfois entourée d'une plaque de sphacèle cutané aisément explicable par le large décollement des téguments infiltrés de pus et demeurés trop longtemps privés de sang oxygéné.

L'abcès après son ouverture. L'abcès est ouvert spontanément ou, plus souvent, grâce à l'incision libératrice. L'écoulement du pus s'établit, et produit chaque jour une quantité de liquide variable suivant telles ou telles circonstances, mais dont le maximum peut, dans les 24 heures, atteindre des chiffres presque invraisemblables, si l'on tient compte de la richesse constante du pus en cellules blanches. On voit, par exemple, des collections purulentes du sein (abcès aréolaires multiples), de la plèvre (pleurésies purulentes de la grande cavité), des membres ou du tronc (abcès phlegmoneux) donner issue, au moment de l'ouverture, à 500 gr., un litre de pus, et davantage. Puis, cette quantité peut être encore régulièrement sécrétée, chaque jour, si l'on n'intervient pas pour modifier l'intérieur de la poche purulente.

Or, la numération des leucocytes faite pour un liquide purulent peut donner 125,000 globules blancs par millimètre cube. On voit, par un simple calcul, les milliards d'éléments rejetés, en un jour, hors de l'organisme et à son détriment.

On comprend aussi quelle quantité innombrable de jeunes cellules blanches ont dû être créées, incessamment, par ce même organisme épuisé.

La *membrane pyogénique* représente une véritable membrane séreuse irritée ; elle ne diffère en rien, par exemple, du péritoine enflammé, après exposition à l'air ou aux infections microbiennes. Elle s'entraîne à une diapédèse excessive qui lutte à la fois contre d'anciens ennemis, (les micro-organismes, causes de la maladie) et contre de nouvelles sources de dangers, résultant de l'exposition du pus et de la poche à l'air extérieur (putréfactions saprogéniques du pus, réinfections secondaires).

C'est qu'en effet, s'il n'est pas détergé avec soin, le foyer purulent se putréfie aisément. De nouveaux germes, ceux logés à la surface de la peau et ceux qui flottaient dans l'air, sans compter ceux que, des mains, des instruments, ou des objets de pansement malpropres ont pu introduire, arrivent et vont se cultiver dans la poche pyogénique. Là, ils exalteront peut-être aussi la virulence des premières cultures ; en tout cas, ils sauront raviver les causes des désordres organiques et multiplieront, sans contredit, les chances mauvaises (septicémies secondaires).

Lenteurs de la cicatrisation. De son côté cependant, et malgré tout, l'organisme travaille encore ; il élimine, grâce à ses flots de pus, des flots de germes pathogènes et des amas de détritus élémentaires nécrosés. En outre, l'affaissement des parois produit par l'évacuation de la collection purulente permet à certaines parties de la surface intérieure de l'abcès de se rapprocher. Le tissu embryonnaire tapissant la face interne de la membrane pyogénique, ce tissu de granulation exubérant, élabore des bourgeons charnus ; il les pousse perpendiculairement aux surfaces, vers la paroi opposée, et peu à peu les accole, en fondant les unes dans les autres les expansions néo-vasculaires et les larges coulées d'éléments embryonnaires qui les accompagnent.

Ainsi, les parties tendent à compléter, de jour en jour, l'adhérence des parois. Tantôt, c'est régulièrement, de la périphérie vers le centre de l'abcès ; tantôt, c'est d'une manière irrégulière, quoique concentrique, et en formant des clapiers qu'il faudra déterger sans cesse et redresser.

Enfin, tous ces travaux comblent, par une réunion secondaire des bourgeons charnus, les béances de la cavité ; ils créent un tissu de cicatrice chargé de remplir plus ou moins vite les cavernes et les anciens décollements. Un jour arrive où, grâce à une sage direction imposée par la main du chirurgien, la plaie a pu bourgeonner suffisamment pour ne plus laisser de perte de substance ailleurs qu'au niveau de la peau rétractée. Lorsqu'autour de l'orifice d'ouverture on ne trouve plus qu'un jeune tissu cicatriciel en train de se recouvrir de minces couches épidermiques, on proclame que la suppuration est tarie ; la guérison définitive ne va pas tarder.

Des cicatrices vicieuses, des rétractions aponévrotiques, des déformations musculaires ou osseuses persisteront peut-être jusqu'à la fin de la vie, preuves trop fréquemment indélébiles des délabrements produits. L'anémie, l'épuisement prolongé des forces démontreront, longtemps encore, l'énormité des frais faits par l'organisme en vue de subvenir à cette lutte prolongée. Si l'organisme en est sorti victorieux, les développements dans lesquels nous sommes entrés démontrent que c'est bien aux cellules blanches qu'il le doit, à ces obscurs défenseurs, si largement sacrifiés par lui jusqu'à la dernière minute.

Destinées du pus

Nous venons d'étudier l'évolution la plus communément imposée par l'organisme aux collections purulentes. Il ne faudrait pas croire cependant que toute collection purulente doive nécessairement être éliminée ; ce serait une erreur.

Resorption totale ou partielle. Il arrive assez fréquemment que des foyers pyogéniques demeurent au sein de nos tissus, sans être évacués au dehors.

Deux issues sont alors possibles :

a). La collection se résorbe progressivement ; les éléments microbiens et cellulaires qui la composent, dégénérés, sont repris par les voies lymphatiques, grâce aux éléments phago-cytaires ; en même temps, le sérum du pus est résorbé par les espaces lymphatiques du tissu de cicatrice adjacent.

b). La résorption n'est qu'incomplète. Tantôt le sérum du pus est seul résorbé, donnant ainsi naissance à un magma de plus en plus desséché, (caséification du pus), l'abcès caséifié et enkysté étant capable de persister parfois indéfiniment. Tantôt, au contraire, la dégénérescence granulo-graisseuse du pus collecté est poussée à ses dernières limites; les matières grasses et les albuminoïdes s'émulsionnent dans le sérum, en même temps d'ailleurs que la virulence des cultures s'y éteint. Dans ce dernier cas, le pus forme, de préférence dans les cavités séreuses, une variété d'*épanche-ment chyliforme* dont nous aurons à parler prochainement.

En somme, le pus qui ne s'élimine pas au dehors, par n'importe quelle voie, se résorbe totalement et disparaît de la sorte en laissant des traces atrophiques révélatrices, ou bien subit des involutions dégénératives dont la plus impor-tante est, sans contredit, la *caséification*.

Ce dernier processus, dans lequel la dessication progressive du liquide purulent semble marcher de pair avec la dégéné-rescence graisseuse des matières organiques constituant les parties solides du pus, ne se rattache pas nécessairement à la nature tuberculeuse des lésions pyogéniques.(V. Pl. IV, *fig.* 3).

Réciproquement, un grand nombre de collections purulentes causées par le bacille tuberculeux, loin de présenter les caractères classiques du pus caséeux, sont constituées par un liquide séro-purulent (pus séreux), pauvre en éléments dégénérés et riche en liquide. Il est bon d'ajouter que ces collections purulentes tuberculeuses contiennent cependant, d'ordinaire, un nombre plus ou moins considérable de grumeaux caséeux. Ces petits blocs flottent dans le liquide et entraînent, au milieu de leurs éléments nécrosés, des colonies, souvent riches, de bacilles de Koch ; ces abcès séreux sont presque toujours inoculables avec succès, sinon colorables par les réactifs appropriés ([1]).

Nous n'avons pas à nous occuper ici des *abcès séreux* sous-cutanés, collections inflammatoires dépouillées, sans doute dès leur début, des éléments caractéristiques du pus, c'est-à-dire des éléments cellulaires. Ces abcès séreux, objets de litige pour la plupart des chirurgiens modernes, ne sont pas encore assez connus, assez déterminés pour nous arrêter

---

([1]) Une excellente *méthode de coloration des bacilles tuberculeux* applicable à tous les liquides et à tous les tissus, même après leur conservation dans le liquide de Müller est la suivante :

1º Faire séjourner les lamelles chargées du liquide ou les coupes au sortir de l'alcool, dans un bain de liquide de Ziehl (solution phéniquée de rubine). Prolonger, suivant les cas, ce bain 1 heure à 24 heures.

2º Passer la lamelle ou la coupe dans un bain de permanganate de potasse à 1, 50 pour cent.

3º La plonger immédiatement dans un bain de solution aqueuse concentrée d'acide sulfureux et fraîchement préparée, (la préparation extemporanée d'une solution forte d'acide sulfureux est facile : verser goutte à goutte l'acide chlorhydique dans un récipient à demi rempli d'une solution de bisulfite de soude ; le gaz qui se dégage barbotte dans un vase plein d'eau).

4º Laver largement à l'eau. Renouveler, autant que nécessaire, les deux bains successifs de permanganate et d'acide sulfureux.

5º Alcool absolu, quand la décoloration de la coupe est à peu près complète.

6º Xylol.

7º Baume.

On peut, si l'on veut une double coloration, passer (avant 5º) par une solution aqueuse de bleu de méthyle.

dans notre étude d'ensemble. Il s'agit vraisemblablement d'épanchements séreux du tissu conjonctif n'ayant aucun rapport avec l'histoire des suppurations véritables.

Réveil des suppurations éteintes. — Bref, le pus qui ne s'élimine, ni ne se résorbe, demeure enkysté au milieu des tissus et devient un corps étranger, banal lorsque les germes pathogènes y ont succombé, toujours dangereux néanmoins, (surtout lorsqu'il a quelque rapport avec la tuberculose), par l'appel de nouveaux germes qui peut se produire dans tout foyer phlogogène éteint (réinfections secondaires). Le réveil des foyers inflammatoires anciens, les phlegmasies pyogènes à répétition ne sont pas rares. Citons, pour exemple, les amygdalites phlegmoneuses réitérantes ; les adénopathies et arthropathies, tuberculeuses ou non, récidivantes ; les pleurésies purulentes partielles, (surtout interlobaires), ré-infectées par poussées successives, etc.

Nous comprendrons mieux, de la sorte, combien peut être difficilement obtenue, dans certains cas, l'extinction définitive d'un foyer purulent, même parfaitement détergé. Les abcès pelviens d'origine utérine et les foyers d'ostéo-myélite suppurée des membres, qui nécessitent trop souvent des interventions chirurgicales réitérées, en sont, il me semble, les preuves cliniques les plus convaincantes.

Chapitre V

—

EXSUDATS INFLAMMATOIRES

SOMMAIRE

§ I. — *Caractères généraux des exsudats.*

Les diverses modalités anatomiques des exsudats inflammatoires peuvent se retrouver dans n'importe quel département spécialisé du tissu conjonctif. Exsudats purulents, fibrineux, séro-fibrineux, séreux, hémorrhagiques, chyliformes.

Les membranes, particulièrement les membranes séreuses, se prêtent le mieux à l'étude des exsudats.

§ II. — *Exsudats inflammatoires des membranes séreuses.*

1° *Exsudats fibrineux.* — Au début, l'inflammation fibrineuse d'une séreuse s'identifie avec celle d'un tissu connectif banal. La première conséquence est la création d'une cavité réelle, laquelle est comblée par les produits phlogogènes.

La péricardite aiguë naissante peut servir d'exemple. Etude détaillée des lésions avant le quatrième jour : état des travées fibro-vasculaires fondamentales, lésions de la surface endothéliale ; dislocations, troubles trophiques subis par les endothéliums de revêtement ; modes d'implantation des arcades fibrineuses sur la surface fibreuse dénudée ; situation des microbes pathogènes.

Structure de fausses membranes fibrineuses ; fibrilles et blocs, espaces inter-pseudo-membraneux.

Adhérence de la fausse membrane primitive. Origines et modes de

Destinées des adhérences : atrophie et résorption ; symphyses des séreuses; rôle protecteur de certaines adhérences. Stéatose, artérialisation ; hyperplasies conjonctives et scléroses ; calcification des adhérences.

2° *Exsudats séro-fibrineux, sérosités inflammatoires*. — Les sérosités normales sont peu connues, vu leur minime proportion.

Les analyses publiées ont trait à des sérosités pathologiques. *Epanchements péricardiques*.

Les *sérosités pleurétiques* peuvent servir de modèle. Epanchements séro-fibrineux de la plèvre ; leurs caractères physiques et chimiques; les causes d'erreur pour le diagnostic des lésions. Couleur, densité des liquides pleurétiques ; leur importance diagnostique.

Leur coagulabilité ; fibrine et fibrinogène.

Examen histologique, *a*) extemporané, *b*) méthodique. Microbie ; cultures ; inoculations. Toxicité expérimentale des liquides pleurétiques.

Examen chimique des épanchements pleuraux; importance pratique de ces recherches. Dosage de la fibrine ; nécessité du dosage du fibrinogène.

Recherche et dosage des diverses albumines ; pleurites séreuses et hydrothorax. Sérum-albumine et sérum-globuline ; leurs rapports.

Dosage des sels. Sels de chaux et sels de potasse; importance des sels de chaux. Origine inflammatoire des pleurésies séreuses et de l'hydrothorax démontrée par la chimie.

Les *ascites*. Leur nature inflammatoire. L'œdème du péritoine et l'hydrothorax ont la même signification.

Les caractères physiques de l'ascite ; examen histologique ; les cultures et les inoculations sont habituellement négatives.

Examen chimique : fibrine et fibrinogène, présence constante du fibrinogène souvent non spontanément coagulable. Albumines de l'ascite, indications qu'elles fournissent au diagnostic et au pronostic. Matériaux solides de l'ascite.

L'ascite est une hydro-péritonite, subaigüe ou chronique suivant les cas. Ascites curables de la cirrhose. Urée, graisses, sels de l'ascite; sels de chaux, leurs proportions variables.

Liquides de *l'hydrocèle vaginale*, leur analyse chimique démontre leur nature inflammatoire.

I. — CARACTÈRES GÉNERAUX DES EXSUDATS.

Fidèles à la méthode qui nous a conduits jusqu'ici et qui consiste à étudier successivement les détails de l'Expérience de Cohnheim, nous arrivons aux *exsudats* qui accompagnent l'hyperdiapédèse.

Nous avons vu la sortie des globules blancs se compliquer de la transsudation des autres parties constitutives du sang, à travers les parois vasculaires. Le plasma s'échappe donc, se mélange avec la lymphe interstitielle et remplit peu à peu les mailles du tissu conjonctif bientôt gorgées de matériaux liquides. Certaines de ces substances se précipitent et constituent, sinon la totalité, au moins la plus grande partie des blocs et des filaments de fibrine qu'on trouve associés, en proportions variables, aux globules diapédésés.

Ainsi formée par suite d'une série de modifications chimiques que nous passerons bientôt en revue, la *fibrine du sang* ne composera pas à elle seule la totalité des fausses membranes accolées à la surface d'une séreuse enflammée ; la *lymphe* proprement dite, ce *milieu intérieur*, puissamment nourricier, contient aussi des substances albuminoïdes précipitables et susceptibles de donner naissance à de la fibrine fibrillaire.

Il est enfin vraisemblable qu'un certain nombre d'éléments cellulaires, frappés à mort brusquement par la poussée inflammatoire contemporaine des phénomènes exosmotiques en question, contribuent pour leur part à la formation de l'exsudat fibrineux : ce qui équivaut à attribuer une origine multiple à cet exsudat.

La question s'élargit davantage encore si l'on considère l'ensemble des exsudats inflammatoires, que ceux-ci soient logés dans les interstices du tissu conjonctif, à la surface des membranes séreuses, dans l'intérieur des gaînes synoviales, ou même, comme nous le verrons plus tard, à la surface des membranes muqueuses.

On reconnaît alors que les diverses variétés du tissu conjonctif sont susceptibles d'être infiltrées autrement que par des blocs ou filaments de fibrine ou par les éléments du pus ; prises en bloc, les inflammations exsudatives du tissu conjonctif peuvent, en effet, être fibrineuses, purulentes, séro-fibrineuses, séreuses, hémorrhagiques ou même chyliformes.

Les *membranes* sont, de toutes les régions spécialisées du tissu conjonctivo-vasculaire, les plus favorables à l'étude des exsudats inflammatoires. Chacune de leurs trois variétés (membranes séreuses, membranes muqueuses et membrane cutanée) est également exposée aux diverses causes d'inflammation ; chacune, en réagissant, exhale à sa surface des produits complexes et se couvre d'exsudats ; mais leur structure sépare radicalement les membranes séreuses, tissu simple, endothélialisé, des deux autres qui constituent, en réalité, des organes complexes, étalés en surface, et recouverts de cellules épithéliales.

Il y a donc un intérêt réel à commencer par les *inflammations des membranes séreuses* l'esquisse que nous voulons tenter des exsudats inflammatoires, quitte à renvoyer au chapitre « Epithéliums dans l'inflammation » les lésions des membranes muqueuses et de la peau.

D'autres avantages résultent encore de cette scission : au niveau d'une séreuse, les détails des lésions histologiques sont aisément accessibles aux différentes techniques ; leurs diverses causes (infections, affections de voisinage, etc.), apparaissent souvent à première vue ; enfin, elles peuvent servir à souhait les idées pathogéniques sur lesquelles s'appuie la pathologie générale de l'inflammation.

Ajoutons que la prédominance fréquente des symptômes qui révèlent ces lésions impose, en clinique, une physionomie toute particulière aux maladies inflammatoires des membranes séreuses et réalise comme une entité morbide, une sorte de *maladie d'organe,* pour chacune des séreuses atteinte en particulier. Il n'est pas jusqu'à certaine thérapeutique, médico-chirurgicale, réclamée maintes fois même d'urgence, par ces affections exsudatives, qui ne justifie amplement l'autonomie dont elles jouissent dans le cadre des maladies du tissu conjonctif.

II. — INFLAMMATION DES MEMBRANES SÉREUSES

I. — EXSUDATS FIBRINEUX

Toute membrane séreuse, ou pour mieux dire toute région d'une membrane séreuse qui s'enflamme, commence par se dépouiller de son endothélium, en même temps que l'hyperdiapédèse des leucocytes s'effectue à travers les vaisseaux nourriciers de la membrane et dans l'intimité de ses espaces conjonctifs interstitiels. Il ne s'agit encore, en somme, que d'un tissu conjonctif légèrement spécialisé, un revêtement continu de cellules fixes endothélialisées limitant une *cavité virtuelle*, créée par glissement d'organes sous-jacents. Le processus inflammatoire qui y débute ne diffère en rien de l'appareil phlogogénique habituel, déjà décrit à propos du tissu conjonctif ordinaire.

Un peu plus tard, lorsque le processus inflammatoire aura pris son allure continue, progressive, la physionomie des lésions acquerra quelques caractères spécifiques, ressortissant, pour la plupart, à la formation d'une *cavité réelle* pleine de produits phlogogènes, tassés entre les deux feuillets de la membrane séreuse.

Nous avons déjà vu (p. 78.) les endothéliums à l'œuvre dans l'inflammation expérimentale d'une séreuse. Nous savons que la cause phlogogène, mise en contact direct avec la face endothéliale des cellules fixes de revêtement, les altère de différentes façons, (nécrose aigüe, tuméfaction hypertrophique, dégénérescence granulo-graisseuse, etc.), les desquamant, ou les recollant, suivant les cas, en totalité ou en partie sur leurs couches fibreuses fondamentales.

Les endothéliums tombés dans la cavité de la séreuse y vont mourir ou végéter, formant ainsi des cellules géantes à noyaux multiples ([1]) ou des cadavres inertes fibrinoïdes. Celles d'entre ces cellules qui survivent s'accrochent à toute aspérité qu'elles rencontrent et, avant que la karyokinèse n'ait pu commencer dans les éléments conjonctifs irrités, elles

---

([1]) CORNIL et RANVIER. — *Histol. path.* T. I, p. 506.

tendent à reformer à la surface de la membrane une couche unique, continue, d'énormes cellules endothéliales.

Or, pendant cette série de modifications subie par les endothéliums, c'est-à-dire pendant les 24 à 72 premières heures, nous savons que la membrane a supporté encore bien d'autres désordres : 1° l'*hyperdiapédèse* s'y est produite dans son intimité, aussi bien qu'à sa surface ; et 2° des *exsudats fibrineux* s'y sont accumulés.

C'est précisément sur ces exsudats fibrineux, déposés àla surface, que les endothèles vivants et hypertrophiés (Ranvier) vont s'efforcer d'étaler un vernis protoplasmique réparateur. Ce travail de cicatrisation, presque contemporain du début des lésions inflammatoires, est une évolution réactionnelle qui ne doit pas être confondue avec les processus phlegmasiques proprement dits, mais qui les double aussitôt nés et jette un certain trouble dans la conception moderne des lésions inflammatoires.

La cavité de la séreuse, virtuelle à l'état normal, existe en fait dès qu'une inflammation quelconque envahit la membrane. On peut dire qu'elle se produit avec la désquamation de la première cellule endothéliale, en même temps que l'hyperdiapédèse des leucocytes, sitôt que la première goutte de plasma sanguin ou lymphatique parvient à se coaguler à la surface de la membrane.

Que l'on accepte ces données théoriques, et tout ce qui va suivre s'expliquera aisément. Depuis le premier moment du molimen inflammatoire jusqu'aux extrêmes limites de la réparation, la séreuse redevient un simple tissu conjonctif banal, soumis aux mêmes désordres, apte aux mêmes régénérations que n'importe quelle autre variété de travées connectives moins différenciées. S'il en est ainsi, il va être aisé d'étudier méthodiquement la série des lésions inflammatoires d'une séreuse, en suivant l'ordre habituel. Pour en fixer l'ensemble il est bon de prendre un exemple : la péricardite aigüe nous servira à ce propos.

La péricardite aigüe naissante peut servir d'exemple ; étude des lésions exsudatives du début. — Une *péricardite aigüe* toute récente, c'est-à-dire ne datant pas encore de plus de trois jours, n'étant donc pas encore soumise aux phénomènes réactionnels de la karyokinèse et des néo-formations vasculaires (v. p. 60 et 80), se présente de la façon suivante :

A l'œil nu, la surface de l'épicarde est dépolie par places, un peu rugueuse. On voit même, en certains points, quelques membranes molles, d'un blanc jaunâtre, d'un aspect réticulé, d'inégale hauteur, trop peu épaisses cependant, d'une manière générale, pour cacher complètement la couleur et la vascularisation exagérée des couches sous-épicardiques.

Ces fausses membranes, humides encore, adhèrent légèrement à la séreuse, mais d'une manière indiscutable, sur un grand nombre de points ; quelques-unes, libres, flottent dans la cavité péricardique au milieu d'une faible quantité d'un liquide trouble, jaune citrin, onctueux, collant aux doigts. Ce liquide, ou sérosité inflammatoire, contient un grand nombre de leucocytes, vivant encore ou déjà morts, visibles au microscope, des hématies encore fraîches ou déjà altérées (état crénelé, déformations multiples des globules rouges) et parfois des microbes dont la présence plus ou moins difficilement constatable n'est bien mise en valeur que par l'expérimentation et les cultures sur milieux appropriés.

Les pseudo-membranes flottantes forment des flocons peu volumineux, irréguliers, déchiquetés, friables quoique élastiques. Souvent le feuillet pariétal de la séreuse, à moins de circonstances exceptionnelles, ne présente à ce moment que des altérations minimes ou presqu'aucune lésion, du moins appréciable à l'œil nu.

Il est nécessaire d'examiner, à cette phase du début, les altérations histologiques de la séreuse, parce que, dans quelques heures, vers le cinquième jour, les désordres auront augmenté et se seront totalement modifiés, bien qu'au premier aspect il semble qu'il ne s'agisse que de quelques couches pseudo-membraneuses surajoutées aux précédentes.

Au microscope, l'inflammation de la séreuse est encore pure, si l'on peut ainsi dire, et ce qu'on aperçoit permet de tirer quelques déductions importantes.

1º Au niveau de ses couches fibroïdes fondamentales, la séreuse (dont l'épaisseur normale varie suivant les points), est le siège d'une hyperdiapédèse intense ; les espaces conjonctifs périvasculaires, et même les autres, contiennent un nombre plus ou moins considérable, toujours exagéré, de cellules blanches polynucléaires, ou mono-nucléaires ; souvent des globules rouges (hémorrhagies interstitielles) ont accompagné les blancs dans leur exode.

Les cellules fixes, les endothéliums interstitiels, les espaces et les vaisseaux lymphathiques sont distendus par une lymphe trop riche en cellules blanches et souvent coagulée (exsudats fibrino-leucocytiques interstitiels et lymphatiques).

Les vaisseaux capillaires et les veinules sont plus apparents, plus gorgés de sang que normalement.

2º A la surface de la membrane épicardique, les lésions sont de deux ordres.

a) Les endothéliums de revêtement (étalés, comme on sait, sur une couche unique, continue,) sont déformés, les uns totalement décollés, les autres en partie soulevés, et laissent à nu la couche fibroïde sous-endothéliale. Avec leurs noyaux tuméfiés et leur protoplasma distendu, clair ou granuleux, ces éléments, isolés, sphériques ou polymorphes, se montrent méconnaissables.

b) Ils semblent avoir été disloqués, séparés violemment les uns des autres et de la couche fibroïde sous-jacente, pour

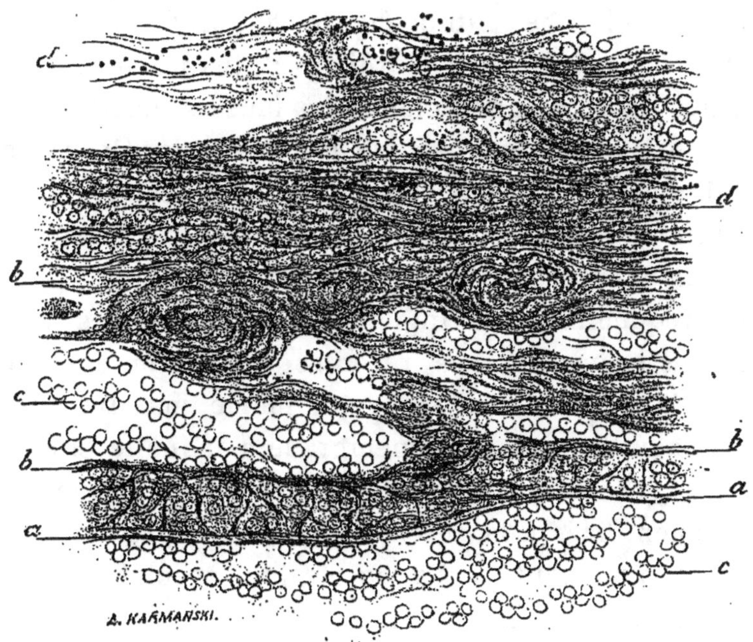

Fig. 111. — *Péricardite aiguë récente (troisième jour). Formation des fausses membranes. Infiltration microbienne.*

a, surface de l'épicarde (lame fibroïde sous-endothéliale).
b, exsudats fibrineux dont le plus profond dessine une lame parallèle à l'épicarde.
c, globules rouges épanchés dans le tissu cellulo-adipeux sous-épicardique ainsi que dans les interstices des fausses membranes exsudées.
d, microbes.

permettre, de place en place, à la fibrine exsudée de prendre ses points d'attache.

C'est qu'en effet les exsudats fibrineux dont nous étudierons bientôt la structure, s'implantent manifestement sur la couche fibrineuse sous-endothéliale et lui adhèrent intimement. Cette insertion (v. *fig.* 3) se fait par des séries d'arcades plus ou moins régulièrement espacées et les attaches en sont perpendiculaires à la surface de la membrane dénudée (*a, b, fig.* 3).

L'exsudat fibrineux, riche en globules blancs et rouges, apparaît en outre, dans des circonstances bien déterminées, infiltré de microbes pathogènes (*d, fig.* 3). Ces microbes, souvent assez rares ('), sont d'ordinaire plus nombreux dans les couches les plus superficielles des fausses membranes, c'est-à-dire dans les régions à la fois les plus éloignées de la membrane et les plus récemment formées. Il n'est même pas rare de ne les trouver qu'à la surface de l'exsudat.

Structure des fausses membranes fibrineuses. — On peut ainsi fréquemment distinguer, parmi les couches successives des fausses membranes récentes, une première couche de fibrine fibrillaire condensée ou même massive formant, à une faible distance de la membrane à laquelle elle demeure assez régulièrement parallèle, comme une coque primitive solidement fixée à la séreuse par les arcades fibrineuses signalées plus haut (²). La coloration spéciale donnée à la

---

(¹) Il m'est arrivé, par exemple, à plusieurs reprises, de ne rencontrer sur les coupes d'une péricardite naissante secondaire à la pneumonie aiguë, qu'un ou deux pneumocoques au milieu ou à la surface d'un exsudat tout récent.

(²) Plusieurs observations de péricardite aiguë très récente (pneumonie, bronchopneumonie, fièvre typhoïde) démontrent le mode d'insertion habituel des exsudats fibrineux à la surface à l'épicarde.

La couche pseudo-membraneuse la plus profonde lui demeure parallèle et en reste distante de 20 à 25 μ. — De la face profonde de cette cloison se détachent de place en place, des prolongements fibrineux perpendiculaires à la séreuse, et assez régulièrement espacés (25 μ, 50 μ). Ainsi se trouvent constituées des sortes d'arcades ou de voûtes irrégulièrement rectangulaires. Sur quelques points, les colonnes fibrineuses ne sont séparées les unes des autres que par l'épaisseur d'une ou deux grosses cellules, endothéliums pour la plupart, reconnaissables à leur forme anguleuse ou vaguement arrondie, à leur gros volume, à leur noyau pâle mesurant 8 à 10 μ grossièrement nucléolé.

L'insertion du filament fibrineux sur la séreuse dénudée se fait, selon les points qu'on

fibrine par les réactifs habituels ([1]), l'aspect hyalin, brillant, des blocs fibrineux condensés, les fibrilles ténues anastomotiques et réticulées de la fibrine fibrillaire, toute facilite, à première vue, le diagnostic de pareilles lésions.

Le reste de l'exsudat fibrineux est composé de blocs denses, irréguliers, contournés, manifestement brassés par les mouvements des organes sous-jacents à la séreuse.

Ces blocs se tiennent les uns les autres et forment ainsi des couches successives, d'une épaisseur variable, séparées à intervalles irréguliers, par des espaces inter-pseudo-membraneux, sortes de fentes ou de lacunes remplies de fibrilles de fibrine lâches, et d'éléments cellulaires ; parmi ces derniers, on reconnaît aisément des globules rouges et des leucocytes poly-nucléaires.

Souvent, avec des coupes fines on peut décomposer sans

---

examine : tantôt brusquement, à pic, la colonnette hyaline s'étalant à peine par un petit renflement entre deux grosses cellules arrondies, sans aucune transition appréciable entre la lame fibreuse et le placard fibrineux ; tantôt par l'intermédiaire d'un petit bloc ou plateau fibrineux accolé exactement à la lame fibreuse, bien distincte cependant.

Cette disposition des fausses membranes en coque fibrineuse limitant une sorte d'espace sous-pseudo-membraneux reposant sur la surface même de la séreuse peut se constater sans peine et sur toute l'étendue d'une coupe, sans ou à peu près sans arrêts. C'est ainsi, par exemple, que j'ai pu la suivre mainte fois sur plus de 500 μ de long, ce qui donne à penser qu'elle reconnait quelque raison déterminante habituelle et qu'elle doit jouer un rôle dans l'adhérence des fausses membranes à la surface de la séreuse.

Le nombre des cellules (endothéliums et leucocytes) accumulées dans ces espaces sous-pseudo-membraneux est souvent extrême. Il prédomine d'une manière manifeste sur celui des cellules blanches et des cellules connectives épanchées hors de la séreuse entre les autres couches de fausses membranes, et sur celui des divers éléments cellulaires reconnaissables dans le tissu cellulo-adipeux sous-épicardique.

([1]) La fibrine est remarquablement bien différenciée par le picro-carmin de Ranvier. Qu'il agisse rapidement (pièces durcies dans l'alcool) ou lentement (après séjour des pièces dans le Müller), le picro-carmin donne à la fibrine la plus massive comme aux fibrilles les plus ténues une coloration rouge marron très typique.

Pour les pièces durcies dans le Müller (qui a l'avantage de conserver le volume des masses fibrineuses et de respecter le sang), une bonne technique consiste, après coloration des noyaux des éléments par l'hématoxyline, à faire séjourner la coupe 24 heures

peine ces gros blocs fibrineux, (qui forment en réalité la plus grande masse des fausses membranes), en une série de lamelles ou mieux de tractus fibrineux enroulés en tourbillons et accolés en amas compacts. Dans ces amas, quelques fentes ténues, anguleuses, souvent minimes et contenant un ou plusieurs éléments nucléaires, globules blancs pour la plupart, parfois aussi quelques orifices arrondis, taillés à pic, ressemblant à des vacuoles et qui résultent peut-être de la technique employée (lames fibrineuses fenêtrées).

Enfin, la surface de l'exsudat, telle qu'on l'a trouvée au moment de l'autopsie, (alors qu'il n'existait pas encore ou qu'il n'existait qu'à peine un peu d'adhérence entre le feuillet viscéral, le premier pris d'ordinaire, et le feuillet pariétal respecté ou déjà envahi), apparaît, sur la coupe, sinueuse, irrégulièrement découpée.

Telles sont les lésions exsudatives au début, alors qu'il

---

dans une solution aqueuse légère d'*éosine* (teinte fleur de pêcher). (v. Pl. I, *fig.* 2). La fibrine y prend un ton rosé-jaune ; un peu flou, des plus caractéristiques. (Monter dans le baume au xylol après passage par alcool absolu, créosote, xylol).

Enfin la *Méthode de Weigert* colore spécialement la fibrine.

Méthode de Weigert pour la coloration de la fibrine.

1° préparer une solution aqueuse saturée à chaud de violet de méthyle 5 B.

2° mélanger dans un verre de montre :

    huile d'aniline 1 goutte,

    alcool absolu q. s. pour dissoudre l'huile,

    4 à 5 grammes de la solution de violet récemment préparée.

3° faire séjourner la coupe (provenant d'un tissu durci à l'alcool et non pas au Müller) pendant 3 à 10 minutes.

4° passer la coupe au *Gram fort* (a) 2 à 3 minutes.

5° décolorer progressivement la coupe (fixée sur la lame) à l'aide d'un mélange de xylol (1 partie) et huile d'aniline bien claire (2 parties). — La fibrine seule reste colorée en bleu intense (quelques microbes aussi).

6° laver au xylol.

7° monter dans baume au xylol.

(a) La solution forte de Gram s'obtient en mélangeant : solution de iodure de potassium à 5 °/₀ avec iode métallique en excès.

s'agit d'une inflammation fibrineuse bien franche, c'est-à-dire non pyogénique.

L'aspect des exsudats naissants ne change pas sensiblement au niveau de la plèvre, du péritoine, ou d'une séreuse quelconque, exception faite, bien entendu, pour les méninges cérébro-spinales dont la structure et, par suite, les lésions inflammatoires diffèrent radicalement de celles des autres membranes séreuses.

Peut-être aussi le péritoine présente-t-il également quelques différences. Sa surface d'exsudation et sa richesse vasculaire si remarquables, les viscères qu'il recouvre, et en particulier les anses intestinales (¹) si largement et si irrégulièrement mobiles, suffisent amplement pour expliquer ses lésions un peu plus spéciales. L'ensemble des désordres y reste à peu près le même au début, ainsi qu'ultérieurement d'ailleurs, lorsqu'arrivera la phase des restaurations vasculaires (²).

(¹) On peut citer, en effet, la formation facile de larges fausses membranes, minces ou épaisses, étendues sous forme de voiles à la surface des intestins, autour des replis épiploïques, parfois même dans toute la largeur du détroit supérieur du petit bassin, comme cela s'observe journellement dans la péritonite exsudative.

En outre, l'extrême laxité des parois abdominales et la surface considérable offerte par la séreuse aux exsudats expliquent peut-être aussi les paquets énormes de fausses membranes fibrineuses que l'on peut, parfois, rencontrer accumulés dans les régions sus et sous-hépatique ; (péritonites prégastriques, péritonites rétro-utérines, etc).

(²) La similitude ou l'unicité des lésions aiguës fibrineuses se poursuit jusque dans une foule de détails anatomo-pathologiques macroscopiques sur lesquels nous n'avons pas à nous étendre ici, puisqu'on les trouve dans tous les Traités de Pathologie. C'est ainsi, pour ne prendre qu'un exemple, que tous les auteurs s'accordent à reconnaître que les fausses membranes se fixent et s'accrochent de préférence au niveau des régions les plus irrégulières, les plus anfractueuses de la séreuse enflammée, et non pas forcément aux points les plus déclives (ceux où les lois de la pesanteur devraient les amener, s'il n'y avait pas quelque autre raison plus puissante de fixation *in loco dolenti*). Sans doute, les flocons fibrineux flottant dans l'épanchement inflammatoire se déposent au bas de la séreuse ; mais les foyers les premiers couverts de fausses-membranes adhérentes correspondent toujours aux régions primordialement enflammées.

Les détails qui précèdent étaient nécessaires ; ils nous suffiront pour nous permettre d'aborder quelques problèmes intéressants, au point de vue de l'anatomie pathologique générale des processus inflammatoires dont nous poursuivrons dorénavant l'étude.

Adhérence de la fausse membrane primitive à la surface dénudée de la séreuse. — Le moment est arrivé ou l'on doit se demander comment et pourquoi la fausse membrane récemment produite adhère à la surface de la séreuse. Plus tard, dans quelques heures, lorsque cette membrane séreuse enflammée réagira et, redevenue à peu près l'égale d'un tissu conjonctivo-vasculaire quelconque, poussera en avant, au milieu des blocs fibrineux enchàtonnés à sa surface, un véritable tissu de granulation, la question de l'adhérence n'aura même plus besoin d'être posée. Actuellement, elle a une réelle importance, comme on va s'en rendre compte.

Pourquoi la fibrine précipitée à la surface de la séreuse lui adhère-t-elle, sinon aussitôt produite, au moins après quelques instants ? Les faits vont répondre. La fibrine, substance albuminoïde particulière, étrangère à l'organisme sain, dont nous allons être obligés de nous occuper bientôt puisque nous la retrouvons au milieu de tant de processus inflammatoires, une fois précipitée, s'accole à toute surface inégale au contact de laquelle elle se trouve. Les expériences physiologiques abondent pour démontrer cette règle et, tout mécanisme théorique mis à part, on peut affirmer que la *précipitation* de la fibrine du sang en filaments fibrillaires et son *adhérence* à toute surface autre que l'endothélium normal des vaisseaux, sont deux phénomènes physico-chimiques corrélatifs.

Qu'on admette, pour le moment, que la fausse membrane

fibrineuse qui se fixe à la surface d'une séreuse enflammée n'est autre chose que le plasma sanguin transsudé avec les leucocytes hors des vaisseaux. La coagulation de cette substance au contact de la paroi de la séreuse se produirait inévitablement, puisqu'elle a quitté son lit endothélial. Cette paroi elle-même étant dénudée par le fait du molimen hyperdiapédétique qui a brutalement rompu la barrière endothéliale, l'adhérence de la fibrine à la surface du feuillet fibroïde de la séreuse pourrait être considérée logiquement comme un accident physico-chimique pour ainsi dire normal. Malheureusement pour les idées théoriques, le phénomène paraît moins simple que je viens de l'esquisser.

Exsudats fibrineux interstitiels. — Qu'on examine une coupe d'une séreuse quelconque récemment enflammée, et l'on trouvera non seulement à la surface, mais sur une foule de points, dans l'épaisseur même de la membrane fibreuse fondamentale, des blocs de fibrine coagulée accumulés dans les espaces interstitiels, souvent aussi dans les vaisseaux lymphatiques (Wagner, Cornil et Ranvier ([1]). Fréquemment même, la partie adhérente de la fausse membrane tient directement à des lames fibrineuses enclavées dans l'épaisseur de la séreuse et constitue de la sorte un tout homogène. Ce n'est donc pas seulement à la surface, mais également dans l'intimité de la membrane séreuse, que la précipitation de la fibrine s'est effectuée. En un mot, l'exsudat fibrineux s'est formé dans la membrane séreuse et à sa surface, sous l'influence de la poussée phlogogène qui frappait ce tissu conjonctif spécialisé. Si l'exsudat est plus considérable à la surface, si les lésions qui vont en découler prédominent ul-

---

([1]) Cornil et Ranvier. (*loc. cit.* T. I, p. 506) ont vu les lymphatiques sous pleuraux et sous péritonéaux gorgés de fibrine fibrillaire.

térieurement, c'est affaire de structure et d'attributions physiologiques perturbées.

En poussant un peu plus loin le raisonnement, on comprendrait comment l'exsudat fibrineux *doit* adhérer à la surface de la séreuse enflammée. Pour cela, il faut se rappeler les lois qui président à l'inflammation de tout tissu conjonctif et se dire que la séreuse enflammée est destinée à subir les mêmes évolutions organopathiques que celles imposées à tout autre département conjonctivo-vasculaire. Puisqu'elle est enflammée, ses cellules fixes interstitielles, ses endothéliums, ses vaisseaux capillaires se sont modifiés de forme ; leur vitalité a dû s'amoindrir ou s'exagérer, et par conséquent les travées fibroïdes sous-endothéliales ont souffert au même titre que les fibrilles de tout tissu conjonctivo-vasculaire touché par une cause phlogogène.

La preuve irrécusable qu'on en peut fournir, c'est l'apparition prochaine de nouveaux vaisseaux et de tissu embryonnaire prédominants, sinon circonscrits à la surface endothéliale de la séreuse enflammée, dans la seconde phase ou période réactionnelle que nous allons bientôt étudier.

La membrane séreuse, à l'instar du plus banal tissu conjonctif, végète-t-elle dès le quatrième, cinquième jour ? c'est, à n'en pas douter, que ses éléments constitutifs, ou que certaines de ses parties fondamentales ont été profondément désorganisées.

Nous aurons l'occasion d'étudier plus tard (voy. inflammations et hypertrophies) les lois biologiques qui président à ces évolutions réparatrices.— Pour le moment, il nous sera permis de conclure sans plus ample informé :

a) que la surface endothéliale de la séreuse, lorsqu'une inflammation l'atteint, est toujours désorganisée ;

b) que l'inflammation la plus légère frappant une membrane séreuse doit adultérer telles ou telles de ses cellules endothéliales de revêtement et justifier par là même l'exsudation puis l'adhérence de fausses membranes fibrineuses à sa surface ;

c) que la plus minime inflammation d'une séreuse, si tant est qu'elle puisse être reconnue en clinique humaine, serait celle qui, décollant à peine un petit nombre de cellules endothéliales, produirait quelques minces couches pseudo-membraneuses au niveau de la partie atteinte, et les restaurerait *sans néo-formations vasculaires et sans karyokinèse,* par conséquent avant le quatrième jour ;

d) enfin, qu'au delà de ce degré minime, toute inflammation suivie d'une végétation vasculaire, même la plus discrète, implique nécessairement un certain degré de lésions destructives, subies au préalable par les cellules fixes et les faisceaux connectifs des travées fondamentales sous-endothéliales ([1]).

Les termes que nous venons d'employer sont, à proprement parler, ceux qui s'appliqueraient à l'étude de la réunion immédiate aseptique d'une plaie. L'unicité anatomo-physiolo-

---

([1]) Cependant les auteurs qui acceptent, avec l'école allemande, la division méthodique des exsudats fibrineux en *croupaux* et *diphthéritiques* décrivent ces deux variétés d'inflammation aussi bien à la surface des membranes séreuses qu'au niveau des membranes muqueuses ou de la peau.

Le plus grand nombre des inflammations fibrineuses de la plèvre, du péricarde, etc., seraient croupales, autrement dit respecteraient absolument la surface du derme connectif sous-endothélial. Les inflammations diphthéritiques, (celles qui entameraient la surface des lames fibreuses) représenteraient même l'exception.

L'organisation des fausses membranes, qui est cependant de règle jusque dans les formes légères, me paraît être d'une interprétation difficile, si l'on accepte l'intégrité de la couche fibreuse sous-endothéliale, alors même que l'on admettrait la doctrine des *Equivalents d'espace* (voy. à ce sujet le chap. Hypertrophies et inflammation ; et consultez WEIGERT. — Art. Entzündung, *loc. cit.*)

gique du tissu conjonctivo-vasculaire corrobore ces remarques.

En pathologie humaine, l'inflammation d'une membrane séreuse quelconque, guérie en trois jours, constitue un mythe, ou du moins la clinique hésite à la décrire.

L'inflammatiou d'une séreuse est d'abord endothéliale. — L'anatomie pathologique doit donc l'ignorer. Elle a, par contre, d'autres problèmes à résoudre. Elle a le devoir, par exemple, de se demander si tout est expliqué maintenant qu'elle sait comment la fibrine exsudée adhère à la membrane séreuse.

L'enquête lui a révélé que le tissu fibroïde fondamental de la séreuse doit être lésé ; elle ne lui a pas dit pourquoi cette lésion semble prédominer à la surface, au dessous de la couche endothéliale. Il faudra en chercher les preuves et, s'il y a lieu, les raisons. Ensuite, on verra que la question de l'exsudat fibrineux n'est pas totalement résolue. On devra, en effet, se demander de quels matériaux est composé l'exsudat fibrineux, s'il ne s'agit que du plasma sanguin transsudé et s'il n'y a pas d'autres substances annexées.

On le voit, dès que l'on peut aborder quelques-uns, et les plus simples, des points de l'anatomie pathologique générale, on se trouve en face d'une foule de problèmes complexes, s'enchaînant réciproquement et dont les solutions sont, il faut le reconnaître, le plus souvent controversées.

Conservons, pour le moment, deux questions dignes d'intérêt : *a)* les travées fibroïdes fondamentales d'une séreuse sont-elles, quand la membrane s'enflamme, lésées au même degré dans toute l'épaisseur de l'organe, ou bien les altérations aiguës, du début, prédominent-elles à la surface ?

b) quelle est la composition d'un exsudat fibrineux ?

Causes et mécanisme des lésions endothéliales du début.
— La solution de la première question est beaucoup plus
grosse de conséquences qu'elle ne paraît au premier abord.
Elle jugerait, tout simplement, la pathogénie des inflammations des membranes séreuses. Se demander, en effet,
par où commencent les lésions de la pleurésie, par exemple,
c'est se demander si cette maladie est toujours secondaire,
ou en d'autres termes si elle n'est jamais primitive ; bref,
c'est prendre parti dans une des questions les plus discu-
tées de la science médicale.

Il faut pourtant accepter des données indiscutables ; la
grande séreuse viscérale, que le développement de l'être a
segmenté en trois loges distinctes, la cavité pleuro-périto-
néo-péricardique n'est qu'un vaste espace lymphatiqne cloi-
sonné ; comme tel, il a les mêmes propriétés et les mêmes
défauts que tout espace lymphatique : il est apte à recueillir
une foule de poisons et d'ennemis vivants qui peuvent cir-
culer dans l'organisme et passer par les voies lymphatiques.

Sans doute, les organes sous-jacents à sa membrane fibroïde
réagissent sur lui, à l'état normal (par leur circulation sanguine corticale) comme à l'état pathologique, et le cadre
des lésions séreuses secondaires et contiguës aux lésions
viscérales est extrêmement vaste.

Cependant, quand on y prête quelque attention, on ne
tarde pas à voir que nombre de maladies aiguës et chroniques
de la plèvre, du péricarde, du péritoine même n'ont aucune
corrélation *directe* (¹) avec un état organopathique quelcon-

---

(¹) Il est bien évident que l'on ne saurait mettre en doute la propagation excessivement fréquente des lésions viscérales au feuillet séreux sous-jacent ; les pneumonies, la
tuberculose sous toutes ses formes, l'infarctus pulmonaire et la gangrène, les entérites
aiguës et les lésions du foie sont trop connues comme causes d'inflammations séreuses.

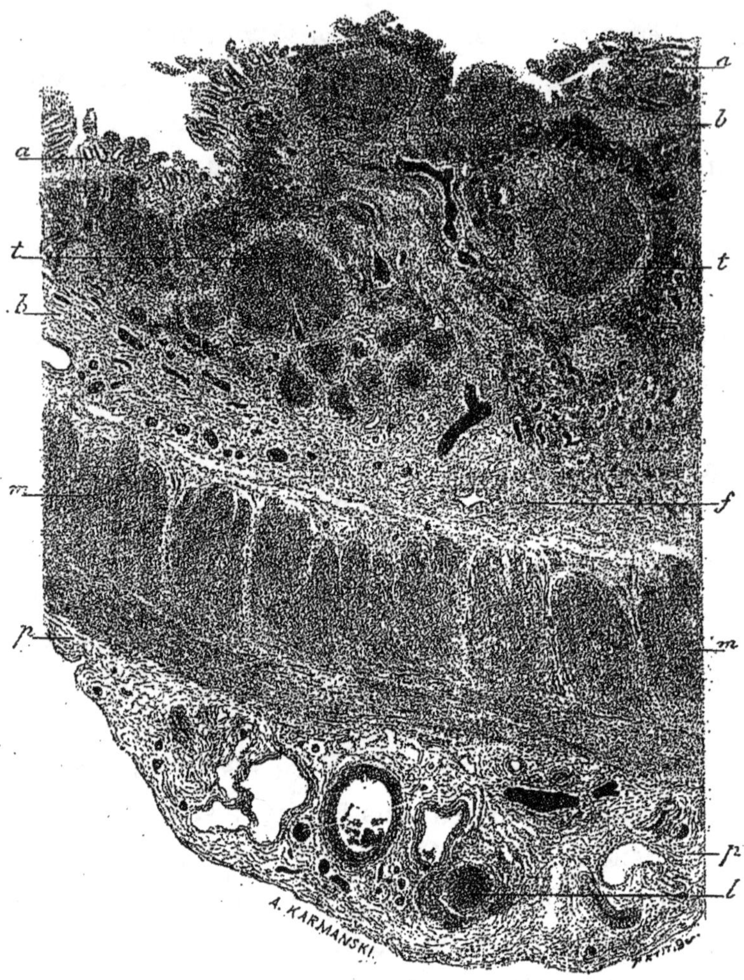

Fig. IV. — *Tuberculose chronique ulcéreuse de l'intestin,*
lymphangite tuberculeuse sous-séreuse.

Coupe d'un intestin grêle au voisinage d'une plaque de Peyer.

Ulcération tuberculeuse de l'intestin en voie d'élimination. Gross : $\frac{20}{1}$.

a, muqueuse intestinale à peu près intacte à gauche de la préparation, largement envahie à droite par
les lésions inflammatoires ulcératives de nature tuberculeuse.

b, b, couche sous-muqueuse extrèmement épaissie, infiltrée par plusieurs foyers tuberculeux séparés les
uns des autres par un tissu conjonctivo-vasculaire enflammé.

f, sclérose péri-tuberculeuse de la partie profonde de la couche sous muqueuse. On voit au centre de
cette plaque fibreuse une veine largement béante.

m, m, couche musculeuse paraissant intacte à ce niveau.

p, p, couche séreuse, sous-péritonéale.

l, un vaisseau lymphatique volumineux bourré de matière caséeuse. Le chylifère est oblitéré par les produits de culture bacillaire ; il est entouré d'un manchon inflammatoire irrégulièrement cylindrique
également en voie de caséification.

t, t, ilots tuberculeux disséminés dans la sous-muqueuse sous forme d'amas caséeux, peu nucléés, entourés
d'une zône fibroïde, claire, peu ou à peine vasculaire. De larges placards embryonnaires s'étalent

que des viscères sous-jacents. On sait par exemple, depuis longtemps, que la tuberculose la plus étendue de l'intestin grêle ou du cœcum n'est pas la cause la plus habituelle des péritonites subaiguës ou hydropéritonites bacillaires, alors même que les vaisseaux lymphatiques sous-séreux seraient profondément infectés. (V. *fig*. IV, 1.)

La culture primitive des microbes pathogènes dans la cavité séreuse est fréquente. — Citer encore la fameuse pleurésie *a frigore* dont nos pères faisaient le champ clos de leurs luttes théoriques, serait, actuellement, après les discussions retentissantes de l'Académie de médecine, faire choix d'un mauvais exemple. Il y a peu de maladie dont la pathogénie soit plus incertaine que la *pleurésie franche aiguë* (¹). Toutefois, les pleurésies et les péricardites rhumatismales, l'immense majorité des péricardites aiguës infectieuses, un nombre incommensurable de péritonites aiguës également infectieuses débutent, d'une manière bien manifeste, par la surface

---

Toutefois il est bon de remarquer que, même dans ces conditions pathogéniques si précises qui font d'un grand nombre de pleurésies et de péritonites des maladies secondes, la culture intra-séreuse des germes ou l'accumulation des poisons phlogogènes peut, seule, expliquer la diffusion des lésions aux deux feuillets de la séreuse. La plèvre pariétale, le sac péricardique ne sont alors pris que consécutivement à la présence, à l'intérieur de la séreuse, des substances inflammatoires. La réciproque est également vraie dans les cas, plus rares, d'une inflammation séreuse débutant par son feuillet pariétal (péricardite pariétale secondaire à la pleurésie médiastine, pleurésie diaphragmatique par propagation des lésions péritonéales périhépatiques, etc.)

(¹) Nos pères, dont on ne saurait trop louer cependant les efforts, et qui ont singulièrement aplani le terrain sur lequel évoluent la Médecine et l'Hygiène contemporaines, ayant cité le *coup de froid*, avaient tout dit. La question est, de l'aveu de tous, aujourd'hui, beaucoup plus complexe. Alors même que les recherches ultérieures démontreraient que *toute pleurésie franche aiguë se développe sur un terrain tuberculisé*, il n'en demeurerait pas moins acquis : 1º que nombre de cas sont purs de toute lésion tuberculeuse, et stériles quant au bacille de Koch ; 2º que souvent le liquide épanché contient des germes phlogogènes banals (streptocoques ou staphylocoques, bacille de la grippe, b. coli, etc.) ; 3º que l'état du parenchyme pulmonaire sous-jacent est souvent incapable d'expliquer la forme, la durée, l'évolution de la pleurite.

endothéliale de la membrane séreuse. Quand nous parlerons des inflammations subaiguës, végétantes des séreuses, nous dirons de même et nous montrerons que leur cause la plus fréquente de toutes, la tuberculose, n'y évolue pour ainsi dire jamais de la profondeur vers la surface endothéliale, mais que le contraire est peut-être la règle.

Le transport des microbes pathogènes, quand il est possible, est si aisé que la propagation par continuité à travers les couches fibroïdes de la séreuse semble être une conception au moins inutile, alors même que la pleurite serait, par exemple, méta-pneumonique et causée sinon par les mêmes germes, au moins par les descendants immédiats et directs du pneumocoque de Talamon-Fraenkel.

L'anatomie pathologique confirme cette manière de concevoir le processus. — D'ailleurs, l'examen méthodique d'une membrane séreuse enflammée montre volontiers dès le début une prédominance manifeste des cellules blanches et des microbes hors des couches fibroïdes fondamentales. Souvent même, dans les formes de moyenne intensité, l'œil est frappé de l'état d'intégrité presque complète du tissu fondamental de la séreuse, encapuchonnée de fausses membranes fibrino-leucocytiques.

Enfin, dès les quelques jours suivants, la végétation vasculaire se fait, d'ordinaire, non pas dans la totalité de l'épaisseur de la séreuse, mais bien à la surface, parmi les couches les plus superficielles et surtout au milieu des zones pseudo-membraneuses adhérentes à la surface (v. Pl. I, *fig. 2 c* et *nv*).

Seules, peut-être, de toute cette pléiade de lésions aiguës, certaines pleurésies infectieuses, véritables broncho-pneumo-pleurésies graves, non tuberculeuses, rapidement végétantes et sclérosantes, semblent envahir d'emblée la totalité du système lymphatique pleuro-pulmonaire et, par conséquent, toute l'épaisseur de l'un, souvent même des deux feuillets de la séreuse. C'est dans ce groupe que rentrent les pneumonies pleurogènes remarquablement étudiées par le Professeur Brouardel ([1]).

Encore ces types rares d'inflammation totale d'une séreuse ne rentrent-ils qu'indirectement dans les maladies aiguës que nous avons actuellement en vue.

Inflammations aiguës primitives des séreuses. — L'inflammation aiguë d'une membrane séreuse peut donc, considérée en elle-même, être absolument *primitive*, c'est-à-dire constituer la première et même l'unique manifestation apparente d'une maladie aiguë, infectieuse le plus ordinairement. On doit faire quelque réserve à propos de la notion anatomo-pathologique actuelle, défendue par certains auteurs qui considèrent le sac lymphatique comme souvent pris d'emblée au niveau de son feuillet endothélial, alors que le feuillet fibreux ne serait que secondairement atteint. Ce qui est véridique pour une pleurésie secondaire, par exemple, peut être parfaitement erroné quand il s'agit d'une pleurite primitive aiguë. Dans ce cas, la couche endothéliale étant frappée la première au niveau des deux feuillets, les phénomènes vasculaires et l'hyperdiapédèse peuvent n'être que la manifestation secondaire du procédé inflammatoire, un premier stade réactionnel qui s'effectue à une certaine distance du point contaminé.

Ainsi s'expliqueraient l'exceptionnelle rareté des microbes pathogènes logés entre les mailles fibreuses du sac lympha-

---

[1] BROUARDEL. Note sur la pneumonie interstitielle qui accompagne la pleurésie. Bull. soc. médic. hôp. 1872.

tique et l'intensité des lésions destructives subies par les cellules endothéliales.

Etat organopathique des viscères sous-jacents. — Il va sans dire que les viscères sous-jacents peuvent, pour leur part, subir le même traumatisme infectieux sans pour cela qu'il faille établir, en pathogénie, une corrélation nécessaire entre les deux séries de lésions, ni voir des conséquences là où, effectivement, il ne s'agit maintes fois que de coïncidences et mieux, pour utiliser un mot ancien excellent ici, de pures sympathies organiques.

Acceptons donc la déchéance primitive d'une séreuse comme possible, même sous forme d'un état organopathique de la membrane secondaire à une maladie infectieuse. Cette infection causale, par le fait, peut n'être devenue pathogène pour la séreuse en question qu'*à distance* et non par propagation, par contiguité de tissus ou d'organes.

Origine et mode de formation de la fibrine dans les exsudats

Cette réhabilitation des membranes séreuses méritait de nous arrêter quelques instants. Maintenant qu'elles ont une réelle autonomie, d'ailleurs acceptée par un grand nombre des auteurs modernes (¹), on peut se demander comment s'effectuent et en quoi consistent les *exsudats fibrineux* qui se déposent à leur surface.

Dire que la *fibrine du sang* compose, avec les globules blancs et avec une moindre quantité de globules rouges, la masse de l'exsudat fibrineux, c'est éluder la question posée ;

(¹) Jaccoud. — Pathologie interne, T. II, p. 585.

Dieulafoy. — Pathologie interne, T. I, p. 269. Maladies de la plèvre.

car il faut se demander alors en quoi consiste la fibrine ainsi
exsudée.

La plus grande quantité de l'exsudat est, en effet, formée de
blocs ou filaments fibrineux ; les globules blancs sont surtout
accumulés à la surface des fausses membranes et les rouges
y flottent au hasard, dans les interstices.

L'*origine* de la fibrine des exsudats inflammatoires n'est
pas suffisamment établie. Il est bon de noter, d'ailleurs, que
les physiologistes et les chimistes en sont actuellement encore à rechercher l'origine même, la nature et le mode de
formation de la fibrine du sang normal ([1]).

Coagulation du sang ; fibrine et fibrinogène. — Que sait-
on donc de précis sur la *coagulation du sang* ? Ceci, qui
laisse encore place, comme on va le voir, aux hésitations des
savants :

a) Le plasma sanguin, normal et bien vivant, au moment
où il s'échappe des vaisseaux en même temps que les globules ([2]), ne contient pas de fibrine. Il semble même, si l'on en
juge par les travaux les plus récents, ne pas contenir encore
la *matière fibrinogène,* cette substance albuminoïde qui deviendra la fibrine en se coagulant. L'expérience de Heynsius ([3]) paraît irréprochable à cet égard.

([1]) A. GAUTIER. — *Chimie*, T. III, p. 146, 371, 403 et suiv.

BEAUNIS. — *Traité de Physiologie*, T. I, p. 412, 3e édition, 1888.

([2]) Les analyses chimiques du plasma sanguin indiquant que ce liquide contient 3 substances albuminoïdes *a*) le fibrinogène ; *b*) la sérumglobuline ; *c*) la sérine (ou scrum
albumine) composée de 3 substances l'α, la β, et la γ, portent sur un plasma nécessairement mortifié et imbibé des substances exhalées hors des globules du sang.

([3]) L'expérience de Heynsius démontre l'*origine globulaire du fibrinogène* et, par
suite, de la fibrine du sang. Elle consiste à priver de leur plasma, par lavages successifs, au moyen de solution glacée de sel marin à 2 °/o, les globules sanguins recueillis
vivants. Si l'on ajoute du sérum à ce sang privé de plasma, on obtient, à 40°, en quelques minutes, un caillot sanguin à peu près identique à celui qu'aurait spontanément
donné le sang initial. (GAUTIER. — *Chimie*, T. III, p. 405).

b) La formation de la fibrine (¹) et la coagulation du sang sont la conséquence d'altérations physiologiques, histo-chimiques et physiques subies par la totalité du sang, plus spécialement, peut-être même uniquement par les leucocytes et par les hématies (Mantegazza, Heynsius, A. Gautier).

c) La matière fibrinogène (plasmine de Denis de Commercy), le fibrinogène, est une substance albuminoïde définie, non spontanément coagulable, qui se crée aux dépens de la matière protoplasmique des éléments figurés du sang (hématies, leucocytes, hématoblastes), au moment où ces derniers commencent à succomber. Le fibrinogène est donc un produit de décomposition, né de l'agonie, sinon même de la mortification de certains éléments cellulaires. Or, comme la lymphe et le chyle, privés à peu près complètement de globules rouges, à l'état normal, se coagulent à l'instar du sang en donnant naissance à la fibrine, il est logique de considérer les globules blancs (ainsi sans doute que les hématoblastes d'Hayem) comme les *générateurs du fibrinogène*. Les masses innombrables de leucocytes diapédésés à la surface des exsudats fibrineux des membranes séreuses apparaissent, dès lors, comme des éléments *nécessaires* à la production des fausses membranes fibrineuses.

d) La *formation de la fibrine* ou, pour plus d'exactitude, la coagulation du fibrinogène (²) exige, pour se produire, deux

---

(¹) On sait qu'*il n'y a pas une*, mais *plusieurs fibrines*, toutes distinctes, et par conséquent d'une formule non absolument adéquate, (fibrine artérielle, fibrine veineuse, différant toutes deux de celle obtenue au repos, sans battage ; fibrine des jeunes animaux, fibrine du cheval, fibrine des anémiques, etc.)

(²) A l'état frais, la *fibrine* contient 80 pour 100 de son poids d'eau. Cette imbibition peut être obtenue à nouveau avec la fibrine desséchée, devenue cornée et cassante.

conditions adjuvantes également indispensables : la présence de *sels de chaux* en suffisante quantité ([1]) dans le milieu ambiant, (A. Gautier, Arthus et Pagès) et, secondement, l'influence d'un ferment spécial, ferment du fibrinogène, *ferment-fibrine*, dont la nature et la composition chimique sont encore mal déterminées. (A. Smidt).

e) Ainsi comprise, la fibrine qui ne peut se former qu'à la condition de la présence simultanée du fibrinogène, des sels de chaux et du ferment-fibrine, n'est qu'un degré plus avancé encore des produits de désintégration des matières albuminoïdes exhalées des globules blancs : c'est une *matière morte*, inapte aux élaborations biologiques et destinée à disparaître dans un temps plus ou moins rapproché. L'anatomie pathologique démontre du reste qu'il en est ainsi, quel que soit la région, ou le tissu, au niveau duquel la fibrine s'est précipitée.

Ferment du fibrinogène (ferment fibrine). — En y regardant d'un peu près, ce ferment du fibrinogène ne serait lui-même, de l'aveu de son inventeur A. Schmidt, qu'une matière albuminoïde spéciale, une globuline ([2]) qui sortirait sous l'influence du plasma sanguin, hors du protoplasma des globules blancs *après* l'extravasation du sang des vais-

---

C'est une substance albuminoïde, plus riche en azote (17,34 °/o) que l'albumine et que la sérine, et dont les cendres (1,9 °/o) contiennent surtout du phosphate tribasique de chaux (1,7 °/o), un peu de carbonate de chaux, de la magnésie, du soufre, et du fer. A. Gautier démontre que la fibrine est un composé de globulines, solubles dans les solutions de sel marin et unies à d'autres substances albuminoïdes.

([1]) Arthus et C. Pagès. — Il suffit de recevoir dans une solution légère aqueuse d'oxalate de potasse (0,9 °/o) le sang vivant, pour empêcher sa coagulation spontanée ; les sels de chaux du sang sont précipités ; en ajoutant à ce sang décalcifié quelques gouttes de chlorure de calcium, on le coagule aussitôt.

([2]) Le protoplasma du globule blanc contient (A. Gautier. — *Loc. cit.* p. 371) quatre substances albuminoïdes : *a*) une nucléo-albumine, l'hyaline de Rovida, analogue à la

seaux, par conséquent une fois la mort du sang accomplie.

Ce ferment coagulant, qui, comme tel, doit être une substance organisée (¹), sans doute une matière albuminoïde, une toxalbumine (dont la toxicité n'a guère encore été étudiée), ne semble agir, comme les autres ferments coagulants (²), que sur des matières albuminoïdes mortes.

Explication théorique de la formation des exsudats fibrineux. — Ces données un peu ardues acceptées, l'explication théorîque de la formation des exsudats fibrineux dans les séreuses, devient relativement facile. Les idées régnantes au sujet du mécanisme de la coagulation du sang lui servent de guide ; formation de la fibrine dans les exsudats inflammatoires et coagulation du sang sont, en effet, deux phénomènes connexes, on peut même dire deux manifestations identiques d'un même processus, ce sont les co-effets de la mort de certains éléments cellulaires faisant partie constitutive du tissu conjonctivo-vasculaire.

La seule différence, si tant est qu'elle existe, consisterait en ce que, dans la coagulation du sang extravasé hors de ses vaisseaux, les substances albuminoïdes précipitables quittent ostensiblement le protoplasma des cellules blanches

---

mucine ; *b*) une albumine semblable à celle du sérum ;*c*) une lympho-globuline α, (coagulable à 5⁰),et *d*) une lymphoglobuline β qui paraîtrait constituer le *ferment* en question.

(¹) A. GAUTIER, *Loc. cit.* p. 746. — Les ferments coagulants rendent insolubles les albuminoïdes solubles. La *chymosine* coagule le lait ; le ferment du *myosinogène*, coagule la myosine. (certaines plantes possèdent des ferments coagulants : l'artichaut, le poivre noir, le Wthania coagulans).

(²) BEAUNIS. — *Loc. cit.* p. 417. Il s'agit peut-être, en somme, d'un albumine toxique comparable à celle décrite par Roux et Yersin dans la biologie du bacille de Löffler, douée comme on sait, d'un pouvoir fortement coagulant des globules blancs. On retrouve un pouvoir coagulant analogue dans le protoplasma d'éléments cellulaires appartenant à diverses espèces animales et végétales. (Levure de bière, spermatozoïdes, etc).

(A. Schmidt), des globules rouges (Heynsius, Landois (¹)) ; et des hématoblastes (Hayem) pour lancer dans le plasma, à distance, leurs filaments fibrillaires.

La même constatation n'est pas aisée dans l'intimité des processus inflammatoires exsudatifs à la surface d'une séreuse (²) ; mais aucune raison ne s'oppose à ce qu'on y admette les mêmes phénomènes.

Les belles recherches du professeur Hayem sur la coagulation du sang (³), celles de Bizzozero, les travaux de A. Schmidt, qui sont pour ainsi dire aujourd'hui la base même de toutes les théories de la coagulation du sang, la presque unanimité des mémoires des chimistes et des physiologistes (Lussana, Heynsius, Landois, A. Gautier, Halliburton (⁴) etc.), établissent la même donnée fondamentale :

(¹) LANDOIS. — a décrit la *fibrine du stroma,* sorte de fibrine provenant directement du stroma des globules rouges (sang défibriné de lapin se coagulant dans un sérum de grenouille).

(²) V. cependant les travaux de Weigert, Cornil, Toupet sur la formation des exsudats fibrineux.

(³) HAYEM. — (*Loc. cit.*) démontre par une suite imposante d'expériences, poursuivies à travers la série animale, l'existence des *hématoblastes,* leur origine lymphogénique, leur friabilité excessive, leur présence constante au centre même et dès le début de l'apparition des premières fibrillations fibrineuses (carrefours hématoblastiques, et leur réticulum fibrineux centrifuge).

Il est certain que si l'on tient compte d'une part de la rapidité avec laquelle le sang extrait des vaisseaux se coagule normalement (2ᵉ-5ᵉ minute), et d'autre part, de la résistance très grande des globules blancs vivants, on ne peut s'empêcher d'admettre avec Hayem, qu'au début de la coagulation du sang, les globules blancs n'ont rien à voir, topographiquement parlant, avec la formation du fin réticulum fibrineux apparaissant dans les lacs plasmatiques. Les premiers filaments fibrineux proviennent bien des points nodaux décrits par tous les histologistes dans les intervalles des colonnes de globules rouges. C'est là que le fibrinogène et son ferment entrent en collision, là qu'Hayem trouve, isole et colore ses hématoblastes, là que se manifestent les premières altérations histo-chimiques du sang.

(⁴) Pour Halliburton, le ferment du fibrinogène sort des globules blancs et consisterait en une globuline fabriquée à l'intérieur des ganglions lymphatiques.

l'influence décisive des éléments cellulaires du sang dans la formation de la fibrine. Nous verrons que les anatomo-pathologistes vont plus loin et accordent la même influence à d'autres éléments cellulaires.

Les hésitations qui demeurent, ne portent guère que sur des points de détails. Est-ce que, comme le veulent A. Schmidt et ses élèves, les *leucocytes éosinophiles,* c'est-à-dire les vieux globules blancs du sang, possèdent seuls la propriété de produire le fibrinogène et le ferment-fibrine ?

Faut-il attribuer ces désordres graves aux seuls hémato-blastes d'Hayem et aux plaquettes de Bizzozero, leurs proches parents ? La question, tout intéressante qu'elle soit, s'efface devant ce résultat acquis, qui nous sert de base solide pour l'étude des exsudats inflammatoires : *la fibrine résulte de la mort d'éléments connectifs* ([1]).

Origine des fausses membranes fibrineuses. — Il en est certainement de même pour la fibrine des exsudats inflammatoires, interstitiels, aussi bien que pseudo-membraneux.

L'origine de cette fibrine paraît, au premier abord, des plus simples : l'hyperdiapédèse existant au niveau d'un foyer inflammatoire, les globules du sang entraînent avec eux leur fibrinogène et leur ferment-fibrine. En outre, si tant est qu'il possède normalement aussi du fibrinogène, une suffisante quantité de plasma sanguin les accompagne pour parfaire la masse de l'exsudat. La coagulation suivra bientôt cette invasion des tissus conjonctivo-vasculaires. La cavité de la

---

([1]) Nous n'avons pas besoin de rappeler que l'unicité de tissu conjonctivo-vasculaire embrasse la totalité des éléments, blancs ou rouges, mobiles ou fixes, vivant dans ses divers départements.

membrane séreuse, s'infiltrera d'autant plus aisément de la masse exsudée que ses couches endothéliales se sont désquamées sous le coup du traumatisme histo-chimique, souvent toxi-infectieux, révélateur de la maladie ([1]).

Ainsi comprise, la pathogénie des inflammations exsudatives des séreuses permet d'expliquer, sans plus amples développements :

a) la possibilité d'un appel réitéré de substances fibrinogènes à la surface des fausses membranes déjà produites ; et leur accumulation centripète à la face interne des deux feuillets enflammés.

b) l'épaisseur des couches successives de pseudo-membranes, variable suivant l'intensité première et l'extinction plus ou moins rapide de la cause phlogogène.

c) la facilité pour les exsudats fibrineux de se concentrer sur un point circonscrit de l'un ou des deux feuillets de la membrane séreuse atteinte, et la circonscription hâtive des lésions.

d) l'immobilisation (ankylose aiguë des séreuses) immédiate, possible d'un département envahi, alors même que les viscères sous-jacents seraient doués d'une notable mobilité (poumon, foie) et même d'une contractilité très grande (anses intestinales, auricules, oreillettes du cœur, trompe de Fallope ([2]).

([1]) Les expériences physiologiques démontrent que le contact du fibrinogène avec une surface rugueuse, un corps étranger, favorise singulièrement la précipitation de la fibrine du sang. Freund (vase oint de vaseline) a pu, inversement, retarder beaucoup la coagulation. L'état dépoli d'une séreuse au début de l'inflammation hâte la formation des fausses membranes, dès l'apparition de l'hyperdiapédèse.

([2]) Nous chercherons plus tard l'explication de l'état pathologique des muscles sous-jacents aux séreuses enflammées.

e) pour une membrane séreuse donnée, la richesse des exsudats en fibrine sera proportionnelle à l'intensité du processus inflammatoire. Les propriétés physiologiques de la membrane expliquent la présence nécessaire d'une certaine quantité de sérosité (minime, lors d'inflammation aiguë fibrineuse) unie à l'exsudat fibrineux.

Exsudats hypérinosiques des séreuses.— Les considérations qui précèdent n'expliquent pas certains détails qui frappent l'observateur le moins prévenu.

C'est ainsi, par exemple, que l'énorme quantité de fibrine exsudée parfois à la surface d'une grande séreuse, comme le péricarde, ne trouve pas aisément sa raison d'être dans les notions anatomo-physiologiques courantes. Lors même de la maladie le plus inflammatoire, dans le cours du rhumatisme articulaire aigu, ou de la pneumonie, la proportion du fibrinogène, et par conséquent de la fibrine que l'on pourrait théoriquement extraire des quatre kilogrammes et demie de sang hypérinosique ([1]) qui composent la réserve totale du corps humain, ne saurait approcher des masses fibrineuses épanchées dans la plèvre, le péricarde, et, à plus forte raison, dans le poumon, comme nous le dirons quand nous étudierons la pneumonie.

La leucocytose a beau s'accuser alors, l'hyperplasie des globules blancs n'approche pas de celle qui accompagne les maladies pyogéniques (fièvre de suppuration) dans lesquelles, précisément, la fibrine est très peu abondante au milieu des foyers purulents. Sans doute, les hématologistes ont démontré, avec Malassez, Hayem, Potain, que les

---

([1]) A l'état normal, la teneur de la lymphe en fibrine est de 2,05 pour *mille*, celle du chyle de 1,96 pour 1000 ; celle du sang varie entre 2,2 — 2,8 — 3,93 pour 1000.

globules blancs augmentent dans le sang en même temps que le fibrinogène ; mais alors les globules rouges et les hémato-blastes, ces deux générateurs de la fibrine, y diminuent si-multanément de nombre, tout en s'adultérant (Hayem).

Intervention des éléments connectifs dans les formations pseudo-membraneuses. — Pour comprendre cette évolution paradoxale, et pour expliquer aussi les lésions anatomo-pathologiques, force a été de faire intervenir d'autres élé-ments dans la formation de la fibrine.

Virchow déjà, le premier peut-être, avait pu annoncer que l'origine du fibrinogène doit avoir des corrélations avec la désassimilation du tissu connectif (¹).

Lussana ne craignit pas d'affirmer que la fibrine provient de la décomposition vitale des tissus, particulièrement du tissu conjonctif et du tissu musculaire.

Gràce aux techniques perfectionnées de la science mo-derne les histologistes confirmèrent ces données théoriques. On trouve dans les exsudats fibrineux, des blocs hyalins coa-gulés, secs et cassants, privés de noyaux et n'ayant plus de forme déterminée ; on a pu démontrer qu'il s'agit là de cada-vres de cellules conjonctives (endothéliums ou cellules fixes) frappées de mort soudaine et *fibrinifiées* sur le champ. Or, ces masses présentent tous les caractères histo-chimiques de la fibrine massive, vasculaire ou non. (*Coagulations' Né-crose* (²) de Weigert).

(¹) Virchow.— « Pathol. cellulaire » (*loc. cit.*) p. 194, pour lui, la fibrine produite par les tissus malades est résorbée par les lymphatiques, puis déversée dans le sang. Si l'inflammation détermine une quantité trop considérable de fibrinogène, la substance demeure et se précipite (exsudats inflammatoires). Il y a en même temps leucocytose.

(²) L'étude complète de la *nécrose coagulante* de Weigert sera faite d'autre part. Il nous suffit, pour le moment, de rappeler les caractères distinctifs attribués par l'éminent anatomo-pathologiste à cette lésion nécrosique. Pour qu'une substance quelconque puisse être dite atteinte de nécrose coagulante, il faut : 1° que les parties mortifiées

Il n'est pas une coupe de membrane séreuse enflammée qui ne montre dans les mailles interstitielles de ses travées fondamentales quelques traînées brillantes, anguleuses, dépourvues de noyau, ayant parfois conservé la forme, la direction, les anastomoses même des cellules connectives ou des endothéliums qui devraient normalement s'y rencontrer encore et qui y font défaut : cellules nécrosées qui, lorsqu'elles sont accumulées à la surface de la séreuse, contribuent à former les lamelles fibrineuses originelles de l'exsudat ([1]).

Il n'est pas jusqu'aux leucocytes diapédésés en excès à la surface de la séreuse qui ne puissent, et ne doivent même, une fois atteints de la même nécrose hypertoxique aiguë, s'accoler à la fibrine trabéculaire, lamellaire ou même fibrillaire. Ainsi se constituera la masse solide, homogène, destinée bientôt à représenter la fausse membrane vieillie, friable et granuleuse attendant l'heure des élaborations hyperplasiques interstitielles.

Toutefois, pour Weigert, la nécrose fibrineuse des leucocytes ne peut guère se montrer à la surface des séreuses qu'à une condition : que les endothéliums protecteurs de la membrane aient également subi pour leur part, et peut être même d'une façon simultanée, la mortification coagulante ([2]).

---

présentent l'aspect de la fibrine coagulée; 2º que les éléments atteints ne montrent plus de noyau colorable par n'importe quel procédé ; 3º que le protoplasma de la cellule soit coagulé. WEIGERT. — *Realencyclop.* IVº Bd. p. 342, et Congrès international 1884.

([1]) TOUPET. — (*loc. cit.* p. 20) croit même pouvoir démontrer la provenance nucléaire d'une partie au moins de la fibrine épanchée à la surface du péritoine, expérimentalement enflammé. Le noyau des cellules en voie de transformation, frappé de mort soudaine, fournirait les premiers filaments fibrineux.

([2]) Cette transformation fibrineuse ou nécrose coagulante des leucocytes ne préjuge en aucune façon le mécanisme de la coagulation du fibrinogène dans le sang ou la lymphe. Il 'agit tout simplement d'une façon spéciale de *dégénérescence inflammatoire*, com-

S'il était établi que les leucocytes servent à composer l'exsudat fibrineux, leurs masses accumulées incessamment à la surface des nouvelles couches de fausses membranes expliqueraient sans peine la rapidité parfois extraordinaire de ces formations. L'abondance de la fibrine n'aurait plus rien de mystérieux. En outre, l'hyperdiapédèse jouant son rôle dans le dépôt de la fibrine, la prédilection des fausses membranes pour le feuillet viscéral des séreuses trouverait simplement sa raison dans la grande richesse de sa vascularisation.

Rôle de la fibrine dans les exsudats inflammatoires

Ceci dit, et avant de passer à la phase secondaire des lé-sions exsudatives, on peut encore utiliser la présence des pseudo-membranes fibrineuses, adhérentes déjà mais non encore vasculaires, et fixer en quelques mots les différents rôles remplis par la fibrine dans les exsudats inflammatoires. On pourra ensuite en rechercher les destinées ultimes.

Cette substance étrangère à l'organisme, ainsi accolée à la face interne de toute membrane séreuse (y compris l'endocarde et la longue canalisation endothéliale des vaisseaux sanguins et lymphatiques), se trouve, par le fait seul qu'elle existe, appelée à jouer un rôle dans les processus inflammatoires consécutifs. (V. Pl. II. *fig*. 1).

Immobilisation d'organes. Circonscription de lésions aiguës. — La fibrine exsudée *immobilise* les parties auxquelles elle

---

mune, d'après Weigert, non seulement à tout protoplasma cellulaire, mais encore à diverses substances organiques.

Ici, le rôle protecteur de l'endothélium est identique à celui que nous accorderons bientôt aux épithéliums de revêtement des muqueuses et de la peau. (V. épithéliums dans l'inflammation).

adhère de plus en plus intimement, à mesure que sa dessication s'accuse. Les deux feuillets de la plèvre, par exemple, fixés l'un à l'autre par la couche de fausses membranes fibrineuses, perdent leur jeu de glissement, condition défavorable à la circulation générale du sang dans le poumon et source de congestions pleuro-pulmonaires secondaires qui n'iront pas sans influencer en mal l'évolution générale de la maladie (¹).

Par contre, nous avons vu que comme pour une plaie aseptique, dans une séreuse chimiquement enflammée (nitrate d'argent, Exp. de Ranvier), la fibrine épanchée au niveau des lames fibro-conjonctives sert de support aux hypertrophies irritatives des cellules endothéliales desquamées. (V. p. 52); elle guide même leurs expansions restauratrices produites aux dépens du protoplasma.

Une perforation vient-elle à s'effectuer à travers les couches d'une membrane séreuse et à mettre en communication avec la cavité lymphatique les lésions organopathiques sous-jacentes (appendicites perforantes, pneumothorax tuberculeux, etc.) ? Ce sont précisément les couches de fibrine prépitée sous forme de fausses membranes qui, seules, au début du moins, sont capables d'arrêter ou de circonscrire l'évacuation des substances nocives.

Ainsi procèdent la pleurite et la péritonite pseudo-membraneuse non perforante, qui, immobilisant une partie des viscères sous-jacents, limitent, pour un temps parfois suffisant, le processus inflammatoire et empêchent la terminaison mortelle. On peut même affirmer que, pour un cas donné,

---

(¹) Les déviations utérines et les déformations de la trompe de Fallope consécutives à la péritonite pelvienne rentrent dans le même cadre et aggravent singulièrement le pronostic d'une affection relativement légère.

l'élément capital du pronostic réside tout spécialement dans la plasticité plus ou moins grande des fausses membranes produites autour de la lésion primitive, ou à la périphérie d'une culture infectieuse. Dans une cavité séreuse, la virulence des germes correspond souvent, en effet, à une puissance pyogénique excessive. Ce qui revient à dire, que plus une inflammation séreuse est *plastique*, autrement dit fibrineuse, et moindre, d'ordinaire, est sa gravité ; les germes très virulents, en culture dans une membrane séreuse, évoluent habituellement trop vite pour produire des exsudats fibrino-leucocytiques suffisamment épais et résistants.

Obturation d'orifices. — Le rôle de la fibrine exsudée à la surface d'une séreuse est non seulement d'immobiliser, mais parfois aussi d'*obturer* quelque partie de la membrane. Cette occlusion portant sur différents orifices (¹) peut, comme cela se rencontre au niveau du pavillon de la trompe utérine et de la surface des ovaires, nuire singulièrement aux fonctions d'un organe important. On connaît les conséquences possibles d'un pareille lésion (grossesse extra-utérine, grossesse tubaire, hématocèle pelvienne, etc.).

Compressions viscérales. — Bien plus, les fausses membranes accumulées en coques épaisses autour de la presque totalité d'un organe aussi important que le poumon ou le cœur, exercent encore sur le parenchyme sous-jacent une véritable *compression*. Cette compression n'est pas comparable à celle produite par les épanchements inflammatoires, séreux ou purulents ; elle n'en est pas moins réelle pour

---

(¹) Le rétrécissement, l'oblitération même de certains orifices accidentellement formés au niveau d'une séreuse (trous épiploïques, orifices herniaires) peut produire une série de désordres ultérieurs inattendus. Les endocardites valvulaires aiguës plastiques, c'est-à-dire fibrineuses n'agissent pas autrement à la longue, en déterminant des sténoses progressives (v. scléroses inflammatoires).

qui sait regarder. Quand il ne s'agirait que de l'élasticité de l'organe en question, forcément amoindrie, et de l'entrave apportée au débit de sa circulation sanguine et lymphatique, le fait aurait encore sa valeur : il pourrait éclairer l'histoire des lésions chroniques interstitielles du cœur ou du poumon développées secondairement à une péricardite ou à une pleurésie banale en apparence. J'ai cru pouvoir démontrer ailleurs [1] le rôle de la stase lymphatique et veineuse dans la nutrition des cellules musculaires du cœur [2]. La péricardite aiguë récente m'a permis de retrouver au niveau des couches sous-épicardiques c'est-à-dire les plus superficielles du myocarde, des lésions musculaires élémentaires [3] semblables, il me semble, à celles décrites dans l'oblitération des coronaires consécutive à l'aortite subaiguë.

Encore, toutes ces lésions de compression seraient-elles fugaces si la disparition de cette matière étrangère à l'organisme pouvait avoir lieu rapidement. Malheureusement, on sait qu'il n'en est pas ainsi d'ordinaire. Les fausses membranes épaisses appellent sans tarder, dès le quatrième ou cinquième jour de leur formation, la réaction néo-formative du tissu conjonctivo-vasculaire et même des couches musculaires qui leur sont sous-jacents.

A ce point de vue encore, la masse fibrineuse produit un désordre singulièrement important, dans l'espèce : elle vient d'ouvrir et elle maintiendra béante une cavité, virtuelle à l'état

---

[1] Odriozola. — *Loc. cit.* « Cœur sénile »

[2] Letulle. — *Bull. soc. méd. hôp.* de Paris, 1887, p. 348 *Bull. soc. anat.* Paris, 1887 p. 352 *Bull. soc. anat.* Paris, 1892.

[3] Un grand nombre des cellules musculaires apparaissent comme distendues par un noyau énorme, d'aspect œdémateux, régulièrement arrondi, ou anguleux, ellipsoïde, pâle et semblant baigner dans une lymphe insterstitielle abondante.

normal, la cavité de la séreuse. Comme telle, la couche fibrineuse qui vient d'écarter les deux feuillets de la membrane a créé, dans l'intimité de l'organisme, *un nouvel espace*, comblé par une couche nouvelle annexée aux enveloppes du viscère. Cette couche est tout artificielle, puisque c'est une matière morte qui la compose. Il est loisible à l'esprit d'accepter que ce nouvel espace offert à la nutrition des tissus sous-jacents va solliciter également leur vitalité. La membrane séreuse possédait, quand elle était saine, deux feuillets affrontés l'un à l'autre et maintenus réciproquement l'un par l'autre dans un état d'équilibre fonctionnel qui ne leur permettait pas de dépasser les limites à eux attribuées dans l'harmonie générale de l'organisme. Nous verrons plus tard ([1]) le parti tiré par Weigert de cette conception anatomo-physiologique pour expliquer les végétations exubérantes du tissu conjonctivo-vasculaire enflammé. Pour le moment, il nous suffit de reconnaître que la masse fibrineuse, accolée aux deux feuillets d'une séreuse qu'elle maintient écartés, bouleverse l'équilibre fonctionnel du tissu qui compose ces deux feuillets. Elle ne peut que favoriser le travail de végétation des cellules conjonctives et les néo-formations vasculaires qui vont se produire et constituer la seconde phase des processus inflammatoires des membranes séreuses.

Destinées de la fibrine

L'avenir qui attend la fibrine exsudée et coagulée à la surface d'une séreuse ne peut donc être qu'une désagrégation plus ou moins rapide. Toutefois les procédés qui président aux dégénérescences de la matière en question sont plus compliqués qu'on le pourrait croire au premier abord.

([1]) Voy. Chap. *Hypertrophies et inflammation.*

Fonte granuleuse. — Souvent, en effet, dès les quelques heures qui suivent sa coagulation, la fibrine subit une sorte de fonte ou de dégénérescence granuleuse, parfois même granulo-graisseuse (bien qu'il soit fort malaisé d'y colorer les granulations graisseuses par l'acide osmique). En outre, l'exubérante production d'un tissu conjonctivo-vasculaire, véritable tissu de granulation, dans les interstices, paraît être le mécanisme le plus frappant qui préside à la dissociation, à l'effritement de ses blocs desséchés et cassants.

Toutefois, malgré cette végétation luxuriante que nous allons étudier dans un instant, il n'est pas rare de voir des blocs fibrineux persister longtemps, parfois même indéfiniment dans les intervalles des travées néo-conjonctives poussées à la surface de la séreuse. Alors, la fibrine qui est ainsi demeurée en place, résistant à la résorption de la lymphe interstitielle, a subi d'ordinaire une dégénérescence particulière, *dégénérescence hyaline*, qu'il faut bien se garder de confondre avec la dégénérescence amyloïde dont elle se rapproche cependant, quand cela ne serait que par la résistance et l'inaltérabilité qu'elle donne aux matériaux atteints par elle. Les vieux caillots soit-disant organisés à la surface de l'endocarde, à l'intérieur des poches anévrysmatiques, dans la lumière des vaisseaux anciennement thrombosés (thrombo-artérite, thrombo-phlébite), offrent souvent cette lésion finale. (V. Pl. XII, *fig.* 1 *f* et *v*).

Caséification, calcification. — Terminons enfin l'énumération des destinées de la fibrine en rappelant que la résorption de la substance peut être encore entravée par deux sortes de dégénérescences, fort dissemblables bien que capables de s'associer l'une à l'autre, la *caséification* et la *calcification*.

Cette dernière ne peut être que l'ultime expression de la mort de la fibrine. La caséification représente un processus subaigu, peut-être *spécifique*, en tout cas habituellement imputable à l'évolution d'une culture infectieuse (bacille de Koch) au sein des foyers inflammatoires s'accompagnant ou non d'exsudations fibrineuses. (V. Pl. VII, *fig.* 2, *f* et *g*).

Organisation des fausses membranes.

Nous sommes arrivés ainsi à un nouveau stade caractérisé par la végétation hyperplasique du tissu conjonctivo-vasculaire de la séreuse.

Néo-membranes inflammatoires. Adhérences des séreuses. Dorénavant, les processus phlogogènes proprement dites ne vont nous montrer que des lésions communes et habituelles. La plèvre, le péritoine, le péricarde, une séreuse articulaire quelconque, ne constituent pour ainsi dire plus qu'un tissu conjonctivo-vasculaire enflammé, banal quant à ses procédés réactionnels, intéressant cependant par la variété de ses élaborations hypertrophiques et par les désordres secondaires qui en peuvent être la conséquence.

La karyokinèse, telle que nous la connaissons, se met à l'œuvre, dès le quatrième jour. Aussitôt, l'apparition de nouveaux vaisseaux capillaires a lieu à la surface de la séreuse et, simultanément, dans l'épaisseur des fausses membranes (v. Pl. I, *fig.* 1).

Il est nécessaire de bien établir, une fois pour toutes, que le mécanisme qui préside à l'évolution de ce tissu conjonctivo-vasculaire parasite, au sein des blocs fibrineux exsudés, n'est pas encore nettement déterminé par l'histologie.

On peut avancer seulement qu'à l'heure actuelle la karyokinèse des cellules fixes du tissu fibreux fondamental de la membrane ne suffirait pas, à elle seule, pour justifier l'hyper-production connective constatable dès le sixième, huitième jour de la maladie, sur une étendue souvent considé-rable de la surface de la séreuse. Encore devrait-on admettre comme irréfutablement démontrée la mobilisation, au milieu des exsudats, de jeunes cellules connectives formées dans l'intimité des travées fibreuses fondamentales.

Il faut donc, de toute nécessité, accepter, pour les cellules conjonctives qui transforment ainsi en néo-membrane la masse fibrineuse primitive, une néo-génèse hypertrophiante aigüe. Or, le point de départ n'est certes pas la seule surface dénudée de la séreuse, qui paraît à peine influencée par le molimen hyperplasique sus-jacent. (Voy. Pl. I, *fig.* 1 *c*).

Une conclusion logique, qui s'offre après ce qui précède, est la suivante : la diapédèse a dû amener, dans les intersti-ces de la fausse membrane, des cellules connectives jeunes, non encore différenciées en apparence au moins, capables en réalité de développer, dans ce milieu artificiellement créé, tous leurs attributs ou du moins la plus grande partie de leurs attributs (fibrillations connectives, fibroblastes, endo-théliums).

Mode de formation des vaisseaux, néo-angiogenèse. — Les mêmes réflexions doivent résulter de l'aspect extraordinai-rement vasculaire que prennent les fausses membranes dès le sixième ou huitième jour. (Voy. Pl. I, *fig.* 1 et 2 *n v*). On voit des vaisseaux capillaires apparaître dès le cin-quième jour. Ces vaisseaux nouveaux ne sont certaine-ment pas de simples espaces creusés au milieu des blocs fibrineux craquelés. Il s'agit de nouvelles cavités vasculaires limitées par un endothélium bien reconnaissable. D'où pro-viennent ces cavités vasculaires remplies d'un sang en apparence parfaitement normal et dont les globules rouges et blancs ne diffèrent en rien de ceux des tissus sous-jacents ? Nous avons vu (p. 90 et suiv.) que bien des hypothèses ont été formulées déjà et que bien d'autres trouveront libre carrière. Les néo-formations vasculaires, visibles à la surface des séreuses, ne sont pas plus difficiles à expliquer que celles développées au sein d'un tissu interstitiel enflammé (tissu de granulation) ; elles ont simplement un aspect plus saisissant, parce que l'exubérante néo-vascularisation tranche d'une manière fort ostensible sur l'amorphisme des masses fibrineuses dégénérées qu'elle entoure de ses réseaux.

On est en droit d'affirmer, pour la néo-genèse vasculaire, ce que l'on avançait il y a un moment pour les néo-formations connectives : les capillaires et autres vaisseaux propres de la séreuse, assez distants normalement de la surface endothéliale, ne prennent qu'une part très minime à cette création si rapide d'une nouvelle circulation au-dessus d'eux. Il n'en est pas moins vrai cependant que les deux départements circulatoires en question, l'ancien, ou le normal, et le nouveau, ou le pathologique, communiquent toujours largement ensemble, et cela dès le début de la néo-angiogenèse.

La formation d'anses nouvelles, aux dépens des anses fondamentales de la séreuse, et l'ordination de jeunes cellules endothéliales congénialement vasculaires ou vascularisées, leurs prolongements et les percées qu'ils tracent plus ou moins perpendiculaires à la surface de la séreuse, à travers les îlots fibrineux (¹) en voie de dégénérescence (granulo-

---

(¹) La richesse vasculaire d'une néo-membrane récente parait à peu près aussi grande dans ses couches profondes que vers la zône moyenne.(v.Pl. I. *fig.*2). Cependant la marche générale des nouvelles formations vasculaires est manifestement centrifuge par rapport à la surface desquamée de la séreuse. Elle semble donc se rattacher, dès l'origine, au système circulatoire propre de la membrane.

fragmentaire, vacuolaire ou vitreuse), les points protoplasmiques nés des anciens et surtout des nouveaux vaisseaux au fur et à mesure de la formation de nouvelles fausses membranes, l'arrivée par diapédèse de cellules vaso-formatives (¹) (dont l'origine et la néo-genèse nous échappent d'ailleurs encore aujourd'hui), telles sont les principales hypothèses, plus ou moins susceptibles d'expliquer les diffé-

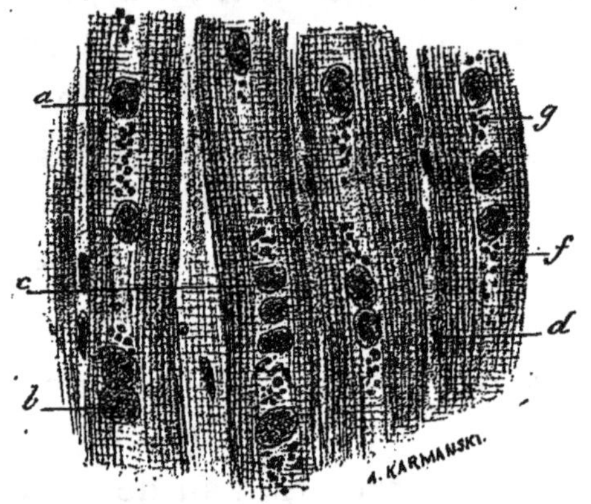

Fig. V. — *Myocardite infectieuse.*

Prolifération des noyaux des cellules musculaires du cœur dans un cas de péricardite aigüe récente développée au cours d'une pneumonie. Gross¹ $\frac{400}{1}$.

a, un noyau, au centre de la cellule myocardique, entouré de grains de pigment d'origine hémoglobinique brillants.

b, une cellule musculaire contenant deux noyaux accolés.

c, trois noyaux au centre d'une cellule myocardique ; le noyau le plus inférieur appartient peut-être aussi à la même cellule musculaire, mais il est séparé des trois précédents par un amas de poussières pigmentaires.

d, noyaux allongés appartenant aux cellules endothéliales des capillaires interfasciculaires.

f, fibrilles musculaires striéés dont la réunion constitue la cellule myocardique.

g, grains pigmentaires péri-nucléaires.

rents aspects offerts par la masse des néo-formations vasculaires.

La réaction hypertrophique s'étend d'ailleurs plus loin ; elle gagne d'emblée les couches superficielles du myocarde.

(¹) La présence de cellules vaso-formatives au sein des fausses membranes, si elle était bien démontrée, éclairerait la pathologie des séreuses d'une manière définitive.

L'œdème aigu des cellules musculaires ne constitue pas, en effet, la seule lésion imputable à la compression exercée par l'exsudat inflammatoire à la surface du cœur. La fibre musculaire réagit aussi d'une manière active. Il n'est pas rare de trouver, dès le cinquième jour, non loin des couches cellulo-adipeuses sous-épicardiques, des cellules myocardiques en voie de prolifération manifeste. La cellule est distendue, son noyau s'est multiplié (on en compte souvent trois au centre de la cellule musculaire), et bien qu'on n'y découvre plus trace de karyokinèse, les lignes de division récente du noyau ne laissent pas place au doute.

Pour en revenir au tissu séreux, toutes ces poussées formatives ont de rapides conséquences : en quelques heures, dès le sixième jour au moins, la fausse membrane se transforme en une *néo-membrane,* c'est-à-dire en une lame de tissu conjonctivo-vasculaire embryonnaire, très richement végétant.

La néo-membrane adhère d'une manière intime à la surface de la séreuse et se trouve exposée, comme elle, à toutes les séries de désordres pathologiques secondaires possibles, en particulier aux infections microbiennes et aux hémorrhagies interstitielles.

La fibrine disparaît peu à peu, chassée par les masses exubérantes de tissu conjonctivo-vasculaire ; elle se réduit en travées sinueuses, anastomotiques, qui, au quinzième jour, par exemple, finissent par représenter la plus minime partie de la masse néo-membraneuse. (v. Pl. I. *fig.* 2).

Circulation du sang dans les néo-membranes. Les néo-vaisseaux capillaires sont sinueux, béants, larges ou étroits, malgré leurs parois embryonnaires ; ils forment de beaux réseaux anastomotiques et portent le sang vivant jusqu'à la surface de la néo-membrane lorsque l'exsudat fibrineux a cessé de se produire.

Comme, sur le feuillet opposé de la même séreuse, un même processus inflammatoire, habituellement contemporain, évolue de son côté, il vient un moment où les deux circulations nouvelles qui sillonnent ainsi la cavité de la séreuse, jadis virtuelle aujourd'hui comblée, arrivent au contact et s'anastomosent par leurs anses capillaires les plus superficielles et par conséquent les plus jeunes. Ainsi se créent les *adhérences* inflammatoires des membranes séreuses, adhérences qui, d'abord embryonnaires, vieillissent vite et forment bientôt des tractus conjonctifs. Elles seront, tantôt lâches, celluleuses quand le processus phlogogène est demeuré léger, peu durable, tantôt épaises, fibreuses et densifiées, pour peu que la poussée inflammatoire primordiale ait été intense et surtout prolongée (symphyses des séreuses).

Destinées des adhérences. Enfin, lentement, tous ces produits pathologiques s'usent, tiraillés par les mouvements incomplets souvent encore possibles des viscères sous-jacents. Puis, la vieillesse hâtive des tissus conjonctifs d'origine inflammatoire aidant, les vaisseaux néo-formés s'atrophient, comme nous l'avons vu dans toute inflammation simple du tissu conjonctivo-vasculaire. La résorption totale des adhérences peut même, au bout d'un temps indéterminé, être la conséquence ultime de cette involution qu'on pourrait presque qualifier de physiologique. Un grand nombre de plaques laiteuses du péricarde, de plaques fibreuses complètement ou incomplètement libérées de la plèvre ou du péritoine (périsplénite, périhépatite) en donnent, à mon avis, la démonstration décisive.

Atrophie, résorption des adhérences. Toute trace d'inflammation d'une membrane séreuse peut donc sinon disparaître, du moins s'atténuer au point de reconstituer à peu près l'état normal de la séreuse (¹).Toutefois, cette sorte de *restitutio ad integrum* presque complète est loin d'être fréquente ; presque toujours l'inflammation aiguë d'une séreuse laisse des traces indélébiles de son passage, non seulement dans les feuillets fibreux de la membrane, mais encore dans les couches corticales du viscère sous-jacent.

Bien plus souvent les lésions chroniquement établies quoiqu'éteintes ou même indéfiniment entretenues, demeurent indélébiles. Suivant les cas, on voit les adhérences très étendues, lâches néanmoins, permettre aux organes sous-jacents une fonction encore à peu près normale et ne devenir un danger qu'à propos d'une inflammation aiguë dudit organe ou d'une nouvelle poussée phlogogénique de la même séreuse (²).

Rôle protecteur de certaines adhérences. — D'autres fois au contraire, la présence d'une adhérence ancienne, reliquat d'une maladie aiguë antérieure, préserve la séreuse d'une grave affection accidentelle : le pneumothorax partiel à la suite d'une plaie pénétrante du poumon, l'enkystement spontané d'une perforation intestinale ou gastrique représentent des faits devenus d'une notion banale.

Lorsque les adhérences sont fixées et immuables, elles

(¹) C'est en se basant sur cette involution progressive physiologique des lésions inflammatoires des séreuses viscérales, articulaires et autres, que les médications hydrominérales (Aix, Luchon, Mont-dore, Dax, Néris, Salies, Salins, etc.) associées ou non au massage méthodique et à la gymnastique médicale, obtiennent maintes fois des résultats surprenants.

(²) Les adhérences péritonéales, dans l'engouement ou dans l'étranglement herniaire, la symphyse cardiaque compliquant le rhumatisme aigu du cœur, les adhérences pleurales et les pleurésies à répétition (pleurésies cloisonnées), en sont des exemples communs.

peuvent subir toutes sortes de lésions secondaires dont les plus intéressantes, au point de vue de la pathologie de l'inflammation, sont, sans contredit, les diverses modifications trophiques qui atteignent leurs cellules, leurs vaisseaux ou même leur gangue fibroïde.

Stéatose, artérialisation des adhérences. — Les cellules connectives veillies peuvent se surcharger de graisse, devenir de véritables cellules adipeuses .

Les vaisseaux peuvent se dilater à l'extrême, comme on le voit dans la pachyméningite cérébrale hémorrhagique, se scléroser, passer par une série de dégénérescences, fibroïde, hyaline, ou même amyloïde, des plus curieuses. Par contre, leur organisation peut, s'élevant au-dessus de la formule habituelle propre aux néo-formations capillaires, engaîner le cylindre vasculaire au milieu de couches concentriques de fibres musculaires lisses et créer, en plein tissu accidentel, de véritables artères et des veines parfois accompagnées de néo-formations cylindéraxiles.

Hyperplasies conjonctives; *sclérose des adhérences*. — Si la cause phlogogène persiste, la végétation des feuillets de la séreuse se prolonge indéfiniment et peut, dans certaines conditions, surtout lorsqu'il s'agit de lésions tuberculeuses, produire une exubérante néo-genèse de tissu conjonctivo-vasculaire. La pleurésie chronique tuberculeuse avec ses placards fibro-caséeux énormes, la péricardite tuberculeuse primitive ou secondaire (voy. *fig.*VI) avec son épaississement extraordinaire des deux feuillets séreux, en fournissent souvent des exemples très caractéristiques. Pour ce qui est de la péricardite chronique tuberculeuse, il est intéressant de remarquer :

1° la végétation excessive des néo-vaisseaux développés à

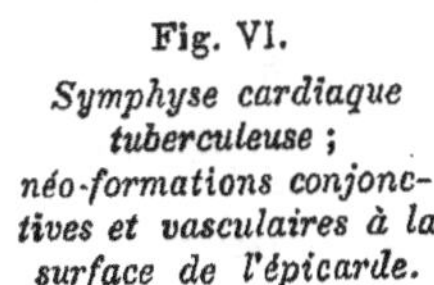

Fig. VI.

*Symphyse cardiaque
tuberculeuse ;
néo-formations conjonc-
tives et vasculaires à la
surface de l'épicarde.*

—

Gross^t $\frac{15}{1}$.

c, tissu conjonctif pré-péricardique.

p, péricarde pariétal con-sidérablement épaissi.

g, cellule géante tubercu-leuse développée à la surface interne du péri-carde pariétal sclérosé.

x, exsudat fibrineux et caséeux séparant l'épi-carde (*e*) du péricarde pariétal (*p*).

n, néo-membrane sus-épi-cardique très vascula-risée. La plupart des vaisseaux sont perpendi-culaires à la surface du cœur.

v. vaisseaux néo-formés.

e, épicarde très épaissi et scléreux.

m, myocarde sain

— 248 —

peu près perpendiculairement à la surface de l'épicarde, (v, et n, *fig*. VI).

2° La caséification diffuse de la fibrine épanchée entre les deux feuillets considérablement épaissis du péricarde(x,*fig*.VI).

3° La rareté, non constante dans tous les cas, mais très singulière ici, de cellules géantes tuberculeuses (g, *fig*. VI). Dans le cas actuel, elles étaient peu reconnaissables et seulement vers la surface endothéliale du feuillet pariétal du sac péricardique.

4° L'extrême rareté, fréquemment signalée, de bacilles tuberculeux au sein de pareilles lésions anciennes, qu'il s'agisse de séreuses péricardiques, pleurales ou péritonéales. Cette rareté expliquerait peut-être la bénignité relative et la curabilité incontestable [1] d'un grand nombre d'observations de tuberculoses chroniques des séreuses [2].

Sclérose et calcification des séreuses et de leurs adhérences. — Quant à la gangue celluleuse ou fibroïde qui constitue le squelette des adhérences, elle est appelée, elle aussi, à passer par une série de lésions atrophiques ou dégénératives qui rentrent dans le cadre des *scléroses inflammatoires* du tissu conjonctif, dont nous allons bientôt aborder l'étude.

Qu'il nous suffise, pour le moment, de dire que les dégénérescences qui offrent quelque prédilection pour les adhérences des séreuses, sont plus particulièrement peut-être la transformation fibro-cartilaginiforme ou hyaline et la calcification, lésions ultimes d'un tissu mal nourri et devenu inapte à la lutte.

---

[1] FERNET. — *Tuberculose pleuro-péritonéale.*

[2] Il n'est pas moins certain que des lésions chroniques comparables à l'observation qui a fourni la *fig*. v. sont très capables de produire à la longue des désordres graves dans le fonctionnement du viscère sous-jacent (le cœur dans le cas actuel était très dilaté et mort en diastole asystolique).

II. — EXSUDATS SÉRO-FIBRINEUX

Sérosités inflammatoires.

Les exsudats fibrineux que nous venons d'étudier représentent pour une membrane séreuse le prototype de l'inflammation aiguë, franche. Nous avons fait, volontairement, abstraction de la quantité plus ou moins négligeable de liquide séreux qui accompagne alors l'apparition de la fibrine.

Cette *sérosité inflammatoire* a cependant une valeur importante, alors même qu'elle existe en minime quantité : Elle rappelle à l'observateur le rôle physiologique des membranes séreuses, organes de glissement. Suffisamment lubréfiées à l'état normal, elles contiennent toujours dans leur cavité quelques grammes d'un liquide dont la composition chimique est, à la vérité, assez mal établie. Une exception peut toutefois être faite en faveur de la sérosité péricardique [1].

On sait, d'une manière générale, que les sérosités normales sont des liquides albuminoïdes, jaune clair, un peu

[1] A l'état normal, le sac péricardique contient, chez l'homme, un liquide citrin, non filant, légèrement visqueux, qui présente ce caractère important de posséder souvent une notable quantité de *fibrinogène,* ainsi que le montrent les analyses suivantes :

Auteurs	Sérosité péricardique normale (pour 1000)				
	eau	fibrinogène	fibrine	albuminoïdes	sels
Gorup Besanez	955,10	0,80	0	24,70	6,70
Gorup Besanez	989,40	0,80	0	8,8	0,90
A. Gautier	» »	1 gr. à 2,60	0	20 à 30	» »

visqueux, alcalins, contenant des globules blancs et se rapprochant de la lymphe et du plasma sanguin, sans avoir cependant la même composition chimique (A. Gautier).

On peut supprimer de la liste des sérosités le *liquide céphalo-rachidien*, qui en diffère radicalement ([1]), et dire que les sérosités ne sont guère connues qu'à l'état pathologique.

Les différents processus inflammatoires, les gênes circulatoires produisent tour à tour et souvent, à mon avis, simultanément des perturbations nutritives, non seulement dans les organes recouverts par des membranes de glissement, mais dans l'intimité même de ces séreuses. Or, ces souffrances aiguës, subaiguës ou chroniques, ont pour résultat une exhalaison anormale de sérosité dans la cavité virtuelle qui s'ouvre pour la recevoir. A la quantité exagérée de liquide ainsi produit correspond, sans conteste, toute une série de modifications qualitatives; si bien que la plupart, sinon la totalité des analyses chimiques publiées représentent des sérosités pathologiques. La valeur de ces analyses, si absolue soit-elle pour chacune d'elles prise isolément, devient à peu près nulle aux yeux de qui veut étudier dans leur ensemble les sérosités inflammatoires. On notera d'ailleurs que les diverses séreuses peuvent et doivent même ne pas sécréter des liquides inflammatoires identiques.

Epanchements péricardiques

La sérosité normale la mieux connue, le liquide péricardique, est précisément celle que, à l'état pathologique, la

---

([1]) Le liquide *céphalo-rachidien* est, comme on sait, non coagulable, et ne contient ni fibrinogène, ni sérine et pour ainsi dire pas de sérum-globuline ; ses sels sont plutôt ceux du plasma musculaire que ceux du plasma sanguin (A. Gautier); enfin il renferme 0^{gr},02 à 1^{gr},16 (pour 1000) de *pyrocatéchine*, phénol diatomique qui s'élimine par les urines sous forme d'acide sulfo-conjugué. (A. Gautier).

clinique ne permet pour ainsi dire jamais d'obtenir sur le vivant. Après la mort, les liquides inflammatoires subissent des altérations qui troublent les résultats d'une analyse. En outre, la péricardite avec épanchement est assez rare (en dehors de la tuberculose) et assez peu rapidement mortelle pour rendre presque introuvable une analyse complète et moderne des épanchements inflammatoires du péricarde.

Nous négligerons pour le moment, les épanchements séro-fibrineux du péricarde, les lésions histologiques de cette membrane devant, au contraire, nous servir utilement plus tard.

Epanchements pleuraux

La *plèvre* est la séreuse par excellence quand il s'agit d'étudier les épanchements séro-fibrineux séreux et séro-hémorrhagiques. Ce sont donc les *pleurésies avec épanchement* qui nous serviront de type. Il faudrait bien se garder de généraliser aux autres membranes les conclusions qui résulteront de nos recherches sur les épanchements pleuraux. Nous pourrons, en effet, bientôt constater maintes différences.

Ceci dit, voyons ce que la chimie nous révèle à propos des épanchements séro-fibrineux de la plèvre.

Une première remarque s'impose au préalable : le liquide pleurétique extrait par la ponction sur le vivant offre des caractères généraux physiques et chimiques qui n'ont, au point de vue du diagnostic des lésions anatomo-pathologiques, qu'une valeur relative. Par cela même qu'il ne contient que des traces de fibrine, on n'est point en droit d'en déduire que les lésions de la plèvre ne sont pas très aiguës, la fibrine d'ordinaire s'étant en grande partie précipitée sur les deux feuillets de la séreuse. Souvent donc le liquide extrait ne représente qu'une *lésion résiduale*.

Inversement, lorsque, (ce qui est exceptionnel dans les pleurésies séro-fibrineuses simples, c'est-à-dire non pyogéniques,) la ponction amène quelques flocons fibrineux en même temps que le liquide, il ne faut pas en conclure nécessairement à une épaisseur extrême des fausses membranes précipitées sur la surface de la séreuse.

Caractères physiques généraux des liquides pleurétiques. — Les sérosités inflammatoires de la plèvre possèdent un certain nombre de caractères physiques et chimiques généraux communs qui, somme toute, ressortissent à l'anatomie pathologique. Les liquides pleurétiques sont habituellement fluides, non filants, mousseux, d'une couleur jaune ambrée, habituellement louche, tirant parfois sur le vert, souvent dichroïque, brunâtre au contraire et même rougeâtre lorsque les globules rouges du sang s'y trouvent mélangés en forte proportion. Leur odeur est fade, parfois aliacée. La *densité* de ces liquides oscille entre 1,022 et 1,010, d'autant moindre, à ce qu'il semble, que l'épanchement est moins inflammatoire (¹).

Coagulabilité spontanée. — Nombre de ces liquides sont spontanément coagulables par la simple exposition à l'air. Cette coagulabilité des sérosités pleurétiques est très variable, bien que causée toujours par la précipitation de la fibrine. Tantôt, en effet, (comme je l'ai pu voir une fois il y a quelque vingt ans, alors que le monde médical, doté de la merveilleuse méthode des ponctions aspiratrices, pratiquait avec frénésie la thoracenthèse au début même de la pleuré-

---

(¹) La *densité* des liquides pleurétiques prises à 15°, permettait à Méhu (*Chimie médicale*, p. 203) d'établir un pronostic intéressant : tout liquide pleurétique donnant plus de 1,018 et se coagulant bien indiquait pour lui une inflammation franche aiguë, destinée à guérir d'autant plus vite que le coagulum était plus ferme. Au-dessous de 1,015, il s'agirait d'un *hydrothorax*.

sie), le liquide se coagule, à peine sorti de la plèvre, dans les instruments qu'il traverse ; tantôt, ce n'est qu'au bout de quelques minutes, et quelques heures que le caillot se forme ; tantôt enfin il faut attendre 24-48 heures avant de voir le phénomène apparaître.

D'autres fois le liquide ne se coagule pas, la fibrine manque totalement, mais l'analyse chimique permet d'y déceler et d'y doser le fibrinogène, comme si le liquide faiblement inflammatoire avait manqué de quelque substance, ferment du fibrinogène ou sels de chaux en proportion suffisante, pour opérer sa coagulation spontanée.

Par contre, dans certains liquides pleurétiques franchement phlogogènes débarrassés de leur fibrine, on peut observer encore, pendant les 48 heures suivantes, une nouvelle ([1]) coagulation de fibrine, susceptible de se répéter à plusieurs reprises.

La proportion exacte de fibrine contenue dans un liquide pleurétique est beaucoup moindre qu'on ne pourrait croire, à première vue. Le caillot qui se précipite au milieu du liquide, enserre dans ses mailles une énorme quantité de sérosité et l'on est fort surpris de n'obtenir par la pesée que quelques centigrammes de fibrine par litre, alors que la masse tremblottante paraissait énorme ; $0^{gr},40$, $0^{gr},80$, 1^{gr}. pour mille sont des chiffres habituellement constatés.

Ce n'est donc pas exagérer que de représenter les épanchements séro-fibrineux de la plèvre, même les plus franchement inflammatoires, comme des liquides à peu près complètement dépouillés de la fibrine exsudée dans la cavité séreuse.

([1]) Méhu. — *Traité pratique et élémentaire de chimie médicale*, 1878, p. 198. On peut répéter cette séparation de la fibrine toutes les douze heures pendant deux jours et davantage. Après 24 heures cependant, on n'obtient plus que de faibles doses.

Il existe cependant de nombreux exemples de lésions inflammatoires de la plèvre dans lesquels la fibrine existe en proportions minimes, aussi bien à la surface de la membrane que dans le liquide exsudé ; il s'agit alors de pleurésies séreuses, révélatrices d'une phogogénie minime. Ces inflammations séreuses, subaigües, établissent des transitions insensibles avec les variétés, plus nombreuses qu'on ne croit, des inflammations exsudatives décrites encore de nos jours sous le nom d'*hydrothorax*.

Examen histologique.

Les caractères *histologiques* des épanchements pleurétiques ont une importance considérable en clinique. L'examen microscopique d'un liquide pleural doit se faire : *a*) extemporanément et, comme l'a si bien démontré le Professeur Dieulafoy [1], cette pratique sert utilement au diagnostic, au pronostic et même au traitement de la maladie; *b*) au laboratoire, afin d'y rechercher les microbes pathogènes et toutes les autres causes possibles d'inflammation pleurale (cellules cancéreuses, actinomycose, échinocoques, etc...)

a) *Examen extemporané*, l'examen extemporané permet de reconnaître les globules blancs et les globules rouges épanchés et d'en compter le nombre.

Tous les épanchements pleuraux contiennent des leucocytes et des hématies ; les liquides histologiquement purulents ou histologiquement hémorrhagiques [2] sont ceux qui offrent de ces éléments cellulaires une proportion anormale. Un liquide pleural ne commence à devenir histologiquement pu-

---

[1] DIEULAFOY. — *Pathologie interne*, T. I, p. 302.
[2] ROBERT MOUTARD-MARTIN. — « Pleurésie hémorrhagique, » *Thèse* 1878.

rulent qu'à partir d'une centaine de leucocytes par millimètre cube ; il sera, de même, réputé histologiquement
hémorrhagique quand il contiendra plus de 3000 hématies
par millimètre cube.

L'étude extemporanée d'un liquide pleural permet encore
d'y reconnaître les réseaux de fibrine fibrillaire autour desquels les leucocytes se tassent aisément.

b) Examen méthodique, microbie; cultures, inoculations.
L'examen méthodique d'un liquide pleural comporte la recherche des microbes pathogènes par les réactifs colorants
et par la méthode expérimentale (cultures et inoculations
aux animaux de laboratoire) [1].

La recherche sur lamelles des microbes qui peuvent exister dans un liquide pleurétique ne laisse pas d'être fort aléa-
toire, quelque nombreuses que soient les prises du liquide et
les lamelles préparées à cet effet. Il faut une telle série de
circonstances heureuses, que la règle presque inévitable est
une constatation négative, même quand on a pris soin d'utiliser le fond du verre et les exsudats fibrineux.

Les cultures sur milieux appropriés et les inoculations
seules donnent quelque sécurité. Encore est-il nécessaire de
multiplier les tubes à expérience et de forcer les doses de liquide à injecter soit dans le péritoine, soit dans le tissu cellulaire sous-cutané des lapins, cobayes ou chiens que l'on se
propose de mettre en expérience. Les streptocoques, les pneumocoques, les staphylocoques et le bacille tuberculeux de
Koch, isolés ou associés, sont les hôtes les plus habituels
de la cavité pleurale enflammée, mais non suppurée.

---

[1] Gombault et A. Chauffard. — « Etude expérimentale sur la viruleuse tuberculeuse de certains épanchements de la plèvre et du péritoine. » *Soc. Méd. Hôpitaux de
Paris,* avril 1886.

Toxicité expérimentale des liquides pleurétiques, toxines bacillaires. — Il est enfin un dernier mode d'expérimentation qui a pu être tenté sans danger à l'aide de liquides pleurétiques stérilisés par passage à travers la bougie Pasteur. La sérosité pleurale produite par une inflammation, d'origine, sinon de nature tuberculeuse, contient en proprotions variables des substances toxiques, pyrétogènes à la façon de la Kochine. Son injection dans l'organisme d'un sujet soupçonné ou atteint ostensiblement de tuberculose doit produire la réaction pérituberculeuse si remarquablement décrite par Koch. Quelques cliniciens ont tenté sur l'homme cette expérience intéressante et facile à produire au laboratoire sur les animaux antérieurement tuberculisés, Debove, Birch-Hirschfeld, etc.

La recherche de la toxicité expérimentale des liquides pleurétiques, ainsi d'ailleurs que des autres sérosités inflammatoires de l'organisme, est un chapitre encore à peine ébauché mais qui semble, si j'en juge par quelques essais, promettre d'intéressantes conclusions [1]. En présence d'un diagnostic incertain ce moyen d'investigation me paraît fort utile.

Examen chimique.

L'examen chimique des liquides pleurétiques a exercé la sagacité de nombreux auteurs [2]. Le dosage de la *fibrine* attire surtout l'attention, puisque les proportions de cette substance étrangère à l'organisme semblent bien correspondre aux degrés des processus inflammatoires.

---

[1] J'ai pu m'assurer que l'inoculation sous-cutanée, intra-péritonéale, intra-pulmonaire de liquides pleurétiques stérilisés à la bougie Pasteur ne produit, sur les cobayes et sur les lapins sains, aucun désordre appréciable, même employée à doses massives. Les cobayes tuberculisés depuis un temps variable réagissent vivement, quand le liquide pleural provient d'un malade tuberculeux.

[2] MÉHU. — *Archives générales de Médecine*, 1872 et 1875.

TABLEAU A

Liquides pleurétiques (¹)

OBSERVATIONS	Densité	Fibrino-gène	Fibrine	Albumines	Sels	Cendres
I. *Becquerel et Rodier* .	»	»	1^{gr},090	47^{gr},3	»	»
II. *Ibid.* (le même malade pleurite chronique) .	»	»	0 ,910	32 ,0	8	8^{gr},0
III. *Méhu* (pleurite aigüe).	1,022	»	0 ,090	»	»	8 ,0
IV. *Ibid.* Même malade 9 jours plus tard . .	1,020	»	0, 400	»	»	8 ,05
V. *Ibid.* (pleurite aigüe).	1,020	»	1, 180	»	»	8 ,15
VI. *Ibid.* (pleurite aigüe).	1,023	»	0, 100	»	»	8 ,02
VII. Même malade, 4 jours plus tard	1,021	»	0 ,088	»	»	8 ,01
VIII. *Méhu* (pleurite aigüe). 3280 grammes. . .	1,022	»	0 ,091	»	»	8 ,0
IX. Même malade,9 jour s plus tard. 2380 gr. .	1,020	»	0 ,401	»	»	8 ,05
X. *Méhu* (pleurite aigüe). 1460 grammes. . .	1,019	»	1 ,182	»	»	8 ,15
XI. *Méhu* (pleurite aigüe). 468 grammes . . .	1,021	»	1 ,175	»	»	9 ,03
XII. *A. Gautier*	»	0,50	0 ,420	30 à 55	»	»

(¹) Observations d'auteurs divers.

TABLEAU B (OBSERVATIONS PERSONNELLES)
Liquides pleurétiques

OBSERVATIONS	Densité	Fibrino-gène	Fibrine	Albu-mines	Sels (1)		Cendres	Matières orga-niques
					Potasse	Chaux		
III. Lésions mitrales asystolie. Pleu-résie droite . .	1,012	0^{gr},20	néant	238^{gr},35	0,11	»	»	»
VI. Même maladie 22 jours plus tard.	1,016	0,240	0,290	40,40	0,12	0,26	7^{gr},30	41,60
IV. F. Lésions mitrales Pleurésie droite	1,015	0,192	0,383	34,50	0,010	0,22	8,10	39
IX. Pleurésie gauche abondante chez un tuberculeux au début. . .	1,021	0,92	0$^{(2)}$,00	57,88	traces	0,37	8,50	58,10
XII. Même maladie que les nos III et IV. 24 jours après. 5e ponction . .	1,0125	0,72	0,00	24,20	0,076	0,12	7,50	25,95
XIX. Pleurésie chez un cardiaque. .	1,0145	0,12	0,136	25,5	0,057	0,27	7,40	26,20
XXI. Hydropneumo - thorax tubercu leux	1,0235	0,32	0,00	63,90	0,073	0,275	8,50	64,50
XXII. Pleurésie hémor-rhagique légère.	1,0135	0,16	0,07	26,1	»	»	8,	27,0
XXIII. Pleurésie grip -pale, légèrement hémorrhagique.	1,021	0,26	1,617	56,60	0,10	0,21	7,7	58,60
XXIV. Pleurésie chez un tuberculeux.	1,010	0,08	0,00	13,0	0,12	0,23	8,5	13,7
XXV. Pleurésie chez un tuberculeux.	1,020	0,25	0,186	53,80	0,11	0,26	7,90	54,1
XXVI. Pleurésie tuber-culeuse . . .	1,019	0,76	0,559	43,95	0,089	0.24	7,8	44,70

(1) Sels de potasse exprimés en chlorure de potassium ; sels de chaux exprimés en sulfate de chaux.
(2) Absence de fibrine, malgré l'adjonction d'un sel soluble de calcium.

A tout prendre, et si l'on veut accepter les développements dans lesquels nous sommes entrés à propos de la fibrine, un épanchement pleurétique qui, ponctionné, sort fluide et exempt de caillots fibrineux, *ne contient pas de fibrine* ; on en peut dire tout autant pour le sang vivant extrait des vaisseaux. Ce n'est qu'au bout de quelque temps, lorsque le fibrinogène contenu dans la sérosité inflammatoire meurt et se coagule, grâce au ferment-fibrine et aux sels de chaux, qu'alors la fibrine existe et peut être extraite pour le dosage.

Cette remarque a une certaine importance et explique, pour une part, les désaccords que l'on trouve à chaque pas dans les analyses des liquides pleurétiques. Elle nécessite aussi la recherche simultanée du fibrinogène et de la fibrine dans tout épanchement séreux. Elle permet enfin d'établir une division des sérosités inflammatoires basée sur la proportion du fibrinogène, et la présence ou l'absence de la fibrine. Un liquide séreux, pleurétique ou autre, peut être parfaitement inflammatoire et exempt de toute trace de fibrine, soit parce que le fibrinogène qu'il contient y est en trop faible proportion, soit parce que, en quantité suffisante, il n'a pas trouvé, dans l'organisme, le ferment ou la dose de sels de chaux nécessaire pour assurer sa coagulation. Telle est du moins l'état actuel de la question.

Dosage de la fibrine. — Pour en revenir aux dosages accoutumés, il n'en reste pas moins établi, depuis les belles recherches de Méhu (¹), que la proportion de fibrine dosable os-

---

(¹) Méhu. — *Loc. cit.* p. 198. Ayant dosé la fibrine de 92 liquides pleurétiques a constaté :

1	gramme et au-dessus.	9 fois.	
0,50	» »	20 »	
0,358	milligrammes (en moyenne)	50 »	(Hommes).
0,341	» »	10 »	(Femmes).
0,421	» »	31 »	(Hommes et Femmes).

FIBRINE . . . .

cille assez largement (entre 1 gr. 58, et 0 gr. 09 par litre)
sans dépasser toutefois *1 gramme 60 centigr.*, par 1000.
Cette indication a une grande valeur car elle démontre que
*les sérosités pleurales les plus inflammatoires ne ressemblent
aucunement au plasma sanguin*, beaucoup plus riche [1] en
fibrine ou pour mieux dire en fibrinogène.

L'observation démontre que si des ponctions successives
sont nécessaires et que la proportion de fibrine augmente
dans les liquides évacués, on peut presqu'à coup sur annoncer que la lésion pleurale tend à la réparation et qu'elle gué-
rira selon toute probabilité. L'inverse a lieu si les doses de
fibrine diminuent dans les liquides successivement évacués.
(Voy. Tableaux A et B).

Les épanchements pleurétiques anciens, c'est-à-dire datant
d'un nombre de semaines souvent indéterminé, ne contiennent quelquefois pas de fibrine. Ce sont des liquides un peu
brunâtres, huileux, poisseux, non filants. En traitant ces liquides, non coagulables spontanément, par l'alcool à 90° on
obtient cependant une fibrine encore dosable (Méhu). Pour
certains auteurs, l'absence de fibrine dans un liquide pleurétique exempt de suppuration équivaudrait, presque sûre-

---

[1] Le *plasma sanguin*, riche en fibrine et en albuminoïdes, a une composition chimique un peu variable suivant les auteurs ; les quelques exemples ci-joints le démontrent.

Auteurs	Plasma sanguin (Homme) pour 1000			
	Eau	Fibrine	Albuminoïdes	Sels
Strecker	903	4,0	78,8	8,6
Denis	905	3,9	77,0	»
A. Gautier	908,56	4,05	78,84	8,55

ment, au diagnostic de pleurite tuberculeuse ou cancéreuse.

Il suffit de parcourir nos tableaux A et B pour réduire à néant une pareille assertion.

Le dosage du fibrinogène est nécessaire. — On est en droit de se demander si les renseignements importants fournis par la densité du liquide pleurétique et par le dosage de la fibrine qu'il peut contenir, ne pourraient pas être complétés par d'autres détails. A ce point de vue, la recherche et le dosage du fibrinogène me paraît absolument nécessaire. Ce travail auquel a bien voulu, sur mes conseils, s'attacher mon excellent ami et collaborateur M. le Dr Marette, nous a fourni déjà quelques indications intéressantes, aussi bien pour les sérosités pleurétiques que pour les liquides d'ascite (v. Tableau B.).

Nous pouvons établir ainsi que le fibrinogène épanché semble, maintes fois, n'avoir pu se coaguler en totalité, et que, d'une manière générale, le dosage de la fibrine ne donne que des renseignements insuffisants au sujet de la valeur phlogogénique d'un liquide séreux extrait sur le vivant.

Nos recherches démontrent également qu'un liquide franchement inflammatoire (v. obs. IX, Tableau B) peut contenir une quantité notable de fibrinogène, beaucoup de matières albuminoïdes et nulle trace de fibrine, alors même qu'on lui adjoint une suffisante quantité de sels de chaux soluble.

Il est problable que les variations du ferment-fibrine doivent jouer quelque rôle dans de telles observations (¹) un procédé pratique permettant de doser ce ferment, éclairerait singulièrement le problème.

Les albumines. — Le dosage des autres matières albumi-

(¹) Il est bon de noter que le malade qui fait l'objet de *l'observation* IX a rapidement guéri de sa pleurésie gauche, après une seule ponction. L'épanchement était considérable et datait d'environ trois semaines ; la tuberculose pulmonaire était encore peu accusée.

noïdes et, en particulier, de la sérum-albumine et de la sé-rum-globuline, n'a pas moindre importance. La teneur d'un liquide inflammatoire en albuminoïdes a, par elle-même, une valeur considérable. Plus un liquide pleurétique est riche en matériaux albuminoïdes et plus franche semble être la lé-sion inflammatoire où les albumines prennent la plus grande place. Le dosage des matières organiques, le démontre d'au-tre part (¹).

Les épanchements aigus de la plèvre contiennent, en géné-ral, de 30 à 55 grammes d'albumines par 1000. (A. Gautier).

Dans les épanchements subaigus, que la plupart des obser-vateurs s'obstinent à décorer du terme d'hydrothorax et qu'il vaudrait mieux désigner sous le nom de pleurésies séreuses qui leur appartient de droit, l'épanchement, souvent abon-dant, pauvre ou même privé de fibrine, voir même de fibrino-gène (A. Gautier), contient de moindres proportions d'albu-minoïdes variant de 15 à 25 grammes.

Le tableau suivant en fait foi ;

TABLEAU C
Hydrothorax (PLEURÉSIE SÉREUSE)

Auteurs	Densité	Fibrinogène	Fibrine	Albumine	Sels
I. Méhu.	1,010	»	0,106	»	8,90
II. Méhu.	1,013	»	0,190	»	9,0
III. Méhu.	1,015	»	0,014	»	8,40
IV. A. Gautier. . . .	au-dessous de 1,015	traces	»	15 à 25	»

(¹) C'est ainsi que Méhu trouve, en tant que *matières organiques*, dans
la *pleurésie franche aigüe* (pour 1000) = 58,gr.55 ; 50,gr.17 ; 54,gr.40 ; 50,gr.01, ; 53,gr.84 ;
65,gr.43 ;
l'*hydrothorax* (pleurésie séreuse) = 15,gr.56 ; 32,gr.30 ; 26,gr.40 ;

On remarquera dans ce tableau : la faible densité des liquides, la faible proportion des albuminoïdes, le chiffre normal des sels totaux et l'existence d'une certaine quantité de fibrine (¹).

Tous ces documents vont nous servir plus tard pour discuter la nature de ces *hydrothorax inflammatoires subaigus*. Qu'ils nous suffise actuellement de constater l'extrême dilution de ces liquides fibrino-albumineux.

La proportion de chacune des deux albumines épanchées dans le liquide et le rapport qui existe entre la quantité de sérum-albumine et la quantité de sérum-globuline sont des plus variables, suivant les cas. Toutefois, pour chaque malade, ce rapport reste le même que dans le sang (²) d'une façon générale, il est tantôt plus grand, tantôt plus faible que I. (A. Gautier).

Cette recherche mériterait d'être régulièrement faite ; la

(¹) Méhu. — (*Loc. cit.* p. 205) reconnaît que les liquides de l'*Hydrothorax* (épanchements chez les cardiaques, pneumoniques, phthisiques, etc...) ont la même composition que les liquides pleurétiques. Il a trouvé :

$$\text{Fibrine.} \quad \begin{cases} 0,469 \text{ (poids maximum)}; \\ 0,180, \text{ (poids moyen).} \end{cases}$$

Or, nous relevons sur 31 observations (tableau A) 7 fois au moins une moindre quantité de fibrine dans la pleurite aigüe.

(²) A. Gautier. — *Chimie* T. III, p. 460, rapporte d'après F. Hoffman et d'après Pigeaud deux analyses comparatives de la sérine et de la globuline dans le sérum du sang, la sérosité pleurale, l'ascite, et le liquide de l'œdème :

	Rapport de la sérum-albumine à la sérum-globuline			
	sérum du sang	sérosité pleurale	ascite	œdème
Obs. 1	0,664	0,680	0,686	0,677
Obs. II	1,056	1,142	1,22	1,152

prédominance de l'une des deux albumines dans un liquide donné devant servir d'une manière utile au diagnostic et au pronostic des lésions inflammatoires. L'acuité d'un cas se règle peut-être, en quelque sorte, sur la quantité de sérine ou de globuline épanchée. Il suffit, pour justifier ces remarques, de se rappeler que si, dans les maladies aigües, la quantité de sérine du sang diminue (Becquerel et Rodier), dans les pleurésies aigües la proportion de sérum-albumine du sang *augmente* au contraire (78 à 86 pour 1000, au lieu du chiffre 70 normal).

Dosage des sels : sels de chaux et de potasse. — La plus grande quantité des sels est composée de chlorure de sodium. La masse des sels totaux ne varie guère, oscillant à peine entre 7,gr.30 et 9 grammes par litre. Ces chiffres sont à peu près toujours les mêmes pour tous les liquides normaux ou pathologiques de l'organisme (plasma sanguin, sérum sanguin, lymphe, sérosités inflammatoires, œdème).

Nous nous sommes demandé si les proportions des sels de chaux et de potasse pourraient être de quelque utilité dans l'appréciation de la nature plus ou moins inflammatoire des liquides épanchés dans la plèvre. Les sels de chaux jouent, comme on l'a vu plus haut, un tel rôle dans la coagulation du fibrinogène, que cette étude méritait quelque attention. La chaux, obtenue à l'état de sulfate de chaux, représente une minime quantité des sels totaux (cendres) : 0,gr.260 mill. 0,gr.220, pour 100, sont des chiffres qui étonnent cependant, quand on les compare au poids presque équivalent de la fibrine coagulée (¹).

(¹) Il est bon de noter que ces chiffres représentent la totalité de la cháux, et ne donnent aucune indication sur l'état moléculaire de ce corps.

Notons encore l'obs. IX (Tableau A) où la fibrine manque, bien que la proportion de chaux y paraisse relativement considérable, ainsi que la quantité du fibrinogène.

Origine inflammatoire de l'hydrothorax, pleurésies séreuses. — Les développements qui précèdent expliquent-ils suffisamment la possibilité d'une exsudation séreuse, absolument privée de fibrine à la surface de la plèvre ? En d'autres termes, l'*hydrothorax* est-il ou non de nature inflammatoire ?

Théoriquement on peut admettre, (car on l'a observée pratiquement), une stase lymphatique énorme capable d'accumuler, sans rupture nécessaire d'un gros tronc lymphatique, une grande quantité de lymphe dans la cavité d'une plèvre. Certaines observations de cancer secondaire du canal thoracique le prouvent. Encore ces cas sont-ils des exemples rares de lymphorrhagie pleurale et non d'hydrothorax.

L'hydrothorax vrai, c'est l'œdème de la plèvre ; or la stase sanguine intra-thoracique n'accumule jamais, sans lésions inflammatoires concomittantes, plusieurs centaines et à plus forte raison quelques kilogrammes de sérosité dans une cavité pleurale saine jusqu'alors.

Il faut accepter de toute nécessité, l'intervention d'une cause phlogogène pour remplir itérativement ainsi souvent une seule cavité pleurale, refouler un poumon déjà engoué ou œdémateux, comme cela se voit dans les cardiopathies ou dans les cancers de l'appareil broncho-pleuro-pulmonaire.

Bref l'hydrothorax, tel que l'entendent encore nombre de cliniciens, n'est pas une hydropisie de la plèvre, mais bien une hydro-pleurite, une *pleurésie séreuse subaigüe*. L'inflammation s'y révèle au minimum, quoique nécessaire et suffisante pour assurer cette sorte de pluie séreuse à la surface

de la membrane fréquemment lésée (¹) en un point très circonscrit (infarctus pulmonaire, nodule cancéreux sous-pleu-
ral, noyau de broncho-pneumonie, etc).

Epanchements ascitiques.

Les péritonites : hydro-péritonites subaigües et ascites. —
Après les développements dans lesquels nous venons
d'entrer au sujet de la chimie des épanchements pleuraux,
nous aurons peu de choses à ajouter à propos des épanchements ascitiques.

L'ascite vraie, c'est-à-dire l'œdème de la séreuse péritonéale est aussi discutable que l'hydrothorax ; avec cette réserve cependant qu'ici les causes de la stase sanguine (veine
porte) sont béaucoup plus nombreuses et surtout plus effica-
ces qu'au niveau des plèvres (veines pulmonaires). Il n'en
demeure pas moins établi, à mon avis, que l'ascite la plus
passive en apparence reconnaît pour ainsi dire inévitablement quelque cause phlogogénique associée ou non à la passivité du sang veineux porte. Nous aurons d'ailleurs l'occasion de revenir bientôt sur ces considérations.

Qu'il nous suffise pour le moment de montrer, à l'aide de
nos tableaux ci-joints (v. tableaux D. et E.), la nature inflammatoire de la presque totalité des ascites.

(¹) Dans les maladies cachectisantes par excellence où l'œdème et l'anasarque sont
pour ainsi dire de règle (affection cardiaque, cancer, mal de Bright), l'hydrothorax uni-
latéral, abondant, n'est *jamais* un simple œdème pleural. Je n'ai pas encore constaté
une seule autopsie contradictoire, alors même que la plèvre saine n'aurait été respectée
que grâce à des adhérences généralisées, anciennes.

TABLEAU D
Analyses d'ascite

Auteurs	Lésions	Densité	Eau	Matériaux solides	Fibrinogène	Fibrine	Albumines	Sels	Cendres
Frerichs .	Cirrhose du foie.	»	»	20,40 à 24,80	»	»	10,10 à 13,40	»	»
Scherer .	Cirrhose du foie.	»	984,50	»	»	»	6,17	»	8,46
Ibid. (le même malade)	Cirrhose du foie.		982,53	»	»	»	7,73	»	8,13
Drivon. .	Cirrhose du foie.	1,0116	978,20	21,82	»	»	13,49	»	
Drivon. .	Cirrhose du foie.	1,015	956,40	43,60	»	»	34,04	»	10,53
Frerichs .	Cirrhose compliquée de pléphlébite.	»	»	22,6 à 24,8	»	»	10,6 à 10,48	»	»
Ibid. . .	Cirrhose avec péritonite légère.	»	»	42	»	»	33 à 35	»	»
Frerichs .	Péritonite chronique simple.	»	»	55	»	»	38,6	»	»
Frerichs .	Cardiopathie.	»	»	17,60	»	»	11,80	»	»
Drivon. .	Cancer varique	1,0179	946,50	53,50	»	»	38,80	»	13,05
Drivon. .	Cancer ovaire.	1,022	910,0	90,0	»	»	74,29	»	14,45
Frerichs .	Mal Bright.	»	»	20,4 à 28	»	»	10,10 à 12	»	»
Drivon. .	Mal Bright.	»	978,0	»	»	»	8,40	»	8
Hoppe . .	Mal Bright.	»	984,50	»	»	»	6,17	»	8,46
Drivon. .	Même malade.	»	982,53	»	»	»	7,33	»	8,13
	Anémie des mineurs.	1,014	967,50	32,50	»	»	22,15	»	10,74
Méhu . .	Ascites en général.		»	14 à 75	»	0,10 à 0,747	»	»	7 à 9
A. Gautier	Ascites.	1,005 à 1,024	970 à 985	20 à 90	traces	»	7,4 à 40	»	»

TABLEAU E (OBSERVATIONS PERSONNELLES)
Analyses d'ascite

Observations	Lésions	Densité	Eau	Matières organiques	Fibrinogène	Fibrine	Albumine totale	Cendres	Sels (1)	
I.	Cirrhose hypertrophique pigmentaire chez un diabétique	1,010	983,2	32,5	»	0	32	8	»	»
II.	Cirrhose hypertrophique dans le diabète	1,011	»	»	»	traces	8,30	8,5	»	»
III.	Cirrhose atrophique	1,017	»	»	»	0,970	40	2,90	»	»
IV.	Cirrhose; ascite curable (une seule ponction)	1,018	»	»	»	0,250	60	6,25	»	»
V.	Cirrhose hypertrophique, péritonite tuberculeuse	1,020 (à 23°)	»	»	»	0,375	37,60	13,80	»	»
VI.	Cirrhose atrophique	1,010 (à 22°)	»	»	»	0,180	24,42	6	»	»
VII.	Cirrhose hypertrophique	1,015	»	47	»	traces	46	8,8	»	»
VIII.	Cirrhose palustre	»	»	»	»	0	27,52	»	»	»
IX.	Epitéliome kystique de l'ovaire	1,030 à (23°)	»	57,73	»	0,650	47,39	14,27	»	»
X.	Cancer de l'estomac. Hydropéritonite subaigue	1,020 (à 20°)	»	49,50	»	0,765	49,309	8,9	»	»
XI.	Syphilis hépatique (58e ponction 210 litres chacune)	1,010	»	14,88	0,10	0,700	12,66	5,9	0,08	0,13
XII.	Cardiopathie, asystolie	1,0155	»	35,12	0,48	0,480	33,32	7,2	0,068	0,18
XIII.	Asystolie (pleurite et ascite)	1,018	»	40,40	0,345	0,724	38,21	7,4	0,08	0,16
XIV.	Liquide orangé (1re ponction)	1,0125	»	24,50	0,031	0,473	23,30	7,9	0,067	0,16
XV.	Péritonite tuberculeuse	1,015	»	27.70	traces	0,052	25,90	5,10	0,137	0,16
XVI.	Syphilis hépatique (même malade que le XI. (61e ponction)	1,010	»	11,30	0,30	0,048	8,00	8,40	0,11	0,29
XVII.	Asystolie (même observation que n° XIII)	1,019	»	35,70	0,36	0,44	34,70	8,	0,042	0,31
XVIII.	Syphilis hépatique (62e ponction)	1,011	»	6,25	0,02	0,05	6,15	8,25	0,15	0,26
XIX.	Asystolie	1,0175	»	35,06	0,52	0,542	32,70	8,44	0,08	0,27
XX.	Syphilis hépatique (63e ponction)	1,010	»	8,38	0,06	0,038	6,50	7,62	0,102	0,17
XXI.	Néphrite chronique; cirrhose	1,014	»	27,30	0,044	traces	26,90	7,50	0,07	0,105
XXII.	Asystolie	1,0165	»	38,10	0,28	0,55	37,20	6,60	0,088	0,17

(1) Sels de potasse exprimés en chlorure de potassium ; de chaux, en sulfate de chaux.

Caractères physiques.

Le liquide ascitique alcalin est fluide, souvent limpide, très mousseux, d'une couleur jaune pouvant aller jusqu'au brun foncé en passant par les tous orangé (Tableau D. obs. XIV) ou rougeâtre (hématies).

La densité est d'ordinaire assez faible, la quantité souvent considérable du liquide extrait expliquant ce caractère.

La coagulabilité du liquide, même tardive, manque fréquemment, quoique la proportion de fibrine épanchée soit d'ordinaire équivalent ou même supérieure à celle de la pleurite séro-fibrineuse.

L'examen microscopique du liquide d'ascite y décèle, comme pour le liquide pleurétique, la présence de nombreux globules blancs et rouges. Rarement on y constate quelque microbe pathogène ; plus souvent on y peut rencontrer des éléments cellulaires qui, parfois, permettront de parfaire un diagnostic de cancer abdominal.

Alors même que le liquide inoculé d'une manière méthodique, comme pour la pleurésie, à des animaux sains ou tuberculisés antérieurement, aurait donné des résultats positifs, il est de règle que l'examen des bacilles sur lamelles et leur recherche sur cultures appropriées sont négatifs (¹) :

La proportion des germes est trop minime, pour quelques milligrammes de liquides donnés.

Examen chimique.

L'examen chimique de l'ascite démontre, (comparez les tableaux D et E) :

(¹) Ce qui ne veut pas dire, tant s'en faut, que l'origine toxi-infectieuse d'un grand nombre d'ascites soit discutable.

a) *Fibrine et fibrinogène*, 1° que la quantité de fibrine spontanément coagulable oscille entre 0,10 et 0,970 par 1000 ;

2° que le fibrine peut y exister en proportions notables, même dans les cas où la stase et la passivité semblent surtout prédominer (tumeurs ovariques, asystolie),

3° que la fibrinogène, le générateur même de la fibrine y figure constamment en quantité notable, et par conséquent, qu'ici comme pour les liquides pleurétiques, il doit exister une raison qui a empêché la transformation totale du fibrinogène en fibrine.

b) *Albumine totale*, la quantité totale des matières albumineuses est extrêmement variable, elle peut osciller de 7,gr.40 à 40 grammes par litre,

Pour Rüneber ([1]) les albuminoïdes augmentent dans l'ascite en raison directe de l'intensité du processus inflammatoire :

Il propose les moyennes suivantes : (pour 1000 gr.)

Hydrémie et néphrite	= 0,30 —	à 4,0
Oblitération de la veine porte	= 3,70 —	26,80
Cardiopathie et congestion rénale	= 8,40 —	à 23
Cancer du péritoine	= 27,10 —	à 35,10

Il est bon de remarquer que, pour les affections cancéreuses en particulier nos chiffres sont également très élevés (obs. IX, X). Il est vrai que dans l'asystolie (obs. XII et XIII). La teneur en albumine était également très forte.

Si donc on pouvait conclure en s'appuyant sur les données antérieures, on dirait que les fortes propositions d'albuminoïdes indiquent toujours un nouveau processus inflammatoire et que l'ascite cardiaque, la plus passive en apparence est, en fait, l'une des plus phlogogéniques.

L'ascite est une *hydro-péritonite*, subaigüe ou chronique,

([1]) GAUTIER. — *Chimie* « sérosité péritonéale » p. 463.

suivant les circonstances, elle n'est pour ainsi dire jamais un simple œdème du péritoine.

Il y a longtemps que Gendrin (¹) Cruveilhier (²) et d'autres auteurs l'avaient proclamé.

La question encore en suspens des *ascites curables* développées dans le cours de la cirrhose hépatique (³) me paraît l'avoir démontré à nouveau.

Méhu (⁴) a insisté, d'ailleurs sur la quantité des *matériaux solides* contenus dans l'ascite, dans l'ascite cardiaque, le poids ne dépasserait pas 5 1,50.

Dans le cirrhose ce poids s'abaisse au fur et à mesure des nouvelles fonctions.

Les tumeurs de l'abdomen, et particulièrement les kystes ovariques déterminent un épanchement considérable de matières fixes (60 grammes, 70 grammes).

c) *Urée*, *graisses*, etc., l'ascite contient en outre de l'urée, du sucre, des matières grasses.

L'ascite chyliforme que j'ai pu, à deux reprises étudier de près, est un chapitre encore intéressant des épanchements séro-graisseux de l'abdomen.

d) *Sels*, les *sels* sont habituellement en faibles proportions. Pour Méhu, au dessous de 7, gr. 50, le chiffre des sels correspond à un pronostic fâcheux. J'ai vu cependant un cas d'ascite curable dans le cirrhose alcoolique du foie (obs. IV) où le poids des sels n'a pas dépassé 5,gr.25.

La proportion des sels de chaux, en égard à la quantité de fibrine, mérite d'être étudiée (obs. XI. XII et XIII); elle oscille entre 1/2, 1/4, 1/5 et par conséquent paraît des plus variables.

(¹) Gendrin. — *Des inflammations*, T. I. p. 251.
(²) Cruveilhier. — *Anat. Pathol.*. T. IV, p. 51 et T. III, p. 691.
(³) *Bull. Société Méd. des Hôp. de Paris*, 1886, p. 336 et suiv.
(⁴) Méhu. — *Loc. cit.*, p. 214.

Liquides de l'Hydrocèle Vaginale.

S'il était besoin de défendre encore l'opinion émise plus haut, concernant la nature inflammatoire des épanchements des membranes séreuses, nous n'aurions qu'à prendre l'hydrocèle de la tunique vaginale. Ici, pas d'hésitation possible ; toute hydrocèle est bien une vaginalite chronique exsudative. Quand les lésions sont aigües ou subaigues, le liquide se prend en gelée comme celui de la pleurite aigüe. Méhu [1] considère alors ces liquides comme du plasma sanguin, et la fibrine ne dépassait pas la dose de 0,90 à 1 gramme par litre. Les chiffres suivants donnent une idée de la composition de l'hydrocèle (Méhu)

eau	=	967	à	874
fibrine	=	0,030	à	1 gramme
matières fixes	=	30	à	118,30
matières organiques	=	22,80 —	à	109,10
sels	=	7,40	à	9,10
cholestérine	=	traces	à	4,64

Hydrocèle. .

Pourquoi donc refuser aux épanchements de la grande cavité séreuse les qualités et les origines accordées aux sérosités de la tunique vaginale [2], simple diverticule du péritoine pariétal ?

---

[1] Méhu. — *Loc. cit.* p. 208 et *Arch. gén. de Méd.* 1875.

[2] Les analyses de l'hydrocèle publiées par tous les auteurs concordent exactement avec les recherches de Méhu, le tableau suivant emprunté à A. Gautier le démontre :
Hydrocèle de la vaginale.

Auteurs	Eau	Fibrinogène	Fibrine	Albumines	Sels
Drivon.	9,7	»	»	52,10	8,30
Béchamp et Saint-Pierre.	952,20	»	»	32,44	13,86
Ibidem.	931,10	»	»	54,67	13,66
Hammarsten	938,80	0,59	»	49,46	9,26

Chapitre VI

—

DÉTERMINISME DES ÉPANCHEMENTS INFLAMMATOIRES DES MEMBRANES SÉREUSES

de l'âge des malades ; fréquence extrême des lésions péritonéales ; conclusions.

§ II.—*Conditions mécaniques, déterminisme mécanique des épanchements.*
Leur déclivité ; raisons, anomalies, conséquences de cette déclivité.
Poids et volume des épanchements ; leurs conséquences. Déformations des organes et des tissus, compressions d'organes, de tissus, d'éléments. Organes compressibles, organes incompressibles ; décompression d'organes ; épanchements hémorrhagiques des séreuses.

§ III. — *Indications anatomo-pathologiques.*
La nature des lésions des membranes séreuses doit servir de guide. Pleurésies métapneumoniques et pleurétiques des tuberculeux.
Dispositions structurales de la fausse membrane ; lamelles fenêtrées ; état muqueux des néo-membranes, cellules vaso-formatives en involution morphologique ; déductions thérapeutiques.
La vascularisation des néo-membranes explique quelques-unes des lésions secondaires ; hémorrhagies dans les néo-membranes. Pachyméningite et pachy-péritonite hémorrhagiques ; mécanisme de l'apoplexie néo-membraneuse.

I. — VALEUR DIAGNOSTIQUE DE L'ÉTUDE CHIMIQUE DES ÉPANCHEMENTS

L'étude chimique des liquides épanchés à l'intérieur des cavités séreuses nous a conduits à une conception plus précise de la valeur nosologique des lésions qui les déterminent.

Nous sommes arrivés à considérer comme inflammatoire tout épanchement de sérosité, alors même que la fibrine y fait totalement défaut, ou que le fibrinogène n'y est décelé qu'en faible quantité. Qui dit en effet épanchement séreux, dit travail irritatif subi par la membrane, sécrétion exagérée de sérosité, par conséquent phlogogénie. A plus forte raison en doit-il être de même, quand le liquide exsudé renferme des fausses membranes fibrineuses, du sang, du pus, voire même de la graisse émulsionnée (épanchements chyliformes).

La connaissance des conditions générales chimiques, mécaniques et anatomo-pathologiques qui président au développement de ces différentes sortes d'épanchements est fort importante.

Exposées dans leurs grandes lignes, ces indications sont même indispensables pour qui veut comprendre les diverses maladies que ces lésions révèlent au clinicien ; j'ajoute que ces notions pathogéniques servent utilement au choix du mode de traitement le plus convenable.

Ces remarques justifieront les quelques indications qui vont suivre, choisies de préférence dans l'inépuisable chapitre des épanchements inflammatoires ; commençons par certaines données ressortissant plus spécialement à la chimie.

Indications fournies par la chimie

Il faut partir de ce principe que toute sérosité, qu'elle soit pure ou mélangée avec quelque élément étranger à la composition physiologique du liquide en question (fibrine, sang, pus), constitue un *épanchement inflammatoire.*

Les sérosités inflammatoires de l'organisme diffèrent d'une manière absolue de tout liquide physiologiquement connu. Aucune de ces sérosités n'est du *plasma sanguin* exsudé *in toto*, puisque le fibrinogène qu'elle pourra précipiter n'atteindra jamais la proportion du fibrinogène contenu à l'état normal dans l'un quelconque des divers sangs rouges de l'homme.

Le liquide d'épanchement n'est pas davantage du *sérum sanguin* transsudé à la faveur des processus diapédétiques.

D'une part, en effet, le sérum est précisément dépourvu de toute trace de fibrinogène et nous avons vu (Tableaux A, B, D, E), qu'un épanchement séreux, même le moins inflammatoire, contient habituellement du fibrinogène en quantité dosable par les procédés ordinaires. En outre, la teneur du sérum en matières albuminoïdes, est d'ordinaire très supérieure à celle des épanchements séreux ([1]).

Les sérosités inflammatoires ne ressemblent pas non plus à la *lymphe*. Nous avons vu précédemment les caractères qui différencient la lymphe générale et les sérosités inflammatoires.

Une seule exception pourrait peut-être, à ce point de vue, être tentée en faveur des *épanchements chyleux* des séreuses. Encore est-il bon de noter, en passant, que les cas dans lesquels l'analyse chimique du liquide épanché correspondait à peu près exactement à l'analyse de la lymphe intestinale ont trait bien plutôt à des effractions de chyle dans une cavité séreuse qu'à des exsudats véritablement inflammatoires de la plèvre ou du péritoine. Nous allons d'ailleurs, bientôt, reprendre ce point intéressant.

([1]) L'analyse chimique du sérum sanguin donne les résultats suivants qu'il est bon de comparer avec nos tableaux (A, B, D, E.).

Analyse du sérum sanguin (Homme)
(pour 1000)

Auteurs	Densité	Eau	Sérine	Matières albuminoïdes	Graisses	Sels
A. Gautier.	1,028	880 à 950	62 à 75	»	2 à 6	7 à 8,9
Hammarsten.	»	907.9	45,2	76,2	7 (a)	8,8

(a) Ce chiffre indique la somme des graisses, avec la lécithine, l'urée et les matières extractives.

Ni plasma, ni sérum, ni lymphe ; qu'est donc un épanchement séreux ? Un *produit de sécrétion*, spécial à la membrane affectée. Ce produit, la sérosité, si minime à l'état normal, se trouve considérablement accru sous la poussée de certains molimens inflammatoires.

Rappelons une notion courante, moins favorable peut-être qu'on ne le croit à cette conception pathogénique. On répète partout que la composition chimique des épanchements diffère notablement suivant la localisation des lésions. Pour ce qui est des membranes séreuses, cette assertion, vraie dans son ensemble, paraît tellement exagérée quand on aborde l'étude comparative des faits qu'elle devient souvent inacceptable.

Sans doute, les épanchements séro-fibrineux et même purement séreux des plèvres sont aussi fréquents que les péricardites séreuses sont peu communes. Mais s'il existe un certain ordre de raisons mécaniques qui s'opposent presque absolument aux grands épanchements aigus du péricarde, la vérité est que les causes pathogènes qui favorisent l'exsudation de sérosités pauvres en fibrine sont communes et banales pour les poumons et leurs enveloppes, exceptionnelles pour le myocarde et pour le péricarde.

En réalité, l'étude des causes doit être la pierre angulaire de toutes les théories qui prétendent expliquer les caractères si dissemblables des épanchements inflammatoires. Une telle étude ne laisse pas d'être fort ardue. En voici une preuve, qui nous sera fournie par l'examen comparatif de nos observations : une malade, cardiaque, asystolique, présente un épanchement pleural droit, qu'on ponctionne à plusieurs reprises ; au bout de quelques semaines apparaît une ascite manifestement secondaire à l'évolution dégénérative d'un foie cardiaque. Les analyses des deux liquides faites avec le plus grand soin par mon collaborateur M. Marette donnent les chiffres suivants :

Asystolie. Ascite et pleurésie séreuse

	Dates	Densité	Extrait sec	Fibrine	Fibrinogène	Albumine totale	Sels de potasse (en chlorure do K)	Sels de chaux (en sulfate de Ca)	Cendres
Épanchement pleural . .	14 Xbre	1,015	»	0,383	»	34,50	0,22	0,18	8,10
Ascite. . .	24 Xbre	1,018	47,80	0,724	0,345	38,21	0,08	0,16	7,40

Avec des écarts aussi peu considérables que ceux qui précèdent et différencient la sérosité pleurale de la sérosité péritonéale, que ne penserait-on pas d'un auteur qui voudrait identifier les deux causes, sous prétexte que les deux processus phlogogéniques sont évidemment similaires ? Ici, la plèvre souffrait par suite d'un infarctus cortical, (bord postérieur du poumon droit), la cause la plus habituelle, comme on sait, de la pleurésie chez les cardiaques. Le péritoine péri-hépatique, à peine dépoli, un peu adhérent par petits îlots au péritoine diaphragmatique, semblait avoir été (associée à la stase veineuse de l'abdomen) la seule cause appréciable de l'hypersécrétion. Les deux épanchements séreux avaient d'ailleurs nécessité la ponction à plusieurs reprises.

Deux causes aussi dissemblables sont donc capables d'engendrer, dans les membranes séreuses, des lésions à peu près identiques quant à leurs produits réactionnels. Comment s'étonner de voir une cause unique, la tuberculose, pour prendre un autre exemple, déterminer, simultanément ou à quelques jours de distance, dans la plèvre un épanchement séreux abondant, à peine fibrineux, et sur le péritoine des exsudats fibrineux, des fausses membranes sèches, adhérentes, aussi franchement inflammatoires que possible, bien qu'insérées sur des replis péritonéaux gorgés de bacilles tuberculeux (Voy. Pl. IX, *fig.* 1 et 2).

Jusqu'à présent nous avons vu les analyses chimiques fournir surtout des indications partielles, révéler des détails pathogéniques qui se contentent souvent de confirmer les données de la clinique ou de l'anatomie pathologique. Evidemment, il est d'un réel intérêt, de doser la quantité de fibrine contenue dans un épanchement pleurétique. Il est plus utile peut-être de reconnaître l'absence de fibrine dans un liquide trouble, jaune sale, qui, à l'œil nu, ne paraît pas à proprement parler purulent ([1]).

De quelle autre importance serait la manipulation chimique qui permettrait de démontrer qu'un épanchement purement séreux, retiré de la plèvre, représente un ancien liquide inflammatoire résiduel, dépouillé de sa fibrine et prêt à la résorption. La proportion plus ou moins considérable des substances extractives contenues dans ces liquides ne suffit pas plus que les caractères physiques (couleur, viscosité), pour combler une pareille lacune ([2]).

Epanchements chyliformes. — Si la chimie des épanchements séro-hémorrhagiques ou séro-purulents ne fait guère que corroborer les données de l'anatomie-pathologique, il

---

([1]) Nous avons étudié à propos de la suppuration les conditions qui peuvent expliquer l'absence ordinaire de la fibrine dans le pus. Nous n'y reviendrons pas. (Voy. p. 178, 179 et suiv.)

([2]) Méhu. — *Chimie,* loc. cit., p. 199.

n'en va pas de même pour une variété curieuse, assez rare, d'épanchements de la plèvre ou du péritoine, les *épanchements chyliformes*.

Peu de sujets ont donné naissance à des conceptions doctrinales aussi contradictoires que celles qui s'efforcent d'expliquer les épanchements lactescents des séreuses. On peut grouper en trois séries distinctes les opinions pathogéniques des auteurs : 1° l'épanchement est constitué par du *chyle* en nature ; 2° il s'agit d'une *sérosité inflammatoire* spéciale, dont la cause, le plus ordinairement inconnue, peut être parfois spécifiée d'une manière rigoureuse (hydrocèle chyleuse due à la *filariose*, etc.) ; 3° l'aspect chyliforme des épanchements s'explique par une *désintégration granulograisseuse* des matériaux phlogogènes exsudés (leucocytes, fibrine, matières albuminoïdes).

Avant toute discussion, il convient de mettre de côté les épanchements chyliformes et même soi-disant chyleux de la plèvre. Deux raisons péremptoires justifient, à mon avis, cette distinction : premièrement les analyses chimiques bien complètes de ces liquides pleurétiques font défaut, et, secondement, la totalité à peu près absolue des observations [1] a trait sans conteste à des cas de pleurésie chronique. Ici, selon toute vraisemblance, le chyle, véhiculé le long du canal thoracique demeuré normal, ne paraît pas avoir eu la moindre occasion de faire irruption dans l'une ou l'autre des cavités pleurales.

---

[1] Sur 9 observations que j'ai pu relever, dues à Gueneau de Mussy (2 cas), Debove, Zuber, Hérard, Quinke, Baccelli, Sainton, Rokitausky, cette dernière, seule, a droit à quelques réserves. Il s'agissait, en effet, dans ce cas, d'une femme cardiaque, présentant des épanchements chyleux des deux plèvres et du péritoine, à l'autopsie de laquelle on constata des lésions manifestes du canal thoracique. Tous les autres cas ont trait à des inflammations chroniques, subaiguës ou même aiguës de la plèvre.

Restent les épanchements chyleux et chyliformes de l'abdomen. Je laisse de côté, bien entendu, les hydrocèles vaginales contenant un liquide lactescent (hydrocèles laiteuses) qui ressortissent toutes, de l'aveu unanime des auteurs, à la série des maladies parasitaires contractées d'ordinaire dans les pays inter-tropicaux (filariose, Bilharziose, peut-être aussi paludisme).

Le chyle proprement dit n'a rien à voir dans ces épanchements du scrotum.

Analyses du chyle (Homme)

Auteurs	Densité	Eau	Albumines	Fibrinogène	Graisses	Sels
O. Rees. . .	»	904,8	70,1	»	9,20 (a)	4,4
Hoppe Seyler.	»	940,7	36,7	»	9,38 (b)	»
Gorup Besanez	1,012 à 1,022	905,0	70,80	traces	9,20	»
Gautier. . .	1,015 à 1,022	».	30 à 70	1 à 2,5	0,50 à 65	5 à 11

(a) Somme totale des graisses, de la lécithine et de la cholestérine.
(b) Graisses, 7,23 ; cholestérine, 1,32 ; lécithine, 0,83.

Pour ce qui est de la grande cavité séreuse du péritoine, les difficultés m'apparaissent, aujourd'hui encore, assez ardues pour mériter quelques réserves. Ainsi que je l'indiquais il y a plusieurs années ([1]), la question des ascites chyleuses comporte un double problème, chimique pour ce qui est de la nature chyleuse ou chyliforme des liquides épanchés, anatomo-pathologique à cause des

---

([1]) Letulle. — « Epanchement chyliforme de l'abdomen. » *Revue de médecine*, 1884, p. 722. — « Nouvelle observation d'épa..chement chyliforme de l'abdomen chez un enfant ». *Revue de médecine*, 1885, p. 960.

lésions matérielles ([1]) qui accompagnent ces désordres curieux.

Les travaux de Debove ([2]) et de son élève M. Perrée ([3]), le mémoire de Veil ([4]), ceux de Quinke ([5]), Oppolzer ([6]), Hermann Smidt ([7]), me paraissent avoir définitivement établi la nature inflammatoire de la presque totalité des cas d'ascite chyleuse.

La chimie de ces mêmes épanchements n'est peut-être pas encore tout à fait terminée. Si toutes les observations publiées étaient aussi rigoureuses, aussi complètes que celle qui fait l'objet d'un important mémoire du Professeur Straus ([8]), le doute ne serait plus possible ; la nature chyleuse de tous ces liquides bien démontrée, il ne resterait plus qu'à déterminer le mécanisme habituel qui préside à l'écoulement du chyle dans le péritoine malade.

([1]) Sur 23 observations d'ascite chyleuse relevées dans les différents auteurs, je trouve en effet, mentionnées les lésions suivantes :

— lésions inflammatoires simples du péritoine	1 cas
— lésions tuberculeuses (péritoine et ganglions).	7 —
— cirrhose du foie	3 —
— cancer de l'abdomen (viscères, ganglions, péritoine) . .	5 —
— lésions syphilitiques (foie)	1 —
— affections chroniques du cœur (avec foie cardiaque) . .	6 —
	23 cas

toutes ces lésions indiquent clairement une stase veineuse et lymphatique de l'abdomen.

([2]) DEBOVE. — « Epanchements chyliformes des cavités séreuses ». *Bull. Société médicale des hôpitaux de Paris*, 1881, p. 49.

([3]) PERRÉE (née Rosa Mouton). — « Epanchements chyliformes des cavités séreuses », *Thèse*, Paris, 1881.

([4]) VEIL. — « Pathogénie des ascites chyliformes », *Thèse*, Paris, 1882.

([5]) QUINKE. — « Uber fetthaltige Transsud. Hydr. chyl. u. Hydr. adipos ». (*Deuts. Arch. f. Klin Med.* T. XVI, 1875, p. 120).

([6]) OPPOLZER. — *Allgem. Wiener med. Zeitung.* T. VI, 1871.

([7]) HERMANN SMIDT. — *Zeitsch. f. Clin. Med.* 1880.

([8]) STRAUS. — « Sur un cas d'ascite chyleuse ». *Arch. Physiol. norm. et path.* 1886, p. 307, Pl. VII.

Grâce à une expérience ingénieuse [1], M. Straus a pu démontrer, sur le vivant, par les analyses du liquide ascitique, le passage des graisses (et en particulier du beurre) dans le sac péritonéal ; il a vu, à l'autopsie, des vaisseaux chylifères béants rompus, des apoplexies chyleuses sous-séreuses, etc.). Ici donc, aucun doute possible, aucune objection.

Reste à savoir si beaucoup de faits, sinon semblables, du moins analogues, mériteraient de figurer à côté de cette observation incomparable [2].

D'ailleurs la difficulté n'en serait pas amoindrie : les analyses chimiques du chyle normal données par les auteurs et celles des épanchements soi-disant chyleux ne se ressemblent guère. Les chiffres qui vont suivre le démontreront sans peine.

ANALYSES CHIMIQUES D'ASCITES CHYLEUSES
(pour 1000)

Auteurs	Densité	Eau	Matières grasses	Albumines	Fibrine	Sels	Observations
I. *Bergeret* .	1,007	»	16,70	»	»	»	*Femme 27 ans*, scrofulo-tuberculose, abcès froids, lésions péritonéales et pulmonaires.
II. *La 2me obs. de Quinke*.							*Femme 30 ans*. Lésions pleurales, péricardiques et péritonéales anciennes et récentes. Cœur graisseux.
1re opérat . .	1,016	»	16,80	»	»	»	
2me ponction .	1,013	»	18,70	»	fibrine	»	

[1] En faisant ingérer plusieurs jours de suite au malade du beurre émulsionné dans du lait. Il s'agissait d'un cancer de l'estomac compliqué de cancer secondaire généralisé à la séreuse péritonéale.

[2] Le cas de ROKITANSKY (*Lehrbuch d. pathol. Anat.* 1865. T. II, p. 388), a trait probablement à un cancer du pylore compliqué de lymphangites cancéreuses du péritoine, des plèvres et des poumons.

L'obs. deWITLA (de Belfort).— « Chylous Ascites ».(*British Méd. Journ.* 1885, p. 1089, provient d'un enfant de 13 ans, tuberculeux, dont le canal thoracique tuberculisé était oblitéré.

ANALYSES CHIMIQUES D'ASCITES CHYLEUSES
(pour 1000)

Auteurs	Densité	Eau	Matières grasses	Albumines	Fibrine	Sels	Observations
III. *La* 3me *obs. de Quinke.*							*Femme* 33 *ans,* cancer gastrique et pleuro-péritonéal.
1re ponction .	1,023	»	globules graisseux cholestérine	»	»	»	
2me ponction .	1,018	»		»	»	»	
IV. *La* 4me *obs. de Quinke . .*	1,010	»	un peu de graisse	»	fibrine	»	*Fille* 10 *ans,* scrofulo-tuberculose péritonite tuberculeuse.
V. *Friedreich . .*	1,015	»	globules graisseux	»	o	»	*Fille* 10 *ans,* tuberculose ganglionnaire pulmonaire et péritonéale.
VI. *Hermann Smidt. . .*	1,022	»	52.50 cellules du chyle	35,00	fibrine	»	*Garçon* 11 *ans,* péritonite chronique, double hydrocèle chyleuse, adhérences pleurales et péricardiques. Lésions péribronchiques; abcès cérébral.
VII. *Oppolzer.*							*Femme* 42 *ans,* cardiaque, cirrhose du foie ; péritonite chronique, thrombose des veines jugulaires et du canal thoracique.
1re ponction .	1,018	»	un peu de graisse	»	fibrine coagulée	»	
3me ponction .	1,014	»	beaucoup de graisse	»	o	»	
VIII. *Méhu.*							
1er cas . . .	»	»	3,00	»	»	»	Femme, cardiaque.
IX. *Méhu.*							
2me cas . . .	»	»	0,48	»	»	»	Homme, cirrhose hépatique.
X. *Méhu.*							
3me cas . . .	»	»	quantité notable	»	»	»	Homme, cardiaque.
XI. *Veil.*							
2me obs. due à Gaucher . .	»	»	quantité considérable	»	o	Chlore : 4,852 Ph. O5 : 7,842	*Homme* 47 *ans,* cirrhose du foie.
XII. *Letulle.*							
1er cas . . .	»	»	quantité notable pas de cholestérine	»	o	6,50	*Garçon* 8 *ans,* affection cardiaque.
XIII. *Letulle.*							
2me cas . . .	1,006 (à 13°)	»	1,50 pas de cholestérine	12,20	o	6,40	*Garçon* 2 *ans* 1|2, cardiaque, foie tuméfié.
XIV. *Whitla . . .*	»	940,85	10,30	24,78	o	9,95	*Enfant* 13 *ans,* tuberculose généralisée, lésions tuberculeuses du canal thoracique.
XV. *Straus.*							*Homme* 61 *ans,* cancer de l'estomac et du péritoine ; rupture de deux vaisseaux chylifères, apoplexie chyleuse.
1re ponction .	1,013	957,46	4,37	24,60 (*a*)	o	1,51	
2me ponction .	1,011	967,69	3,86	17,00 (*b*)	o	1,24	
3me ponction .	1,012	956,20	9,48	20,525 (*c*)	o	1,59	
XVI. *Grimbert . .*	1,008	977,10	4,0	11,20	o	8.90	»
XVII. *P. Macquaire.*	1,002	972,58	3,70	13,25	o	6,87	*Homme* 70 *ans.*

(*a*) Albumine = 11,3 + Caséine = 13,3.
(*b*) Albumine = 8,0 + Caséine = 9.0.
(*c*) Albumine = 8,925 + Caséine = 11,6.

Si l'on recherche l'ensemble des données fournies par l'analyse chimique, on voit qu'il n'existe guère que deux observations, celles de Whitla et de Straus, qui puissent être comparées à peu près exactement à la moyenne des chiffres attribués au chyle proprement dit.

Par contre, les *kystes chyleux* produits par la rétention d'un vrai chyle dans les replis du mésentère, dont on doit à Tuffier ([1]) deux belles observations ([2]) ne laissent pas l'ombre d'un doute quand on étudie leurs analyses chimiques.

L'analyse du premier kyste opéré par Tuffier, faite par M. Jardin ([3]), donne en effet :

		Observations
	Densité	1,008
	Eau	805,0
Kyste chyleux de mésentère . . .	*Albumines*	42,0
	Fibrine	0,0
	Matières grasses	139,80
	Sels minéraux	12,50

On peut, croyons-nous, tirer des indications précieuses de ces analyses si discordantes : les épanchements de vrai chyle sont rares dans la grande cavité péritonéale; tout au plus pourrait-on admettre qu'un certain nombre des cas publiés sous le terme *d'ascites chyleuses* a trait à des exemples *d'hydro-péritonite subaigüe compliquée de transsudation chyleuse* ([4]). On expliquerait, peut-être ainsi la coïncidence

([1]) TUFFIER. — *Bull. soc. de chirurgie*, 1892.

([2]) KLEFSTADT. — « Kystes chyleux du mésentère ». *Thèse*, Paris, 1892.

([3]) JARDIN. — « Analyse d'un liquide de kyste chyleux ». *Journ. pharm. et de chimie*, 1892, 1er mars n° 5, p. 247.

([4]) Les hydrocèles laiteuses et la chylurie parasitaire causées par la filariose, permettent de penser au rôle possible de certains germes pathogènes dans la production extrêmement fréquente de lésions matérielles, inflammatoires ou dégénératives, des organes abdominaux ou de la séreuse (¹) avec une grande quantité de liquide lactescent plus ou moins riche en graisse, souvent exempt de cholestérine.

L'ascite ordinaire, non chyliforme, contient de très faibles proportions de graisse, o gr. 10 à o gr. 12 pour 1000 d'après nos analyses d'ascite (voy. Tableaux D et E).

Il est incontestable que l'épanchement lactescent, chyliforme représente une lésion curieuse, non banale, dans la production de laquelle la graisse rapidement émulsionnée joue un rôle capital.

D'où vient cette graisse ? Elle est capable de reparaître le plus souvent d'une manière presque indéfinie et continue, parfois au contraire d'une façon intermittente, au fur et à mesure des ponctions successives rendues nécessaires par l'afflux, lent ou rapide, de nouvelles quantités d'ascite.

A vrai dire, la théorie qui met en cause l'irruption du chyle dans le péritoine est de beaucoup la plus simple. Malheureusement, elle ne se base que sur un petit nombre d'observations, rarement aussi parfaites que celles de M. Straus ; et d'ailleurs, elle ne peut expliquer à elle seule

---

d'un épanchement ascitique lactescent. Une observation de Winkel (¹), citée par tous les auteurs, a trait à la veuve d'un missionnaire, atteinte d'ascite chyleuse, revenant de Surinam, après un séjour de plusieurs années. Dans ce cas, il serait malaisé d'affirmer que la filaire était la cause de l'épanchement ascitique, à l'instar des hydrocèles laiteuses si communes chez les habitants des Antilles. Cependant l'origine parasitaire des épanchements chyliformes ne doit pas être considérée comme une simple idée théorique. Les nombreux cas où la tuberculose abdominale intervient, sont là pour démontrer que l'origine parasitaire ou microbienne des épanchements chyliformes des séreuses mérite quelque considération et sollicite de nouvelles recherches.

D'autre part, la rapidité avec laquelle la graisse s'émulsionne en quelques heures dans les urines chyleuses de la filariose offre un intérêt considérable à cet égard.

(¹) WINCKEL. — *Deutsch. Arch. f. Klin. Med.* 1876, T. XVII.

toutes les observations d'ascites, de pleurésies et de vaginalites chyleuses ou chyliformes.

Pour le moment, la question me paraît encore en suspens ; de nouvelles observations seront sans doute plus décisives. Tout ce qu'on peut faire remarquer, et cette indication aura peut-être un jour une réelle importance, c'est l'extrême prédilection des ascites chyleuses pour l'enfance et l'adolescence (¹), et sa grande rareté dans la vieillesse.

II. — CONDITIONS MÉCANIQUES DES ÉPANCHEMENTS INFLAMMATOIRES

Je n'ai insisté sur ce chapitre intéressant des épanchements chyliformes des séreuses que pour montrer tout le parti que doit tirer de la chimie l'anatomie pathologi-

---

(¹) Pour ce qui est de l'âge des malades, 24 observations se décomposent ainsi :

Sur 24 cas :

Enfants	10 cas
Adultes	4 —
Age mûr	5 —
Vieillard (80 ans)	1 —
Age indéterminé	4 —
	24 cas

donc, sur 20 cas bien spécifiés, on compte 14 enfants, adolescents ou adultes, c'est-à-dire plus des 2/3.

que, quand elle se trouve en présence d'un problème délicat.

Les mêmes remarques s'adresseront aux courtes réflexions qui vont suivre et qui ont trait aux conditions physiques qui président à l'évolution des épanchements inflammatoires des séreuses. Ce sera, si l'on veut, un paragraphe consacré au *déterminisme mécanique* des épanchements inflammatoires des membranes séreuses.

Déclivité des épanchements. — Règle générale, tout épanchement inflammatoire en voie de formation dans une cavité séreuse jusque-là saine, obéit aux lois de la pesanteur et gagne les régions déclives. Encore faut-il tenir compte de l'attitude habituelle du malade à cette époque. En outre, la cause qui a donné naissance à l'inflammation exsudative peut être disposée de telle sorte qu'elle agisse sur un point circonscrit de la membrane séreuse. La région frappée peut, elle aussi, être voisine ou éloignée du foyer phlogogène ; si bien qu'on verra, par exemple, une pleurésie séro-fibrineuse abondante occuper la moitié inférieure de la cavité pleurale et respecter le sommet du poumon correspondant envahi par une colonie tuberculeuse nodulaire péribronchique, à peine naissante et encore assez éloignée de la coque pleurale pour n'y avoir déterminé aucune adhérence. Inversement un infarctus cortical du poumon, produit par une embolie ou plus fréquemment peut-être encore par une thrombose d'une branche de l'artère pulmonaire, occasionnera, autour de lui tout d'abord, puis dans l'étendue de la cavité pleurale, une inflammation séro-fibrineuse. Souventes fois séro-hémorrhagique, elle sera capable d'envahir, chez un cardiaque asystolique par exemple, la totalité de la membrane séreuse.

D'ordinaire, le processus inflammatoire, quelle qu'en soit

la cause, tend vite à se circonscrire, en vertu de la loi qui préside à la réaction inflammatoire d'un territoire quelconque du tissu conjonctivo-vasculaire. S'il arrive que la cause phlogogène agisse rapidement sur un point déterminé, non déclive, et qu'elle sollicite de la même façon une réaction de défense intensive, quoique circonscrite, il pourra se produire un épanchement localisé, très éloigné des régions habituellement vouées à la collection des épanchements. Telles seront les pleurésies avec épanchements circonscrites au sommet et en particulier dans les régions sous-claviculaires ; telles encore les péritonites partielles séro-fibrineuses, et même purulentes circonscrites au-dessus et au-dessous du foie (péritonites péri-hépatiques), en avant ou en arrière de l'estomac (¹) (péritonites pré-gastriques, rétro-péritonites) ; telles enfin les pleurésies médiastines et les péricardites précordiales.

Les lois de la pesanteur sont donc assez souvent violées lorsqu'il s'agit d'épanchements inflammatoires aigus. Certaines conditions anatomiques normales ou pathologiques préexistant à l'inflammation séreuse ou purulente peuvent également troubler l'harmonie générale des épanchements. C'est ainsi que les pleurésies interlobaires séreuses et surtout suppurées, qui ont été récemment l'objet de mémoires intéressants, sont, par le fait même de la disposition anatomique des scissures inter-lobaires des poumons, vouées à peu près nécessairement à un isolement qui tient leurs produits d'exsu-

---

(¹) J'ai eu l'occasion d'observer récemment, à l'hôpital, un cas de péritonite suppurée d'origine puerpérale dans lequel les lésions péri-utérines, minimes et rapidement éteintes, avaient donné naissance à distance à une énorme collection purulente pré-gastrique circonscrite par le diaphragme, la rate et l'estomac, très virulente (streptocoques pyogènes) et cause unique de la mort survenue trois mois après l'accouchement.

dation éloignés des régions déclives de la grande cavité pleurale.

Les pleurésies et péritonites dites cloisonnées jouissent des mêmes apanages et peuvent produire, au haut de la cavité, des épanchements considérables, alors que les poches les plus déclives contiennent peu de liquide.

Conséquences du volume et du poids des liquides épanchés. — Le liquide épanché dans une cavité séreuse occupe un espace et correspond à un volume plus ou moins considérable. Tout épanchement est un corps étranger pesant, toujours trop volumineux pour le bon fonctionnement des organes adjacents. Les conséquences en sont faciles à déduire et sont parfaitement connues ; quelques détails cependant méritent peut-être de figurer ici.

Déformations. Notons tout d'abord la série des déformations produites par un épanchement liquide. Pour ce qui est des parois thoraciques, la voussure ou saillie révélatrice est, d'une façon générale, bien mieux réglée par la qualité que par la quantité des liquides accumulés dans la plèvre. Les vastes pleurésies séro-fibrineuses immobilisant les côtes dans une grande étendue déforment proportionnellement moins la cage thoracique que les pleurésies purulentes circonscrites et, surtout, que les gros abcès sous-phréniques ou que les abcès de la convexité du foie.

Les vastes épanchements du péricarde, habituellement séreux ou séro-hémorrhagiques (car ils ressortissent presque nécessairement à la tuberculose) disloquent les pièces du sternum et les cartilages costaux d'une manière beaucoup moins apparente que les hypertrophies cardiaques ou que les cancers du médiastin.

Quant au péritoine, pour bien apprécier les déformations de la paroi abdominale, on doit faire entrer largement en

ligne de compte et presque sur le même pied que la quantité
du liquide ascitique, le météorisme gastro-intestinal parfois
excessif, prédominant même, qui l'accompagne et la résistance variable des couches constitutives de la paroi abdominale antérieure. La distension des feuillets aponévrotiques.
imbriqués sur la ligne blanche, la tonicité vaincue des muscles
grands droits, et des obliques de l'abdomen, les ruptures
mécaniques ou même dystrophiques des fibres élastiques de
la peau (cause réelle de vergetures indélébiles), sont autant
de conditions pathogéniques qui s'associent, se succèdent ou
se complètent dans nombre d'hydro-péritonites subaiguës ou
chroniques. Les diverses variétés de hernies graisseuses de.
la ligne blanche, les hernies ombilicales (¹), l'éventration en
sont les conséquences les plus communes. La rupture de la
peau de l'ombilic et l'établissement d'une fistule omphalo--
péritonéale constituent une complication excessivement rare
dans l'ascite, assez commune dans la péritonite suppurée,
dite idiopathique, surtout bien observée chez l'enfant.

Compressions d'organes, de tissus, d'éléments. Nous en
avons assez dit pour montrer l'intérêt qui s'attache aux
déformations ; rappelons maintenant les compressions produites par les épanchements. Ces compressions, on le comprend, sont des plus variées, souvent des plus compliquées.
Quelques exemples en vont donner la preuve.

Les liquides inflammatoires exercent à l'intérieur des
séreuses une pression centrifuge progressivement croissante
comme la cause qui leur donne naissance. D'ordinaire, ce

(¹) La saillie de la cicatrice ombilicale causée par le liquide ascitique peut, lorsque la
pression intra-péritonéale n'est pas trop élevée, être vaincue ; quand le liquide refoulé
par le doigt affluera à nouveau, la compression du doigt cédant, il lui arrivera parfois
de donner naissance, en passant, à une série de vibrations (veine liquide) silencieuses
mais très facilement accessibles au palper.

n'est pas brusquement, à l'instar d'une hémorrhagie, que la résistance des viscères sous-jacents à la séreuse est vaincue. L'inverse est plutôt la règle ; le poumon qui s'entoure d'un épanchement pleural aigu est à peu près régulièrement le siège d'un état congestif, d'une hypérémie plus ou moins étendue qui le soutient, souvent même le tuméfie et contribue, pour une large part, à l'ensemble des phénomènes locaux et généraux révélateurs de la maladie.

Il faut aux liquides inflammatoires qui s'infiltrent dans la cavité un certain temps et surtout une certaine pression, par conséquent un poids et un volume assez considérables pour déterminer dans la nutrition des tissus sous-séreux des troubles ressortissant véritablement à la compression. C'est dire que les lésions interlobulaires, inévitables au voisinage de toute pleurésie aiguë, appartiennent plus au processus phlogogénique causal qu'à la gêne mécanique exercée par les exsudats pleuraux sur la circulation sanguine et lymphatique du poumon. Plus tard cependant, la masse du liquide occasionnera sûrement des désordres locaux, très appréciables, par exemple, dans les grandes pleurésies avec épanchement séreux. On connaît l'aspect carnisé du poumon refoulé contre la plèvre médiastine. Le parenchyme pulmonaire recouvert d'une coque pleurale fibroïde plus ou moins épaisse est transformé en un tissu pour ainsi dire exsangue, ne crépitant plus, flaccide, grisâtre. La coupe donne au toucher l'impression d'un morceau de tissu musculaire et l'examen microscopique d'un fragment y démontre l'existence d'une inflammation chronique interstitielle, non-seulement interlobulaire mais aussi inter-alvéolaire souvent excessive et pouvant être généralisée à un lobe ou même à un poumon tout entier.

Sans aller si loin, on trouve dans la cavité péritonéale des signes non douteux de compression exercée par les épanchements ascitiques. L'œdème des membres inférieurs, l'oligurie et même l'anurie, les varices gastriques ou œsophagiennes ([1]), considérés à ce point de vue, ont une valeur importante.

Organes compressibles ou incompressibles. — Quoi qu'il en soit, et quelle que soit l'étendue ou la circonscription des lésions inflammatoires, un moment arrive où la transsudation du liquide s'arrête, vaincue par un équilibre relatif entre la résistance des tissus comprimés et la pression de plus en plus grande imposée à l'épanchement. A ce point de vue, il est bon de se rappeler que la compressibilité des différents tissus ou organes est des plus variables. Un certain nombre d'organes sont normalement beaucoup plus comprimés que d'autres. Que l'on compare, par exemple, les poumons maintenus béants par le vide pleural, au cœur et, surtout, à l'encéphale comprimés de tous côtés par les tissus environnants. Les enveloppes des organes sont précisément destinées à les maintenir dans leur forme, par conséquent à exercer autour d'eux une compression déterminée. La dure-mère rachidienne en offre l'exemple peut-être le plus typique. Sans aller à des limites aussi extrêmes, les parois abdominales, fibro-musculaires, compriment physiologiquement les viscères sous-jacents ; seulement, ici, la compression, loin d'être rigide, immuable, comme dans le canal rachidien ou dans la cavité crânienne, est modifiée incessamment, ne serait-ce que dans chaque temps de la respiration.

La compression varie donc, à l'état normal, pour ainsi

([1]) Letulle. — « Varices de l'œsophage ». *Médecine moderne*, 1890, p. 893.

dire à l'infini, selon les besoins de l'organisme. Il en est vraisemblablement de même à l'état pathologique. Le cœur, pas plus que le cerveau, ne peut impunément se laisser comprimer par des épanchements abondants ou prolongés. Les grands épanchements péricardiques sont exceptionnels et ne doivent guère se produire qu'à la condition d'une désorganisation progressive du sac fibreux péricardique (péricardite chronique tuberculeuse) lui permettant de céder à une distension lente ; encore cette distension de la séreuse réagit-elle alors surtout sur son feuillet pariétal. Un épanchement aigu du péricarde ne saurait devenir abondant, le cœur cédant presque immédiatement à la compression (mort syncopale du cœur).

La pachyméningite hémorrhagique suggère les mêmes réflexions à propos du cerveau : peu de caillots sanguins suffisent pour déprimer la surface des circonvolutions pariéto-temporales et occasionner la compression cérébrale et la mort dans le côma. Dans ces cas, la rigidité immuable des parois du crâne joue, selon toute probabilité, son rôle, puisque, chez l'enfant, les épanchements séreux intra-arachnoïdiens peuvent devenir considérables (hydrocéphalie chronique externe) et comprimer largement l'encéphale, tout en refoulant les pièces osseuses du crâne.

Que dire, par contre, de la distensibilité excessive, parfois invraisemblable de la plèvre ou du péritoine et par conséquent des parois abdominales ? Là, la compression centrifuge exercée par les liquides épanchés pourra parfois déformer la courbure des cartilages costaux, forcer les membranes fibro-musculaires des espaces intercostaux, ouvrir les orifices aponévrotiques fermés jadis par le développement normal du péritoine (hernies ombilicales, inguino-crurales, h. de la ligne blanche, etc.), et même rompre les téguments de l'ombilic (hydrorrhée ombilicale).

L'énorme pression exercée sur les tissus sous-jacents à la séreuse par les grands épanchements inflammatoires explique aussi, pour une large part, la stagnation prolongée du liquide et sa difficile résorption. En effet, outre les perturbations apportées dans la tension sanguine et lymphatique des organes comprimés (écrasement des vaisseaux lymphatiques sous-séreux ainsi que des veinules d'origine), il existe encore une excessive difficulté dans les échanges osmotiques qui devraient s'effectuer à la surface de la membrane séreuse enflammée. Les phénomènes d'imbibition et de dialyse des matières albuminoïdes et des sels contenus dans l'épanchement sont arrêtés. L'épanchement s'est produit sous une influence active, positive, dans laquelle la pression sanguine modifiée agissait conjointement avec l'imbibition, avec l'infiltration de la membrane séreuse par des exsudats inflammatoires plus ou moins riches en sels. La poussée phlegmasique calmée, les reliquats du processus stagnent dans la cavité en attendant l'apparition des phénomènes vaso-moteurs nouveaux, réactionnels, qui favoriseront leur résorption.

Décompression d'organes. — Il est inutile d'entrer dans de longues explications pour rappeler que, de même que la compression, la décompression brusque des organes sousséreux est capable de produire dans ces tissus des lésions aiguës, accidentelles, souvent graves. L'évacuation opératoire d'un épanchement pleurétique peut, par elle seule, déterminer non seulement des phénomènes réflexes à distance (syncope, expectoration albumineuse, congestion pulmonaire) sur lesquels il n'y a pas lieu d'insister ici, mais, aussi des désordres matériels, dont les plus importants sont les hémorrhagies intra-pleurales. La grande majorité, pour ne pas dire la totalité des pleurésies dites hémorrhagiques sont des pleurites néo-membraneuses devenant hémorrhagiques pendant la thoracentèse. Il faut remarquer, en effet, que le sang qui s'écoule mélangé intimement avec la sérosité inflammatoire pendant la ponction est composé de globules rouges et blancs très vivants. En outre on n'aspire pas de caillots sanguins anciens ou récents ; c'est au bout de quelques minutes que le caillot cruorique se précipite dans le réceptacle contenant le liquide ponctionné. Enfin, à l'autopsie des cas graves, on ne trouve pas dans les parties déclives de la plèvre la moindre trace d'une hémorrhagie ancienne. La pleurésie hémorrhagique, c'est, en réalité, une pleurite néo-membraneuse facilement saignante. La ponction aspiratrice détermine dans les néo-membranes une diapédèse excessive, ou même y occasionne des ruptures capillaires d'autant plus faciles et nombreuses que la structure histologique de ces canaux est plus défectueuse.

III. — INDICATIONS ANATOMO-PATHOLOGIQUES

L'examen histologique des lésions qui accompagnent les épanchements inflammatoires des séreuses fournit aussi un grand nombre d'indications précieuses ; nous allons en rapporter quelques-unes, celles principalement utiles aux notions générales que nous désirions mettre en lumière.

La nature des lésions des membranes séreuses doit servir de guide. —.Tout d'abord, on peut se demander s'il n'existe pas dans la structure des fausses membranes puis, plus tard, des néo-membranes exsudatives quelque raison anatomo-pathologique suffisante pour expliquer, soit la formation, soit la persistance de l'épanchement de sérosité dans la cavité de la membrane enflammée. La présence de germes pathogènes à la surface des fausses membranes ou dans le voisinage des tissus sous-séreux justifie bien la transsudation des sérosités inflammatoires dans les mailles du tissu lymphatique adjacent; elle en explique moins nettement la persistance. Les microbes, nous l'avons vu, tendent à disparaître plus ou moins rapidement. Une séreuse, la membrane synoviale d'une articulation quelconque, peuvent donc souffrir d'une manière identique et faire, dans leur cavité virtuelle, chacune pour sa part, un épanchement, sorte d'œdème aigu qui persistera plus ou moins longtemps après la poussée phlegmasique. L'expérience démontre qu'une culture infectieuse, évoluant en un point donné, peut déterminer plus ou moins largement autour d'elle, par suite d'actions réflexes vaso-motrices remarquables, des fluxions séreuses intenses, absolument stériles d'ailleurs, malgré leur origine et leur cause déterminante.

Une pleurésie, une péricardite, une ascite subaiguë se révèlera donc, selon les cas, franchement infectieuse *in situ*, ou se contentera d'être toxique (¹); l'infection en aura été l'origine; sa nature sera seulement toxi-inflammatoire.

(¹) Les ascites de la cirrhose hépatique, du foie cardiaque, etc., semblent bien, dans un grand nombre de cas, se rattacher à une infection secondaire subaiguë, où les germes pathogènes peuvent manquer et font même souvent défaut. Les endo-péricardites aiguës des brightiques me paraissent aussi relever fréquemment d'une identique origine.

L'examen bactériologique le plus soigné ne montre dans ce dernier cas, à aucun moment, aucun microbe pathogène en quelque point que ce soit de la séreuse enflammée. Nombre d'arthropathies dites infectieuses, d'origine uréthrale par exemple, sont, de la sorte, parfaitement stériles. Certains

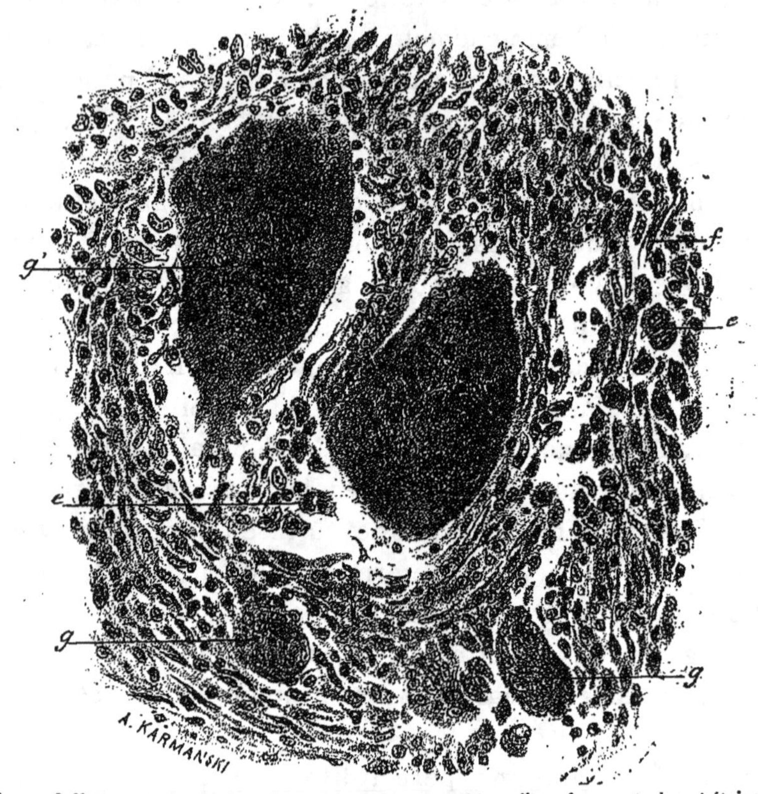

Fig. VII. — *Cellules géantes tuberculeuses* trouvées au milieu d'un fragment de péritoine pariétal épaissi extrait pendant une opération d'hystérectomie. Gross^t $\frac{300}{1}$.

g,g, cellules géantes.
g', cellule géante énorme.
e,e, cellules épithélioïdes.
f, tissu fibreux, cellules conjonctives.

rhumatismes articulaires aigus ressortissent peut-être aussi à un processus identique.

Dans d'autres circonstances, au contraire, les germes pathogènes révèlent leur présence au milieu des lésions les mieux caractérisées. L'ascite qui accompagne parfois le développement de la tuberculose du péritoine en représente l'un des exemples les plus significatifs.

Les couches du tissu sous-séreux peuvent être envahies par d'énormes quantités de microbes, en particulier par les bacilles tuberculeux de Koch, alors que l'épanchement séro-fibrineux est ou paraît être tout à fait stérile (voy. Pl. IX *fig.* 1, 2 et 3).

Les épanchements inflammatoires des membranes séreuses recouvrant un organe envahi par une maladie infectieuse déterminée, spécifique, sont donc loin d'être toujours causés par les dits germes spécifiques. La pleurésie métapneumonique n'est pas nécessairement produite par le pneumocoque. Les pleurites des tuberculeux ne sont pas fatalement tuberculeuses, au sens anatomo-pathologique du mot. Landouzy a, depuis longtemps, insisté ([1]) sur ces distinctions si importantes au point de vue anatomo-clinique ([2]). D'ailleurs, un grand nombre des lésions aiguës chroniques même, des séreuses, développées au cours de la tuberculose sont, alors même que bacillaires, éminemment curables. Il ne serait pas nécessaire de pousser très loin l'argumentation pour démontrer que *les inflammations tuberculeuses de la séreuse pleuro-péritonéale devraient être toujours curables*, quelles

---

([1]) LANDOUZY. — *Revue de Médecine.* Passim.

([2]) Si l'on ne craignait de trop généraliser en se basant sur les observations personnelles, on pourrait dire que la pleurésie séro-fibrineuse des tuberculeux peut présenter trois types anatomo-cliniques assez distincts. Elle apparaît, en effet, sur un tuberculeux.

1º Sous forme de pleurésie franche aigüe, accidentelle, contenant ou non les microbes pathogènes ordinaires, streptocoques, staphylocoques ou pneumocoques banals ;

2º Sous l'aspect d'une lésion aigüe, séro-fibrineuse comme la précédente, mais dans le liquide de laquelle l'inoculation et même parfois les lamelles par frottis permettent de rencontrer le bacille de Koch, malgré une curabilité rapide de la maladie, *qui semble ne laisser aucune trace.*

3º Avec le type d'une pleurésie franchement bacillaire subaigüe, indélébile, dans l'épaisseur de laquelle l'examen microscopique permettra bientôt de reconnaître la série des lésions folliculaires et même fibro-caséeuses spécifiques.

que soient leurs déterminations macroscopiques, à condition toutefois de n'avoir pas été trop largement envahies par la fonte caséeuse ou par les infections pyogéniques secondaires. Nous reviendrons plus tard sur ces points et en particulier sur la suppuration des lésions tuberculeuses.

Dispositions structurales de la fausse membrane fibrineuse. — Voici une autre question, à mon avis intéressante : les dispositions structurales des fausses membranes expliquent-elles la stagnation plus ou moins prolongée des épanchement séreux et séro-fibrineux?

Si, tout d'abord, on se rappelle que plus un épanchement est séreux et moins il est résorbable, on saura que l'action de la fibrine n'est qu'un détail du problème. Cependant, il est bon de remarquer que, dans les épanchements les plus inflammatoires, les couches de fausses membranes exsudées à la surface sont tassées, de moins en moins lâches; en outre, les espaces du tissu conjonctif interstitiel sous-endothélial sont souvent gorgés de fibrine, non pas fibrillaire mais massive et ayant subi plus ou moins vite toute une série d'altérations régressives ou dégénératives, communes il est vrai à tout exsudat fibrineux. Remarquons que ces lésions sont peut-être plus accusées lors d'épanchements séro-fibrineux durables.

C'est ainsi que les *lamelles de fibrine* sont souvent envahies par une sorte de transformation hyaline qui leur donne, sur les coupes, un brillant, une consistance et une opacité des plus remarquables. Cette dégénérescence hyaline de la fibrine exsudée est identique à celle qui envahit des parties plus ou moins étendues de la paroi artérielle au voisinage des foyers athéromateux (Voy. Pl. III, *fig.* 1, *h*, *h*). En outre, quand on veut bien y regarder, la fibrine offre souvent une *disposition lamellaire fenêtrée* plus fréquente qu'ailleurs sur les fausses membranes exsudatives destinées à combler par adhérences une cavité séreuse récemment enflammée ([1]).

Etat muqueux de la couche profonde de la néo-membrane. — Une autre lésion que j'ai pu rencontrer quelquefois, par exemple dans la pleurésie subaiguë des asystoliques, consiste en un *état muqueux* des couches profondes de la néo-membrane inflammatoire. Sur certains points, à la surface même de la couche fibroïde fondamentale de la séreuse pleurale, on n'aperçoit aucune trace de fibrine. Les lésions y sont constituées par un tissu muqueux lâche, dans lequel les cellules connectives, anastomosées par leurs prolongements, représentent toute la gangue conjonctive de la néo-membrane. Souvent les vaisseaux font défaut à ce niveau ; ou bien ils sont représentés par des tronçons de canaux atrophiés, ou pour mieux dire arrêtés, eux aussi, dans leur développement, et représentant, je pense, des *cellules vaso-formatives* en état d'involution morphologique ([2]).

De telles lésions contribuent sans doute à empêcher la résorption des liquides épanchés dans la cavité séreuse. La

---

([1]) Comment se forment ces lamelles fenêtrées de la fibrine épanchée à la surface de la séreuse ? Le processus qui préside à cette évolution d'un *tissu mort* (la fibrine) est peut-être plus compliqué qu'on pourrait croire : a) les tiraillements subis par la fibrine fibrillaire grâce à des mouvements des organes sous-jacents ; b) la condensation de la fibrine exsudée récemment pouvant englober des leucocytes encore vivants, macrophages qui s'éliminent en emportant avec eux une certaine quantité de la masse fibrineuse environnante ; c) le passage des leucocytes aberrants à travers les fissures de la masse fibrineuse, et leur accolement temporaire au pourtour d'un des orifices fenêtrés de la lame fibrineuse, avec formations vacuolaires par perte ou liquéfaction de la matière, voilà quelques-unes des raisons acceptables de ce phénomène, constant dans les vieux amas fibrineux.

Un fait domine ces lésions : les orifices lacunaires percés dans les lames fibrineuses sont irrégulièrement ovalaires, de dimensions très variables (de 1 à 2 μ par ex. jusqu'à 10 ou 15 μ). Les grands orifices sont souvent tapissés par une cellule migratrice étalée.

([2]) LETULLE. — *Bull. Soc. anat.*, mars 1893.

fibrine lamellaire tassée à la surface et dans l'épaisseur des couches fibroïdes de la séreuse enflammée offre un obstacle réel aux phénomènes osmotiques nécessaires pour la restauration physiologique des tissus. En outre, sous le poids des liquides épanchés et qui baignent la surface des néo-membranes, la végétation du tissu conjonctivo-vasculaire est pénible, discrète ; souvent même elle s'arrête complètement.

La compression des néo-membranes par l'épanchement est un des arguments les plus démonstratifs en faveur de la thoracentèse considérée comme moyen de traitement méthodique des épanchements inflammatoires. Cette évacuation rapide, alors même qu'elle serait un peu trop hâtive, (l'évolution de la pleurite aiguë n'est pas toujours mathématique), assure le bourgeonnement du tissu néo-membraneux, et tout au moins n'entrave pas les processus réparateurs esquissés dès la fin de la première semaine. En outre, plus les adhérences seront tôt établies et moins leur épaisseur et leur sclérose seront redoutables pour la libération définitive de la séreuse.

Vascularisation des néo-membranes inflammatoires ; leurs lésions hémorrhagiques. — Ces considérations sur la thérapeutique de la pleurésie avec épanchement ne doivent pas nous écarter trop loin de notre sujet. Nous y revenons en cherchant dans l'état des néo-vaisseaux des membranes séreuses les raisons de certains détails pathologiques consécutifs. Ce que nous venons de dire permet d'avancer que les formes hémorrhagiques des épanchements inflammatoires des cavités séreuses ne se rattachent pas à l'exubérante formation de vaisseaux à la surface des néo-membranes. La pleurésie hémorrhagique, nous l'avons vu, est une pleurite néo-membraneuse, il est vrai, mais dans laquelle l'hémorrhagie pleurale n'est, pour ainsi dire, jamais autrement que traumatique, déterminée par l'aspiration du liquide épanché et favorisée par la friabilité réelle des néo-vaisseaux et de leur matrice néo-connective. Les noyaux cancéreux de la plèvre, dans les variétés de pleurésie cancéreuse si bien étudiées par R. Moutard-Martin, le démontrent, aussi bien que les lésions tuberculeuses (pleurésies hémorrhagiques tuberculeuses) et même que les néo-membranes friables de la pleurésie hémorrhagique des alcooliques.

Tout autre est le mécanisme des hémorrhagies dans la plupart des autres séreuses quand elles sont atteintes de l'inflammation lente, chroniquement végétante, si remarquablement décrite par Virchow pour la dure-mère crânienne. La pachyméningite comme d'ailleurs la pachy-péricardite ou la pachy-péritonite devenant hémorrhagiques par leur évolution même, diffèrent radicalement des inflammations aiguës hémorrhagiques des mêmes séreuses, grâce à un caractère fondamental, spécifique, qui est le lieu même des hémorrhagies : c'est *dans l'épaisseur des néo-membranes*, en plein tissu conjonctivo-vasculaire, que prend naissance le foyer sanguin ; il s'y loge, s'y confinant plus ou moins exactement, selon les circonstances et surtout suivant la quantité de sang épanché. En un mot, il s'agit d'un ou de plusieurs *foyers apoplectiques*, et non pas d'épanchements séro-hémorrhagiques dans une cavité séreuse.

Quand on regarde les détails, on voit que la pachy-péritonite hémorrhagique, par exemple, est presque toujours causée (les chirurgiens modernes sont bien près de démontrer l'absolue et unique cause en question) par une grossesse extra-utérine. Ce corps étranger vivant, véritable parasite greffé sur le péritoine pariétal, éveille autour de lui une végétation exubérante, physiologique au sens le plus général du mot, de la séreuse. Bien que, partiellement transformée en placenta maternel, celle-ci est bientôt inapte, comme on pense, à un tel travail hypernutritif prolongé. Dans ces cas, la cause est trop tangible, bien qu'elle échappe parfois encore à l'examen macroscopique. Mais que dire de la pachy-méningite hémorrhagique ? Ici, pas de corps étranger logé à la surface de la dure-mère crânienne ; pas même de parasites microbiens, si je m'en rapporte au résultat négatif de mes observations (1), et bien que l'allure générale du mal corresponde à une irritation incessante, inépuisable de la surface de la séreuse, comme cela a lieu précisément au contact des cultures infectieuses et au voisinage de leurs foyers, générateurs de substances toxiques (infections toxigéniques). La pathogénie des lésions de la pachy-méningite hémorrhagique n'est pas encore bien fixée. Parce qu'on voit l'exubérante végétation d'un tissu conjonctivo-vasculaire se faire à la surface de la dure-mère crânienne, de préférence au niveau des fosses pariéto-temporales (bien que la base du crâne ne soit pas à l'abri d'un même processus, plus discret cependant et rarement hémorrhagique), parce qu'on sait que cette inflammation végétante de la dure-mère ne s'accompagne pour ainsi dire jamais d'exsudats fibrineux, de fausses membranes, on ne connaît guère cependant la série des lésions qui président à la genèse de cette inflammation. Plus tard, quand l'hémorrhagie se produira dans l'intimité des couches nouvelles qui tapissent

---

(1) L'origine infectieuse d'un grand nombre de cas de pachyméningite hémorrhagique me parait indiscutable ; dans trois de nos observations, c'est la seule cause appréciable de la maladie. Quand elle survient chez des individus jeunes, exempts de toute tare nerveuse, non syphilitiques et non alcooliques, on ne peut guère trouver d'autre raison. L'absence de microbes sur les coupes n'est pas un motif suffisant pour faire rejeter cette pathogénie, les lésions n'étant guère examinées qu'un temps plus ou moins long après le début de la maladie.

la cavité arachnoïdienne, infiltrant puis décollant les zônes superposées du tissu inflammatoire, on n'en saura pas beaucoup plus, et le mécanisme de l'hémorrhagie même nous trouvera hésitants.

Pour dire vrai, le *primum movens* de la pachy-méningite cérébrale hémorrhagique nous échappe encore. Tous les cas ne se ressemblent pas ; il y a peut-être comme l'avait expérimentalement démontré à nouveau mon regretté maître Vulpian, des pachy-méningites secondaires à l'hémorrhagie méningée, traumatique ou spontanée. On voit, si je m'en réfère à mes observations, des pachy-méningites dans lesquelles les lésions de la dure-mère sont plus diffuses, plus complexes qu'on ne saurait croire, et où la couche externe de cette enveloppe fibro-vasculaire est aussi malade que sa couche interne. Les parois osseuses du crâne, alors même que la syphilis ne saurait être mise en cause, participent parfois, elles aussi, à l'évolution pathologique (¹) et viennent éclairer quelque peu la pathogénie des lésions. L'apoplexie sanguine, à un moment donné qui n'a rien de précis, se produit dans l'épaisseur de ce tissu conjonctif de nouvelle formation ; en certaines régions privilégiées, il est vrai, c'est-à-dire vers la voûte du crâne. Histologiquement parlant, c'est entre la zone des lames déjà fibroïdes et la masse végétante la plus superficielle, encore embryonnaire, qu'a lieu le raptus sanguin ; il est souvent d'emblée considérable. Comment expliquer ce phénomène à peu près constant ? Dire, avec Rind-

---

(¹) Je possède une observation, entre autres, dans laquelle la pachyméningite hémorrhagique s'accompagne d'une péri-duremérite évidente développée le long de l'artère méningée moyenne atteinte elle-même d'artérite chronique. La face interne du pariétal est également altérée par une ostéite raréfiante et végétante légère, bien reconnaissable cependant à l'œil nu. La malade, âgée d'une quarantaine d'années, n'offrait aucune trace de lésions syphilitiques ou tuberculeuses.

fleisch, que les vaisseaux néo-formés les plus anciens (ceux qui sont le plus rapprochés des lames de la dure-mère) sont amincis, tiraillés par l'évolution fibroïde du tissu de granulation sous-jacent, et expliquer tout par les différences de pression subies par le sang dans ces vaisseaux anciens et dans les capillaires ectasiés du tissu embryonnaire, c'est attacher trop d'importance à une disposition anatomique, constante dans une foule d'autres lésions. Partout où l'inflammation végétante du tissu conjonctif procède par poussées et, conséquemment, par couches successives, dans ses évolutions cicatricielles, le même désaccord existe entre les vaisseaux du vieux tissu cicatriciel et ceux de la zone superficielle encore embryonnaire. Or, partout ailleurs, ces hémorrhagies interstitielles formidables sont exceptionnelles, et même à peu près inconnues. Il faut d'autres raisons, car celles-là ne paraissent pas suffisantes. On doit tenir compte, par exemple, de la résistance minime opposée par la masse de l'encéphale à la surface des couches végétantes de la dure-mère. Normalement, la pulpe cérébrale ne comprime pas la dure-mère au niveau de la voûte crânienne, tandis que le poids de l'encéphale appuie davantage sur la dure-mère de la base du crâne; la pachy-méningite basilaire ne saigne à vrai dire jamais. Ce détail infime de la pression des viscères contre les séreuses qui les entourent, offre ici, je le crois, une réelle importance. Peut-être est-ce en grande partie à cette donnée qu'on doit rattacher l'extrême rareté des pachy-pleurites et des pachy-péricardites hémorrhagiques, alors que ces néo-membranes apoplectiques semblent plus fréquentes à la surface du péritoine pariétal (Déjerine, J. Besnier).

Enfin, la structure même des vaisseaux de ces tissus [1] de-

---

[1] En décollant des lambeaux minces de la membrane végétante qui constitue la

manderait à être étudiée à fond, surtout dans le cas de dure-mérite encore naissante, alors que l'apoplexie n'a pas tout bouleversé. On trouverait peut-être, là aussi, quelques malformations vasculaires, quelques cellules vaso-formatives en involution qui mettraient sur la voie d'une pathogénie plus complète et plus exacte (¹).

---

pachyméningite, dans des points non encore envahis par l'apoplexie, on trouve souvent des cellules en voie de dégénérescence granulo-graisseuse, munies encore de leur noyau. Il est difficile souvent de savoir s'il s'agit d'endothéliums vasculaires ou de cellules fixes enclavées dans les mailles connectives.

(¹) J'ai cru trouver, à plusieurs reprises, entre les capillaires ectasiés, des cellules vasculaires de Ranvier.

II

___

LES

Épithéliums dans l'Inflammation

Chapitre Premier

—

CONSIDÉRATIONS PRÉLIMINAIRES

SOMMAIRE

§ I. — *Pathologie générale.*
  Les épithéliums, comme les cellules connectives, sont accessibles aux
  processus inflammatoires.
  Les épithéliums sont les parasites du tissu conjonctif. Symbiose épithéliale et conjonctive.
  L'inflammation frappe directement ou d'une manière indirecte les
  éléments épithéliaux et le tissu conjonctif. Inflammations interstitielles et inflammations parenchymateuses.

I. — PATHOLOGIE GENERALE

Les causes phlogogènes que nous avons vues à l'œuvre en
étudiant les perturbations inflammatoires du tissu conjonctivo-vasculaire ne respectent pas davantage les autres éléments cellulaires composant l'organisme. Les cellules épithéliales, éléments spécialisés dès les premiers moments de
l'ordination blastodermique, peuvent subir, à leurs propres

dépens, toute la série des chocs inflammatoires que nous venons de passer en revue dans les chapitres précédents.

Par ce fait seul que les cellules ectodermiques et endodermiques se différencient aussitôt après l'imprégnation de l'ovule, elles acquièrent des propriétés anatomo-physiologiques particulières, spécifiques au sens le plus large du mot. Or, dans leurs rapports avec les éléments du mésoderme, leurs qualités fonctionnelles se peuvent caractériser par un seul mot, le *parasitisme*.

Tout élément cellulaire, en effet, né d'un épithélium et générateur d'épithéliums, représente un organe qui ne peut vivre qu'aux dépens de la gangue conjonctivo-vasculaire sous-jacente. Pour cela, l'épithélium opère son travail de sélection spéciale, et puise dans le milieu intérieur, dans la lymphe qui lui affleure de plus ou moins près, les multiples substances propres à assurer ses élaborations fonctionnelles. Il lui donne d'ailleurs, en échange, des produits de sa désassimilation, certains déchets de sa vie intime, lesquels devenus inutiles et par conséquent nuisibles, doivent être rapidement chassés. Enfin, manifestation saisissante de la *symbiose parasitaire* réalisée par les épithéliums accolés au tissu conjonctif, la cellule épithéliale, grâce à ses fonctions organiques, assure indirectement la vie du système conjonctivo-vasculaire et lui rend largement ce qu'elle lui prenait.

Ainsi, dans les adaptations hiérarchiques des êtres, la cellule conjonctivo-vasculaire occupe un rang moins élevé; elle végète dans un état de servitude relative, eu égard aux épithéliums plus ou moins hautement différenciés. Inversement, ces derniers, greffés sur les replis du tissu cellulaire, incapables de vivre sans le secours d'autrui, condamnés à des fonctions restreintes, qui font d'eux des individus d'autant plus délicats, subiront doublement, par eux-mêmes et par contre-coup, les injures inflammatoires et leur sauront moins bien résister.

L'inflammation, qui bouleverse la vie du tissu conjonctivo-vasculaire, doit nécessairement retentir sur la nutrition des éléments épithéliaux. Elle sait en outre les frapper pour leur propre compte. Les altérations suraiguës subies par l'épithélium pulmonaire dans la pneumonie lobaire franche aiguë en sont une des preuves les plus démonstratives.

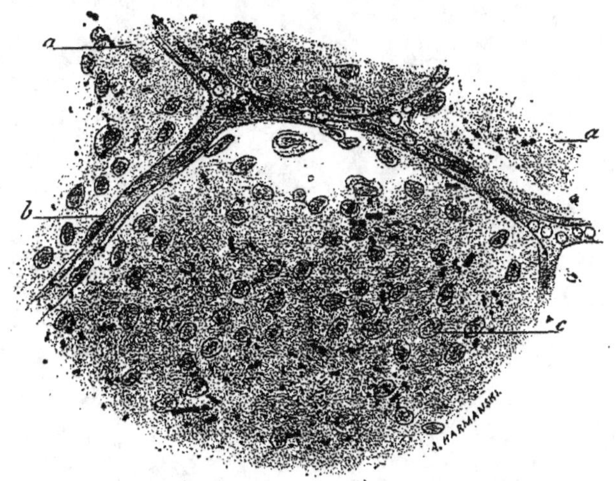

Fig. VIII. — *Pneumonie fibrineuse, exsudats alvéolaires, alvéolite microbienne*

a, diplocoques non encapsulés, libres dans la cavité alvéolaire.
b, paroi alvéolaire, vaisseau capillaire intact.
c, cellules desquamées, englobées dans l'exsudat.

Pourquoi, en effet, et comment les épithéliums seraient-ils à l'abri de ce que nous avons appris à connaître sous le nom de chocs inflammatoires ? La cause, qu'elle soit mécanique, vivante ou purement toxique, qui vient frapper un département conjonctivo-vasculaire, ne se spécialise pas nécessairement à ce seul tissu de soutènement. Elle vise également les éléments dits nobles de la région, qui font un tout avec la gangue qui les supporte ; elle produit, en même temps qu'une inflammation interstitielle, des lésions inflammatoires *parenchymateuses*, autrement dit épithéliales. On conçoit sans peine que celles-ci puissent même, dans certaines conditions spéciales, se développer d'une manière exclusive, le squelette conjonctivo-vasculaire demeurant complètement

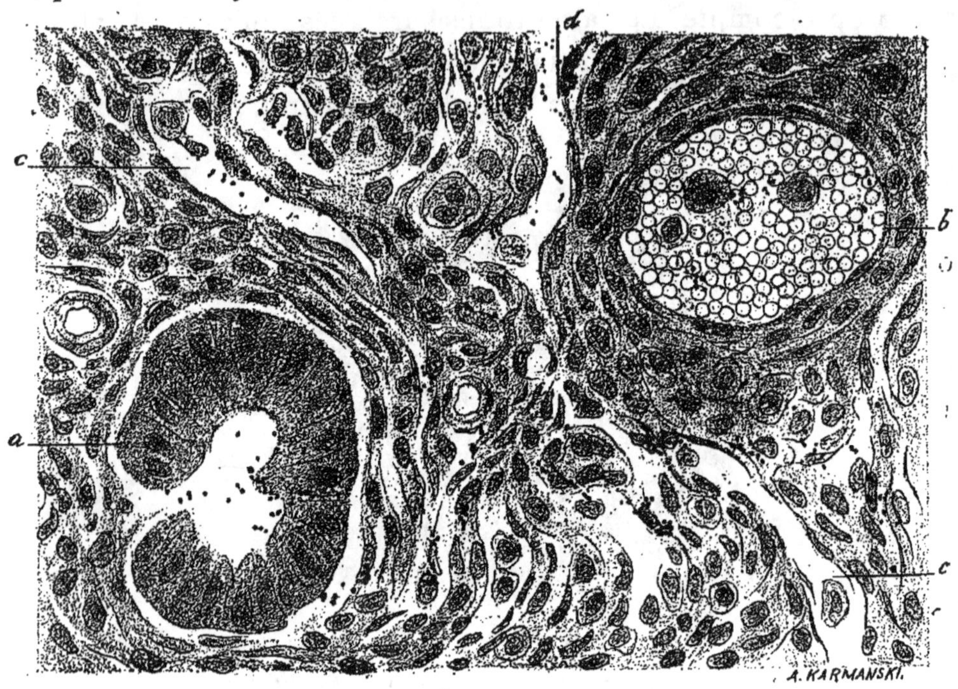

Fig. IX. — *Fièvre typhoïde, infiltration microbienne de la muqueuse intestinale au niveau d'une plaque de Peyer*

a, glande de Lieberkühn dont les cellules sont très tuméfiées.
b, coupe d'une veinule remplie de sang et de microbes.
c, vaisseaux lymphatiques.
d, amas de microbes infiltrant la paroi d'un vaisseau.

ou à peu près complètement respecté. Les lésions superficielles de l'épiderme, et la plupart des inflammations aiguës catarrhales des muqueuses pourraient être citées comme exemple.

Les altérations inflamatoires des épithéliums, sur lesquelles nos pères se sont tant escrimés, nous paraissent, aujourd'hui, d'une conception rationnelle. Nous retrouvons dans les évolutions phlegmasiques des cellules parenchymateuses les mêmes destructions aiguës, les mêmes perturbations topographiques, les mêmes réactions hypernutritives que nous venons de passer en revue : preuve nouvelle, ajoutée à tant d'autres, de l'autonomie relative des divers éléments de l'organisme. Cette autonomie n'est aucunement troublée par la notion des *sympathies fonctionnelles* reliant les deux grandes espèces élémentaires constitutives de l'organisme, la cellule connective et la cellule épithéliale.

A tout bien considérer cependant, l'équilibre organique et, par conséquent, l'harmonie des fonctions sont surtout assurés par le jeu des appareils conjonctivo-vasculaires. Une altération aiguë peut frapper à peu près impunément une longue série d'éléments parenchymateux ; une grave perturbation dans la distribution du sang et de la lymphe au sein d'un organe important ne saurait persister quelque temps sans menacer la vie. Qu'on compare, à ce point de vue, la gravité des néphrites aiguës infectieuses à celle, plus imminente, de l'aortite aiguë produisant la sténose de l'origine de la coronaire antérieure.

Ces considérations ne doivent pas nous faire négliger l'importance des lésions aiguës, subaïguës ou chroniques des épithéliums. Nous ne pouvons pas aborder ici l'étude de toutes ces lésions et leurs diverses formules, variables suivant les différents épithéliums. Nous sommes tenus à ne donner que quelques exemples, les plus nets, autant que possible, et les plus démonstratifs.

Pour cela, fidèles à l'ordre méthodique adopté, nous passerons rapidement en revue les grandes divisions des lésions élémentaires.

Chapitre II

—

LÉSIONS INFLAMMATOIRES AIGUËS DES ÉPITHÉLIUMS

SOMMAIRE

§ I. — *Dégénérescences aiguës totales.*

Nécrose aiguë des épithéliums ; leur coagulation fibrineuse ou fibrinoïde ; nécrose coagulante de Weigert ; ses caractères étudiés à
propos des exsudats inflammatoires des membranes muqueuses.
Catarrhe aigu desquamatif, inflammation croupale, inflammation
diphthéritique. Rôle des épithéliums dans la formation des fausses
membranes fibrineuses.

Fausses membranes fibrineuses épithéliales et pseudo-membranes
dermo-épithéliales.

Structure de la fausse membrane. Rôle anti-fibrineux des épithéliums
de revêtement.

§ II. — *Lésions dégénératives aiguës du protoplasma.*

L'inflammation peut produire des destructions dégénératives partielles
du protoplasma épithélial. Exemples à l'appui, tirés des néphrites
aiguës, des bronchites, des dermatites aiguës infectieuses. Nature
inflammatoire des dégénérescences aiguës des épithéliums.

Considérées dans leur ensemble, les lésions aiguës subies
par les épithéliums sont de deux ordres ; les unes sont pas-
sives, lésions de mortification, *altérations* nécrosiques ou *dégénératives* ; les autres, actives, sont la manifestation de

leur résistance vitale, et donnent la preuve de leur puissance nutritive et proliférative; ce sont des *altérations réaction-nelles*.

I. — DÉGÉNÉRESCENCES AIGUES TOTALES

La mort suraiguë d'un épithélium peut, à l'instar de ce que nous avons vu se passer dans l'intimité de la cellule connective, être si rapide que l'élément frappé conserve sa forme, ses rapports et les apparences extérieures de sa structure normale ; seulement, il a perdu la totalité de ses fonctions; son noyau a disparu, et ses réactions histo-chimiques en présence des matières colorantes habituellement employées sont bouleversées.

Peu importe la cause qui a produit ainsi la mort sidérante des divers éléments épithéliaux : qu'il s'agisse de cellules profondes du corps muqueux de Malpighi, au centre de la papule variolique (Weigert), ou d'épithéliums striés d'un tube contourné du rein dans une néphrite infectieuse, voire même d'une intoxication suraiguë chimiquement détermi-née (¹) frappant de mort diffuse une membrane muqueuse avec la totalité de ses appareils glandulaires, le caractère dominant, pathognomonique des lésions est la fixation, on pourrait presque dire la momification de l'élément nécrosé.

(¹) V. LETULLE et VAQUEZ. — « Nécrose aigüe des épithéliums glandulaires de l'esto-mac dans l'empoisonnement par l'acide chlorhydrique ». *Archives de Physiol. norm. et pathol.*, 1889, p. 101. Pl. I.

La nécrose aiguë de la plaque de Peyer, dans la fièvre typhoïde, frappe ainsi tous les épithéliums qu'elle rencontre, à la surface de la muqueuse et dans la profondeur des glandes de Lieberkühn adjacentes (V. Pl. V. *fig.* 2, *f*).

Dans un grand nombre de cas, il faut le reconnaître, cette nécrose aiguë s'accompagne d'une transformation particulière du protoplasme qui devient brillant, sec, cassant, comme fibrineux. Les matières colorantes employés en histologie donnent même à ces éléments fibrinoïdes les réactions habituelles de la fibrine. Aussi Weigert veut-il faire entrer, à bon droit il me semble, une pareille lésion dans le cadre tracé par lui de la *nécrose coagulante*. Il s'agit bien alors d'une coagulation du protoplasma en même temps que de la disparition complète et rapide de la substance nucléaire (¹), se produisant indépendamment de tout arrêt de la circulation sanguine ou lympatique.

C'est surtout dans les exsudats fibrineux formés à la surface des membranes muqueuses enflammées par un procédé pathogénique quelconque, mais plus spécialement peut-être par une maladie infectieuse (V. Pl. VII, *fig.* 2, *g*, *f*, *e*), que l'étude de cette altération présente le plus vif intérêt. Toutefois, il est bon d'éviter toute ambiguité à ce propos. Lorsque l'inflammation frappe une membrane muqueuse, elle atteint

---

(¹) WEIGERT. — *Realencyclopédie*, *loc. cit.*, et « *Congrès international des sc. méd.*, 1884 ». La traduction du terme employé par Cohnheim puis par Weigert, devrait être *nécrose fibrineuse* ou *fibrinoïde* ; car le mot de *coagulation* annexé en français au terme générique de nécrose, prête à la confusion, surtout s'il est employé sous la forme suivante : *Nécrose de coagulation* ; ce qui donne à penser que la mort des éléments a dû se produire *par suite de la coagulation du protoplasma*.

L'opinion de Weigert est diamétralement opposée. L'élément, en mourant, se coagule comme le fait la fibrine ; il perd son noyau, et prend l'apparence, sinon la composition chimique, de la matière fibrineuse. On sait les discussions soulevées, à propos de ces idées doctrinales, entre Virchow, Israël, Klebs, Arnheim et Weigert. La nécrose coagulante est encore battue en brèche par différents savants allemands.

nécessairement la surface de cet organe, et par conséquent violente la couche épithéliale qui le protège. Suivant l'intensité du choc inflammatoire, et plus vraisemblablement encore, suivant la cause phlogogène mise en branle, la muqueuse réagit différemment et l'épithélium souffre à sa manière. Le processus irritatif se contente-t-il de déterminer une réaction légère ? l'épithélium se tuméfie, prolifère, ou se trouve envahi par une dégénérescence aiguë légère, transformation muqueuse ou mucoïde ; il se desquame et tombe, chassé en partie par les leucocytes en diapédèse venus des couches profondes vers la surface. Telle est l'inflammation catarrhale des épithéliums, le *catarrhe aigü desquamatif* des membranes muqueuses. Ici, l'exsudat, minime, se caractérisait presque uniquement par l'hyperdiapédèse leucocytique et la fonte mucoïde des épithéliums traumatisés (Voy. suppuration, p. 164).

Si le procédé inflammatoire est plus aigu, la cause pathogène sollicite d'une manière plus intensive l'hyperdiapédèse ; elle appelle ainsi, par un procédé biologique encore discuté, la formation de fibrine, c'est-à-dire le développement de *fausses membranes* à la surface de la muqueuse. Un phénomène nouveau se révèle, auquel vont prendre une large part les éléments épithéliaux, nécrosés, cette fois, d'une manière aiguë. Ils ne tomberont plus dans la cavité de la muqueuse ; fixés à la surface de la membrane conjonctivo-vasculaire, à laquelle ils adhèreront plus ou moins intimement, ils contribueront à composer la masse des fausses membranes exsudées.

Le mode de formation des pseudo-membranes des muqueuses est encore aujourd'hui assez discuté, les idées théoriques se livrant bataille sur ce terrain. Les exsudats *croupaux* et les exsudats *diphthéritiques* sont-ils identiques, comme le prétendent certains auteurs ? doit-on admettre une différence fondamentale entre ces deux séries de lésions ?

Théoriquement, la division des exsudats est très simple : tant que la surface du derme de la muqueuse (ou de la séreuse, comme nous l'avons vu) est intacte, quelles que soient l'étendue, la consistance, la couleur, l'adhérence de fausse membrane qui la recouvre, il ne s'agit que d'un exsudat croupal. Pour peu que la surface du chorion, c'est-à-dire de la gangue conjonctivo-vasculaire soit altérée, l'exsudat doit être considéré comme diphthéritique ([1]). Etant entendu que ce mot de *diphthérie* ne comporte aucune spécificité pathogénique, il faut reconnaître que tout constituées qu'elles soient par de la fibrine, les fausses membranes purement *épithéliales* diffèrent radicalement des pseudo-membranes *dermo-épithéliales*, par un caractère saisissant, facile à reconnaître sur le vivant : quand on pratique leur ablation, ces dernières laissent à nu un derme entamé, que les premières respectent au contraire plus ou moins ostensiblement. Les causes de l'une ou de l'autre de ces lésions exsudatives n'ayant rien d'absolument spécifique ([2]), la profondeur seule des destruc-

---

([1]) Ce terme employé en France avec une signification de *spécificité infectieuse* sert en Allemagne à désigner un *processus histologique*, d'où viennent la confusion et le désaccord. Nous ne pouvons nier que l'exsudat entame ou respecte, suivant les cas, le derme d'une muqueuse ; aussi la division théorique allemande me paraît-elle indiscutable. Seuls, les termes mériteraient une réforme.

([2]) S'il est vrai qu'une culture quelconque d'un des germes pathogènes commensaux habituels des muqueuses peut produire indifféremment, dans la gorge, par exemple, et surtout à la surface des amygdales, des fausses membranes fibrineuses (épithéliales ou dermo-épithéliales au choix), il n'en reste pas moins acquis que la bacille de Lœffler, le vrai diphthéritique, est de beaucoup le générateur le plus habituel des fausses membranes. Ce microbe est à *l'angine couenneuse* ce qu'est, à la pneumonie fibrineuse, le pneumocoque de Talamon-Fraenkel. Tous deux, mis en état de virulence, sollicitent, par une raison accidentelle qui échappe encore aux investigations de la microbie, une réaction phlogogénique, non pyogénique, de la membrane sous-jacente. Leurs toxines frappent de nécrose aiguë les éléments qu'elles touchent ; épithéliums et leucocytes

tions mortifiantes, produites à la surface de la muqueuse, règle leur spécificité.

L'examen histologique d'une fausse membrane fibrineuse la montre composée d'arcades fibrineuses insérées sur la surface du derme, ou même intimement confondues avec elle. Les blocs fibrineux, formant des couches plus ou moins parallèles, laissent souvent entre eux des espaces dans lesquels on reconnaît facilement, outre des leucocytes encore bien vivants, des épithéliums non dégénérés ou du moins encore munis de leur noyau. Ces cellules épithéliales desquamées, saisies, en somme, par le procédé fibrinogénique voisin d'elles, et qui sont peut-être elles-mêmes en passe de se transformer en masses fibrineuses, sont déformées, allongées, parfois bien nettement ramifiées (Wagner). Elles sont d'ordinaire groupées en îlots distincts, où chaque élément souffre pour sa part et succombe à son heure. Les blocs fibrineux proprement dits ne montrent pas aisément traces des épithéliums fondamentaux. Fibrinifiés en masse, conglomérés dans la poussée exsudative qui est venue, à la surface de la muqueuse, transformer en fibrine, leucocytes et fibrinogène diapédésés, ces épithéliums se sont fondus et n'ont guère laissé de reliquats.

Quoi qu'il en soit de ces détails, un fait semble résulter des recherches histologiques modernes : pour qu'une fausse membrane vraiment fibrineuse puisse se former à la surface d'une muqueuse, il faut que la hauteur totale de la couche épithéliale, qui la protège à l'état normal, soit frappée de né-

---

hyperdiapédésés se conglomèrent aussitôt avec le fibrinogène probablement exsudé du sang et forment la fausse membrane. Seulement, l'intoxication pneumonique respecte la totalité du squelette alvéolaire du poumon, alors que la diphthéritique tue habituellement les couches superficielles du chorion de la muqueuse pharyngée.

crose aiguë. Tout exsudat qui respecte une partie quelconque de l'épithélium de revêtement formera peut-être des fausses membranes pultacées, crémeuses, puriformes ; elle ne parviendra pas à produire d'exsudat fibrineux.

Nous avons vu les endothéliums des membranes séreuses présenter les mêmes caractères, offrir les mêmes barrières aux exsudats fibrineux. Si donc les épithéliums de revêtement des membranes jouissent de ce pouvoir anti-fibrineux (¹), si elles s'incorporent dans les fausses membranes et s'y montrent mortifiées, c'est qu'elles jouent un rôle véritable dans la formation de l'exsudat, dans la précipitation de la fibrine (Voy. formation de la fibrine, p. 224). Il nous paraît inutile de revenir sur ce sujet.

II. — LÉSIONS DEGENÉRATIVES AIGUES DU PROTOPLASMA

Il existe d'ailleurs d'autres lésions dégénératives aiguës des épithéliums. Ces éléments peuvent mourir de différentes façons, plus ou moins vite, suivant les conditions pathogéniques qui ont perturbé leur nutrition. Il leur arrivera, par exemple, de succomber partiellement, de perdre leur proto-

---

(¹) Nous savons que la production de la fibrine est le résultat d'une action fermentative exercée sur le fibrinogène. Les épithéliums et les endothéliums de revêtement possèdent donc, à l'état normal, un pouvoir anti-fermentatif d'autant plus intéressant à spécifier que les épithéliums doivent être considérés comme des *parasites bienfaisants*.

plasma tout en conservant encore un certain temps quelque degré de vitalité démontrée par la non mortification de leur substance nucléaire. L'organisme d'une cellule épithéliale est, en effet, un agrégat de matériaux vivants coordonnés, dans lesquels la substance du noyau et celle du protoplasma représentent déjà des produits singulièrement amalgamés. Les travaux remarquables d'Altmann ([1]), en fournissent la preuve matérielle.

Les destructions partielles effectuées dans la substance épithéliale, surtout quand il s'agit des épithéliums glandulaires, déjà plus élevés dans l'ordre des cellules ectodermiques, sont souvent évidentes. La formation des boules hyalines ou colloïdes aux dépens de la couche superficielle du protoplasma atteint de néphrite aiguë, des épithéliums striés du rein, l'état vacuolaire, la dégénérescence vésiculeuse des épithéliums de la peau atteinte de lésions aiguës infectieuses (variole, varicelle), la dégénérescence graisseuse aiguë des cellules hépatiques dans le foie infectieux, la transformation muqueuse ou mucoïde aiguë des épithéliums cylindriques des voies respiratoires dans la bronchite aiguë, voilà autant d'exemples, bien connus et fort démonstratifs, qu'il suffit de rappeler en passant.

Dégénérescences colloïde, hyaline, graisseuse, muqueuse ou mucoïde, transformation vésiculeuse, toutes ces lésions représentent, en somme, des *destructions partielles du protoplasma*, respectant peu ou prou le noyau de la cellule et se rattachant indiscutablement aux processus inflammatoires. Qui s'aviserait de refuser à de telles lésions les caractères de l'inflammation ? et pourquoi discuter l'origine et par consé-

([1]) R. Altmann. — « Die Elementarorganismen u. ihre Bezieh. z. den zell. » Leipzig 1890.

quent la nature phlogogénique des dégénérescences aiguës subies par les cellules épithéliales ?

Si les épithéliums, en présence des chocs inflammatoires, souffrent autrement que les cellules connectives, comment s'en étonner? leur structure et leurs fonctions si différentes justifient leur individualité propre, spécifique jusque dans leurs lésions inflammatoires. Toutes ces discussions théoriques, jadis passionnantes, nous paraissent aujourd'hui définitivement closes grâce à l'étude méthodique des faits [1].

---

[1] BRAULT. — « Etudes sur l'inflammation ». *Arch. gén. de médecine*, 1888.

Chapitre III

—

LÉSIONS INFLAMMATOIRES RÉACTIONNELLES DES ÉPITHÉLIUMS

SOMMAIRE

Les lésions nécrosiques, et, d'une façon générale, les dégénérescences aiguës de l'épithélium ont, pour la plupart, des caractères opposés à ceux qu'on a coutume d'accorder aux lésions imputables à l'hypernutrition de la matière vivante. Caractères de l'hypertrophie élémentaire.

La tuméfaction trouble est-elle une hypertrophie aiguë ?

Hypertrophies subaiguës et chroniques des épithéliums. Hyperplasies nucléaires et hyperplasies élémentaires. Valeur de la karyokinèse.

L'hypertrophie et l'hyperplasie peuvent coïncider avec une perturbation profonde des fonctions élémentaires ; épithéliums unguéaux dans l'onyxis.

Caractères généraux fournis par les inflammations réactionnelles des épithéliums : bouleversements topographiques élémentaires, tuméfactions d'organes ; hyperplasies nodulaires parenchymateuses et nodules toxi-infectieux du tissu conjonctif ; similitude de leurs origines et leur valeur phlogogénique.

Le court chapitre qui précède n'a pas la prétention de présenter la totalité des lésions aiguës subies par les différents épithéliums dans les multiples maladies de l'homme.

La nécrose aiguë, pour ne citer qu'un exemple, peut être atrophiante, c'est-à-dire s'accompagner d'un effondrement plus ou moins rapide de la substance protoplasmique ; la désintégration granuleuse des cellules hépatiques dans l'atrophie jaune aiguë de foie se rattache bien manifestement à un processus aigu, qu'il s'agisse d'une intoxication ou d'une maladie infectieuse. Toutes les atrophies aiguës des cellules épithéliales, atrophie granuleuse, granulo-graisseuse, pigmentaire, granulo-pigmentaire, que l'on trouve dans tel ou tel cas, appartiennent nécessairement à la série des dégénérences inflammatoires ([1]). Elles sont d'ordre inflammatoire.

Inversement, il existe des lésions aiguës dégénératives dans lesquelles le volume de la cellule épithéliale augmente. Ici commence une certaine difficulté dans l'appréciation de la valeur nosologique des lésions. Tant qu'il s'agit de la transformation hyaline, colloïde, ou muqueuse du protoplasma d'un épithélium, on ne peut hésiter à considérer l'altération comme une dégénérescence. On peut être aussi affirmatif en présence d'une *tuméfaction claire* des cellules épithéliales comme celle trouvée dans le foie cholérique par Hanot et Gilbert ([2]). Lorsqu'on découvre les lésions épithéliales décrites depuis Virchow sous le nom de *tuméfaction trouble*, le doute naît; car il est difficile de reconnaître alors, pour tous les cas, s'il s'agit d'une lésion réactionnelle de l'épithélium ou d'une dégénérescence de son protoplasma.

La tuméfaction trouble, telle qu'elle est connue aujourd'hui, passe pour le prototype de l'hypernutrition cellulaire en présence d'un choc inflammatoire; c'est l'hypertrophie aiguë de l'épithélium. L'élément, pour lutter, surcharge son

---

([1]) BRAULT. — « L'inflammation », *loc. cit.*
([2]) HANOT et GILBERT. — *Arch. de Physiol. norm. et path.*, 1885, p. 301.

parenchyme de substances alimentaires. En même temps, peut-être, il fait proliférer sa matière nucléaire, la génératrice des éléments qui devraient naître de lui-même, mais qui ne paraissent pas pouvoir entraîner, dans leur scission, le protoplasma paternel surchargé de sucs, immobilisé dans sa pléthore. Cette stérilisation de la cellule indiquerait déjà un trouble gravé dans sa nutrition. Nous verrons plus loin la tuméfaction trouble à l'œuvre. Qu'il nous suffise, pour le moment, de dire qu'elle bouleverse l'ordination des grains protoplasmiques, déforme la cellule dans son ensemble et change les rapports préétablis entre les éléments voisins. Elle gêne, en outre, les fonctions de l'organe auquel appartient l'élément. Enfin, il ne me paraît pas démontré qu'elle soit suivie d'un stade prolifératif de l'élément atteint. Beaucoup de raisons, au contraire, donnent à penser (¹) que cette lésion est fréquemment suivie de la mort aiguë, partielle ou générale, du protoplasma.

Les véritables lésions réactionnelles de l'épithélium, vivantes au premier chef celles-là, sont ses hypertrophies proprement dites et ses hyperplasies. Les développements dans lesquels nous sommes entrés à propos des hypertrophies réparatrices des cellules connectives (Voy. p. 75 et suiv.) nous paraissent exactement appropriés à la série des lésions hypertrophiques de l'épithélium enflammé. L'inflammation a produit ici, comme là, ses destructions cellulaires ; nombre d'épithéliums sont morts, ou du moins ont disparu, car la desquamation s'ajoute, plus marquée encore pour les épi-

---

(¹) L'épithélium atteint par la *tuméfaction trouble* ne se colore plus bien ; il est souvent infiltré de granulations graisseuses, pigmentaires ou protéiques, de blocs hyalins, qui jouent dans son intimité le rôle de corpuscules étrangers et trahissent les perturbations nutritives de la substance protoplasmique.

théliums, que pour les cellules connectives, aux désordres aigus, mécaniques ou toxiques, subis par les tissus enflammés. Les cellules épithéliales qui n'ont pas souffert au point de succomber sur le champ, irritées par.les causes multiples qui les entourent, réagissent et s'efforcent aux réparations élémentaires. Elles se multiplient et montrent, sans tarder, la preuve de leur travail restaurateur : leur noyau végète en karyokinèse (Voy. pl. IV, *fig.* 1, *e*, *f*, *ep*). La fragmentation et la multiplication des éléments se fera plus ou moins vite ; elle sera plus ou moins complète. On rencontrera, dans les exsudats ou au fond des culs de sac glandulaires, des cellules épithéliales incomplètement proliférées, possédant par exemple 3, 5 ou 8 noyaux englobés dans une seule masse protoplasmique. Ces désordres indiquent, en vérité, que les processus inflammatoires bouleversent singulièrement la vie élémentaire et que les travaux de régénération cellulaire ne se font qu'au prix de grands efforts et de perturbations très profondes.

La vie, dans tous ces éléments, peut même présenter l'exubérance réactionnelle la plus large, alors cependant que l'élément a perdu quelque partie de son individualisme. Sa forme peut, par exemple, être définitivement bouleversée ; une ou plusieurs de ses fonctions spécifiques auront disparu ou se seront modifiées. Les lésions de la matrice unguéale, remarquablement étudiées par Suchard ([1]) dans l'onyxis, en sont une démonstration saisissante : les cellules épithéliales nées de la matrice unguéale et qui devraient former de la substance onychogène, enflammées, ne peuvent plus produire que de l'éléidine ; aussi les caractères propres à la lame

---

([1]) Suchard. — *Arch. de physiol. norm. et path.* 1882. I. X. p. 445.

unguéale disparaissent-ils et l'ongle se transforme-t-il en un épiderme banal, plus ou moins bien kératinisé.

Les perturbations fonctionnelles des épithéliums enflammés ne sont pas toujours aussi appréciables ; les matières colorantes viennent rarement à point, comme ici, déceler les troubles de la matière vivante. La clinique aidera quelquefois l'anatomie pathologique : les produits séborrhéiques qui accompagnent l'hyperplasie des cellules sébacées dans l'acné hypertrophique, l'ictère par polycholie avec polyphagie, révélateur d'une perturbation profonde de la cellule hépatique, en particulier dans la cirrhose hypertrophique biliaire si magistralement isolée par Hanot, pourraient nous servir d'exemple.

La question de l'hypertrophie inflammatoire des éléments et de leurs produits d'élaboration, celle des hyperplasies cellulaires d'origine inflammatoire, qui se confond avec la première, méritent une description d'ensemble (Voy. chap. suivant). Pour le moment, et afin de préciser l'état des épithéliums dans leurs phases réactionnelles inflammatoires, il nous suffira de formuler quelques données fondamentales résultant de l'étude des faits :

a) L'inflammation réveille ou accroît le pouvoir nutritif et générateur des épithéliums ; l'hypertrophie et l'hyperplasie des éléments en sont la conséquence, à condition que les processus inflammatoires soient assez circonscrits ou assez modérés pour leur permettre de survivre (inflammations subaiguës et chroniques).

b) Le travail hypertrophique bouleverse souvent les rapports préétablis entre les éléments, trouble l'ordination des épithéliums et, déformant ainsi les agrégats cellulaires, modifie le volume, les rapports et les fonctions des organes eux-mêmes.

c) Les épithéliums glandulaires atteints d'hypertrophie ou d'hyperplasie inflammatoire peuvent se libérer partielle-

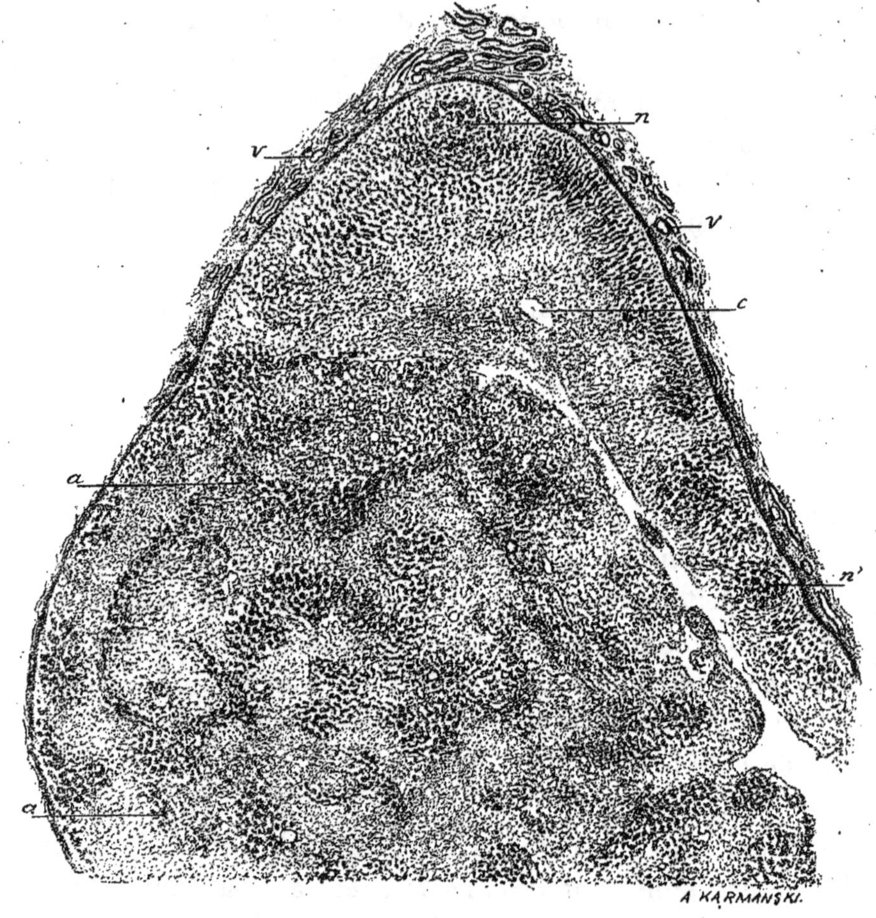

Fig. X. — *Glande surrénale. Adénome envahi par la dégénérescence graisseuse. Ilots de surrénalite nodulaire hyperplasique.* Gross^t $\frac{11}{1}$.

a, a, masse adénomateuse distendant la glande.
n, n, deux nodules d'hyperplasie trabéculaire visibles à ce faible grossissement.
v, v, vaisseaux disséminés dans l'enveloppe de l'organe.
c, grosse veinule efférente logée dans la substance centrale.

ment de leurs attaches organiques. Les trabécules hépatiques ou surrénales, par exemple, se disloquent et subissent un travail d'hyperplasie nodulaire.

d) Les hyperplasies nodulaires des épithéliums trabéculaires (foie, surrénale, glande pituitaire) révèlent un travail excessif et désordonné des portions de l'organe envahi ; elles trahissent les efforts faits par les épithéliums glandulaires dans la lutte inégale et prolongée qui leur est imposée contre des substances nocives plus ou moins bien déterminées (toxines tuberculeuses, toxines paludiques, etc.)

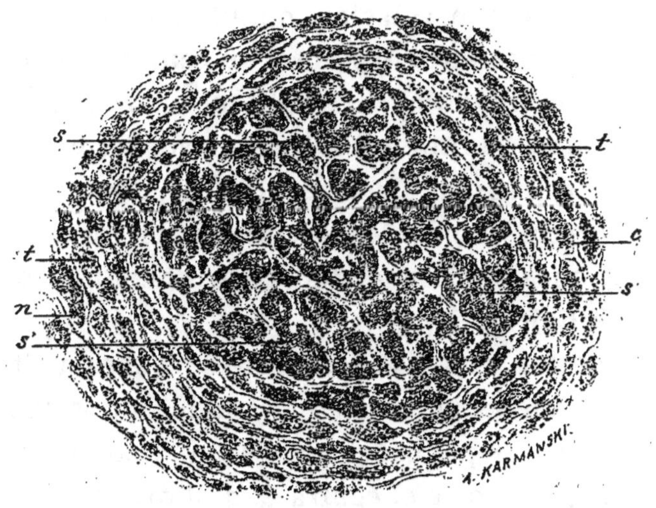

Fig. XI. — *Hyperplasie nodulaire des trabécules épithéliales de la surrénale*

(Surrénalite nodulaire hyperplasique). Gross‍ᵗ $\frac{72}{1}$.

Cette figure correspond à la lettre *n* de la figure précédente.

s, s, trabécules en état hyperplasique, flexueuses.

s, peloton trabéculaire hypertrophié, dans lequel tous les noyaux des épithéliums sont repoussés à la surface de la coulée protoplasmique.

t, t, trabécules péri-nodulaires, refoulées par la masse nodulaire et amincies. Les noyaux sont moins gros moins nombreux, moins colorés.

n, trabécule reprenant son aspect normal.

c, capillaires inter-trabéculaires.

e) A ce point de vue, l'identité entre l'inflammation parenchymateuse nodulaire et les nodules toxi-infectieux du tissu conjonctivo-vasculaire est absolue. Grâce à l'hyperplasie nodulaire du foie palustre, tuberculeux [1] ou cardiaque, l'organisme emploie, contre certains poisons organiques ou microbiens, le même procédé que celui auquel il a recours, dans l'intimité du tissu conjonctif, quand il y forme son tissu de granulation, ses nodules toxi-infectieux interstitiels. D'un côté comme de l'autre, des efforts éliminateurs ont lieu, cantonnés en certains points, et les moyens sont identiques, si les voies sont différentes.

f) Dans les hyperplasies nodulaires parenchymateuses aussi bien qu'interstitielles, c'est au centre du nodule inflammatoire que le travail hypertrophique est le plus marqué ; là, par conséquent, la lutte est la plus vive. La topographie des lésions, dans un organe donné [2], peut donc indiquer, jusqu'à un certain point, les localisations fonctionnelles, les spécialisations de tel ou tel département cellulaire (Sabourin : la glande biliaire).

g) L'irrigation sanguine des zones vouées à l'hyperplasie a, sans conteste, également une grande importance. Pour la capsule surrénale, par exemple, c'est aux confluents des deux circulations, corticale et centrale, de l'organe que les hyperplasies nodulaires se développent de préférence. Il ne serait pas difficile de trouver également dans le foie des raisons vasculaires (capillaires intra-lobulaires nés de l'artère hépatique) expliquant le lieu de prédilection et peut-être aussi les dégénérescences ultérieures des hépatites nodulaires hyperplasiques.

h) Les épithéliums sécréteurs tapissant les cavités des

---

[1] DALLEMAGNE. — « Le foie des tuberculeux. » *Thèse d'agrégation*. Bruxelles, 1890.

[2] LETULLE. — « Surrénalite nodulaire hyperplasique et adénomes de la capsule surrénale. » *Bull. soc. anat.*, 1892, p. 334. Voy. aussi *Bull. soc. anat.*, 1891, p. 303. Les hyperplasies nodulaires peuvent se développer aux dépens d'une des trois zones de la substance surrénale corticale. Elles affectent de préférence la zone moyenne (zone trabéculaire).

glandes présentent aussi, dans leurs stades inflammatoires, leurs réactions hypernutritives. L'hypertrophie des glandes sébacées, les inflammations catarrhales des glandes muqueuses, l'hyperplasie des glandes pepsinifères reconnaissent les mêmes lois et comportent les mêmes conséquences. Les gastropathies muqueuses et les gastropathies hyperpepsiques (Hayem) différentes quant à leur origine, traduisent, chacune pour leur part, le travail exagéré de leurs épithéliums envahis par différents procédés inflammatoires.

Chapitre IV

—

LES ÉPITHÉLIUMS DANS LES INFLAMMATIONS CHRONIQUES

SOMMAIRE

Multiplicité des lésions épithéliales liées aux inflammations parenchymateuses subaiguës et chroniques. La conception moderne des dégénérescences inflammatoires dégage les obscurités du problème. La contexture de l'épithélium l'expose aux dégénérescences.

Exemples de nécrose aiguë des cellules hépatiques ; lésions du foie cardiaque ; atrophie simple des cellules épithéliales rangées en pseudo ou en néo-canalicules biliaires. Le retour des épithéliums à l'état embryonnaire est une conception théorique inacceptable. Cellules dites embryonnaires et cellules dites indifférentes. Les épithéliums néo-formés ont des caractères spécifiques.

Les atrophies diverses, granuleuses ou pigmentaires, les dégénérescences graisseuses et autres des épithéliums éclairent la pathogénie des maladies chroniques.

La complexité des mécanismes qui président au développement des inflammations parenchymateuses subaiguës ou chroniques explique la diversité des lésions épithéliales qu'on peut rencontrer dans un cas donné. Hypertrophies et hyperplasies, régulières ou atypiques, y apparaissent souvent confondues avec une foule d'autres lésions élémentaires. Les dégénérescences aiguës ou lentes du protoplasma, aussi bien que du noyau, s'y coudoient, combinées de la façon parfois la plus inattendue. Aussi la difficulté serait-elle grande de savoir s'il faut considérer comme inflammatoires tels ou tels désordres progressifs constatés dans une série de cellules épithéliales, n'était donnée la conception moderne de la nature phlogogénique des dégénérescences inflammatoires. La limite qui séparait naguère d'une manière si précise ces deux processus, les inflammations et les dégénérescences, encore exacte lorsqu'il s'agit des types extrêmes, se fond insensiblement quand on vient à aborder, d'un côté comme de l'autre, le détail des lésions.

On doit reconnaître en outre que la proportionnalité des lésions dégénératives est beaucoup plus grande pour les épithéliums que pour les cellules connectives. La délicatesse structurale, la friabilité, les conditions vitales si spéciales imposées à tout élément épithélial rendent suffisamment compte de ses faciles déchéances et de leur prédilection pour tel ou tel parenchyme.

Toutes proportions gardées, en effet, il faut beaucoup moins de raisons désorganisatrices pour détruire sur le champ un épithélium éminemment actif, comme la cellule hépatique ou la cellule striée du rein, que pour supprimer un département même circonscrit du tissu conjonctif. Ce qui revient à dire qu'une même cause, agissant à un même moment précis, pourra parvenir à frapper de mort aiguë toutes les trabécules hépatiques d'une région, alors qu'elle en respectera à peu près toutes les cellules connectives et les endothéliums.

Les lésions chroniques du foie nous en fournissent des preuves. La nécrose des cellules hépatiques, au milieu des foyers d'apoplexie intra-lobulaire disséminés autour de la veine sus-hépatique, est parfois sidérante dans certains foies cardiaques. (Voy. *fig.* 12). La dislocation des trabécules, leur compression par les globules rouges qui viennent farcir les

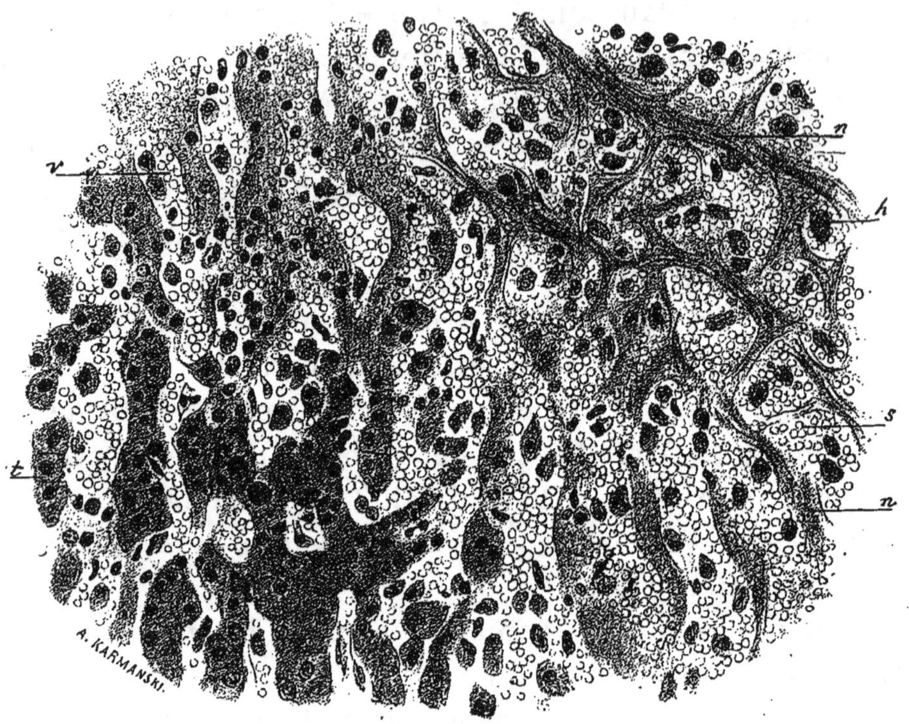

Fig. XII.— *Nécrose aiguë des trabécules hépatiques dans la cirrhose cardiaque.* — Gross^t $\frac{300}{1}$.

t, trabécules largement espacées au milieu des capillaires sanguins ectasiés. Les noyaux sont petits et nombreux au centre de la préparation, sur le bord du foyer hémorrhagique.
s, capillaires distendus par l'apoplexie.
v, capillaire intertrabéculaire.
n, *n*, trabécules hépatiques nécrosées, amincies, transformées en blocs fibrinoïdes.
h, cellule hépatique isolée au milieu du foyer apoplectique.

espaces intertrabéculaires, les auto-intoxications inévitables dans l'intimité des lobules où la stagnation du sang s'accroît de minute en minute, voilà autant de causes pathogéniques accumulées. Elles donneront naissance, si la survie est assez longue, aux diverses variétés de cirrhose cardiaque bien étudiées en France depuis les travaux de Talamon, Sabourin, Hanot, Parmentier ([1]).

Qu'on prenne, par comparaison et pour ne pas quitter la cellule hépatique, une de ces variétés d'hépatite chronique diffuse, décrites sous le nom de *cirrhose* ou de *sclérose* du foie parce que le tissu conjonctif, anormalement développé dans l'intimité de l'organe, en a modifié la couleur et la consistance. Qu'on néglige pour le moment, car nous y reviendrons plus tard, les travées fibroïdes qui, sur les coupes, sillonnent la glande et la segmentent en îlots parenchymateux plus ou moins complètement isolés ; que l'on se contente d'examiner les bords de ces colonies épithéliales perdues au milieu des placards de tissu fibreux. Si le processus inflammatoire qui est venu ainsi bouleverser la contexture de l'organe a été assez rapide, subaigu, végétant au sens connectif du mot, on y trouvera souvent des traînées d'éléments épithéliaux petits, vivement colorés, encore rattachés aux trabécules voisines ou ne faisant déjà plus corps avec elles. Ces éléments déformés apparaissent plus ou moins irrégulièrement cubiques, munis d'un petit noyau très dense et d'un protoplasma mince, granuleux. (Voy. p. 338, *fig.* XIII). Voila bien certainement des cellules hépatiques, réduites de volume, atrophiées, groupées non plus en colonnettes trabéculaires, mais en traînées rappelant plus ou moins exactement l'ordination des cellules épithéliales des canalicules filiaires.Bref, on a sous les yeux un *pseudo-canalicule biliaire* (Voy. Pl. VI, *fig.* 2, *ne*).

([1]) Israël. — *Histol. pathol.* Trad. française, Pl. VII, fig. 1 et 2. Steinheil, éditeur, Paris, 1891.

Le tassement de ces pseudo-épithéliums biliaires pourra
être plus dense, la morphologie générale rappeler plus exactement encore un canalicule biliaire atypique, avec sa
lumière centrale plus ou moins manifeste ; en un mot, la
désordination trabéculaire aura pu aller jusqu'à sculpter en
pleine sclérose un *néo-canalicule biliaire*. Ce tube épithélial
atypique pourra même véhiculer quelque liquide coloré ; le

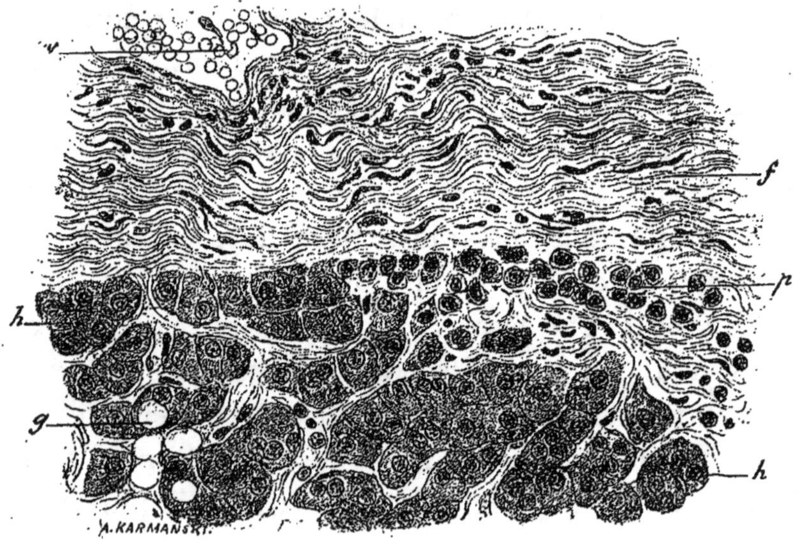

Fig. XIII. — *Cirrhose hépatique. Atrophie partielle des cellules épithéliales.*
Pseudo-canalicule biliaire. Gross^{t} $\frac{360}{1}$.

h, cellules du foie disposées en trabécules encore bien reconnaissables, mais déformées sur plusieurs
   points.
g, cellule hépatique graisseuse.
p, pseudo-canalicule biliaire. Les cellules hépatiques qui le dessinent sont en voie d'atrophie
   (Etat dit embryonnaire des cellules hépatiques).
f, tissu fibreux. Sclérose interstitielle indiquant l'ancienneté des lésions inflammatoires.
v, coupe d'une grosse veinule porte.

plus souvent et surtout il sera thrombosé par quelques
pigments biliaires. Il n'en demeurera pas moins établi que
les cellules hépatiques bordantes de ces néo-canalicules,
aussi bien d'ailleurs que celles tassées en pseudo-canalicules,

ne sont que des organes élémentaires en voie d'atrophie. Vouées à l'impuissance, à une mort prochaine peut-être, elles sont devenues incapables d'aucune élaboration régénératrice. La karyokinèse est interdite à leurs noyaux rétractés[1]. Les causes désorganisatrices qui ont déjà fait disparaître tant de tronçons de trabécules (dont la place est précisément occupée, dans les espaces péri-trabéculaires, par les bandes de tissu fibreux) auraient sans doute continué indéfiniment leur œuvre.

Cette atrophie progressive des épithéliums, constatée jadis par les histologistes, mais faussement interprétée, avait servi de base à la doctrine du *retour possible des épithéliums à l'état embryonnaire.* C'était une doctrine hardie, grandement subversive, permettant de concevoir l'utilisation possible de toute cellule épithéliale pour une quelconque des élaborations réactionnelles, tissu de cicatrice, régénérations parenchymateuses, voire même évolutions monstrueuses (tumeurs). Malheureusement, les faits bien observés [2] l'ont rejetée dans l'ombre.

Actuellement, lorsqu'on rencontre, sur une coupe, accumulés en un point quelconque, des éléments ronds, formés d'un noyau volumineux entouré d'une mince couche protoplasmique, on ne se permet d'y reconnaître qu'une série de cellules connectives jeunes, autochtones ou diapédésées, peu importe, mais présentes pour les besoins de l'organisme. Les petits épithéliums, desséchés, dans le genre de ceux que nous venons de décrire pour le foie, ne sont plus à nos yeux, quel

---

[1] Les noyaux des épithéliums pseudo-canaliculaires ne mesurent souvent pas plus de 5 à 6 µ, alors même que le pseudo-canalicule aurait une certaine largeur, 25 à 30 µ par exemple.

[2] BRAULT. — « Etude sur l'inflammation ». *Loc. cit.*

que soit l'organe examiné, que des éléments déchus. Ils n'ont aucun des caractères d'une *cellule embryonnaire*, encore moins d'une *cellule indifférente,* attendant silencieusement son heure, bien vivante et capable d'élaborations mystérieuses. L'épithélium qui prolifère donne toujours naissance

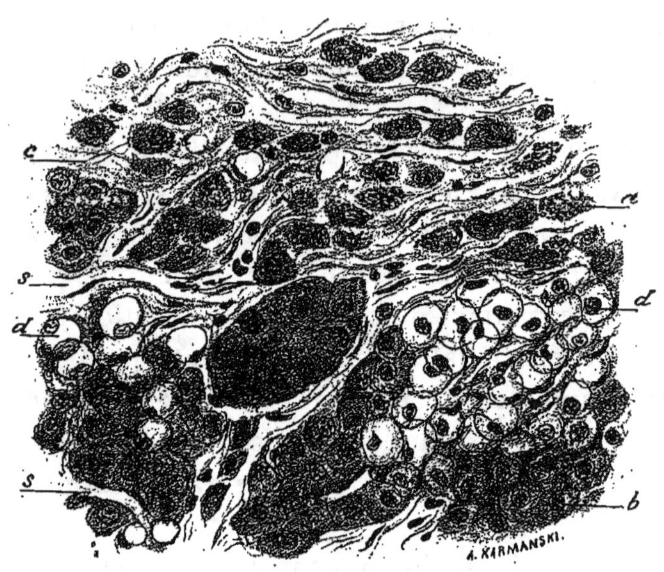

Fig. XIV. — *Cirrhose hépatique avec adénome. Atrophie pigmentaire des cellules hépatiques voisines de l'adénome.* Gross^t $\frac{360}{1}$.

a, cellules hépatiques dissociées par la sclérose péri-adénomateuse.
b, cellules adénomateuses, volumineuses, envoie de prolifération hyperplasique ; une d'entre elles, dans le bloc adénomateux, figure au centre de la préparation contient, quatre noyaux bien reconnaissables.
c, c, espace inter-trabéculaire en voie de sclérose.
d, d, cellule hépatique envahie par la dégénérescence graisseuse.
s, s, capillaire sanguin intertrabéculaire.

par karyokinèse à des éléments identiques ; ces enfants nés de lui-même, quel que soit leur volume, même petits, ont un noyau actif, riche en nucléine, et leur protoplasma apparaît d'emblée spécifique. Tout autre aspect trahira quelque état organopathique de la cellule, jamais une réviviscence ([1]).

Aussi, lorsque sur les bords d'un nodule adénomateux du foie, c'est-à-dire au voisinage d'un point de la glande où les épithéliums fondamentaux sont en voie d'hyperplasie exubérante, monstrueuse, nous trouverons quelque cellule épithéliale petite, déformée, devrons-nous rejeter l'hypothèse d'une néo-formation cellulaire et y rechercher les signes d'une lésion atrophique. La surcharge pigmentaire du protoplasma (Voy. *fig.* XIV, *a*) la petitesse et l'éclat du noyau lèveraient les doutes, s'il en était besoin.

Les détails qui précèdent nous permettent de comprendre, sans plus amples développements, comment les atrophies les plus variées peuvent atteindre les épithéliums au sein des parenchymes enflammés. Qu'il s'agisse d'une compression mécanique ou d'une perturbation profonde dans la nutrition d'un épithélium, la série des désordres dystrophiques qui le menacent pourra se traduire, dans les différentes circonstances, par des caractères objectifs identiques. Les façons de souffrir et les moyens de déchéance ne varient pas à l'infini pour les éléments cellulaires. Les atrophies épithéliales, simples ou granuleuses, granulo-pigmentaires ou granulo-graisseuses, visibles au sein des parenchymes chroniquement enflammés, se rattachent de la sorte aux processus phlogogéniques proprement dits, au même titre du reste que la

---

[1] Il va sans dire que les épithéliums néo-formés peuvent, à leur tour et pour leur propre compte, être le siège de lésions dégénératives importantes. Cependant, certains caractères spécifiques persistent souvent assez longtemps pour permettre de reconnaître les éléments au milieu des lésions les plus largement destructives, alors même qu'il s'agit de foyers de suppuration (Voy. pus et suppuration). Dans les inflammations parenchymateuses chroniques, la distinction est d'ordinaire facilitée par les dégénérescences mêmes qui atteignent les éléments épithéliaux (Voy. chap. hypertrophies et hyperplasies inflammatoires).

stéatose aiguë ou chronique et que l'infiltration graisseuse
des éléments épithéliaux.

Le groupement des lésions, variable souvent suivant la
cause qui les a produites, la prédilection d'un de ces processus dégénératifs pour telle ou telle série de cellules parenchymateuses, surprendra peut-être au premier abord et solli-
tera les recherches de l'anatomo-pathologiste et du clinicien,
quitte à leur permettre d'isoler certains types anatomo-cliniques intéressants (petit rein blanc, petit rein rouge, cirrhose
pigmentaire diabétique, etc.). L'idée pathogénique, la conception inflammatoire de toutes ces lésions, n'en demeurera
pas moins immuable, rendue plus démonstrative encore par
les faits mieux observés.

Aussi, la pathologie des inflammations chroniques des
parenchymes y gagnera-t-elle en clarté. Les *inflammations
dégénératives* des épithéliums glandulaires peuvent, comme
on le sait maintenant, dominer la scène morbide au point de
rejeter dans l'ombre la presque totalité des autres lésions
phlogogéniques. Les néphrites chroniques dégénératives à
prédominance épithéliale, les diverses formes du rein blanc ([1])
les hépatites chroniques avec évolution stéatogène, décrites
sous le nom discutable de *cirrhoses hypertrophiques graisseuses* (Hutinel ([2]), Sabourin) ([3]), qui rendent tangible l'influence dégénérative des multiples intoxications subies par
l'organisme, démontrent le bien fondé des considérations qui
précèdent. Elles démontrent aussi, par la même occasion, la
facilité avec laquelle, chez l'homme, la cellule hépatique et la

---

([1]) Cornil et Brault. — « Etudes sur la pathologie du Rein. » Paris, 1884.

([2]) Hutinel. — *Bull. société clinique de Paris*, 1881, et *France médicale*, 1881.

([3]) Sabourin. — « Cirrhose hypertrophique du Foie ». *Arch. de Physiol. norm. et path.*, 1881.

cellule rénale laissent leur protoplasma se transformer en diverses matières grasses ([1]). Il suffit à certains poisons de les pouvoir aborder ([2]), même en faible quantité, et pendant un laps de temps que la pathologie expérimentale n'a pu guère encore déterminer (poisons stéatogènes de l'alcoolisme chronique, de la tuberculose, du cancer). La stéatose péri-tuberculeuse, dans le foie gras des phthisiques (Hanot) me paraît des plus démonstratives à cet égard. Alors même que la nécrose caséeuse viendrait bouleverser la sériation des lésions, comme dans une de mes observations (Voy. Pl. VIII, *fig.* 1, *gr.*, *t.*), la dégénéressence graisseuse des cellules hépatiques, reconnue, de fait, comme la première en date, servirait utilement à la reconstitution de la marche des lésions.

Toutes ces altérations progressives des cellules épithéliales, et bien d'autres encore, que nous retrouverons en étudiant les inflammations subaiguës et chroniques des organes (scléroses viscérales, inflammations spécifiques parenchymateuses et interstitielles), et dont nous aurons à rechercher les origines (cellules géantes, épithéliums adénomateux, coccidiformes, etc.) constituent un des chapitres importants de l'anatomie pathologique générale. Nous pouvons à peine l'esquisser ici. Non seulement, en effet, la description détaillée des lésions épithéliales devrait être faite avec tout le

---

[1] HANOT et LAUTH, — Le foie gras des tuberculeux *in* « *Etudes sur la tuberculose* ». T. I, p. 480, Paris, 1887.

LAUTH. — Cirrhose tuberculeuse du foie. *Thèse*, Paris, 1887.

BRISSAUD et TOUPET. — Tuberculose du foie, *in* « *Etudes sur la tuberculose* » T. I. Paris, 1887, p. 98.

[2] Cette propriété stéatogène se retrouve jusque dans les processus les plus variés, par exemple dans les adénomes graisseux du foie, du rein et de la capsule surrénale. Les cancers primitifs de ce dernier organe sont, comme on sait, le plus souvent des épithéliomas végétants, hémorrhagiques ; toujours ou presque toujours les cellules cancéreuses ont subi en masse la dégénérescence graisseuse, imitant en cela les épithéliums adénomateux du cancer du rein (Sabourin).

soin désirable, mais encore leur pathogénie et le rôle qu'elles peuvent jouer dans le développement des processus inflammatoires parenchymateux aussi bien qu'interstitiels, demanderaient à être recherchés méthodiquement. Il faudrait enfin les discuter et les juger à l'aide de faits nouveaux.

Ce travail de longue haleine mérite d'être tenté quelque jour.

Chapitre V

—

DÉTERMINISME DES LÉSIONS ÉPITHÉLIALES DANS LES PROCESSUS INFLAMMATOIRES

SOMMAIRE

Origine traumatique ou chimique des lésions épithéliales. Action
directe ou indirecte des causes pathogènes. Valeur de la cellule
géante d'origine épithéliale ;

L'hyperkaryokinèse mono-cellulaire est une déviation formative élémentaire. Tumeurs et lésions inflammatoires.

Inflammations interstitielles et inflammations épithéliales. Problème
des cirrhoses épithéliales. Données fondamentales et divisions
méthodiques ; rapports à établir entre les inflammations des deux
systèmes connectif et épithélial.

En face du vaste problème qui aurait pour but d'établir le
*mécanisme des lésions épithéliales dans les processus inflam-
matoires*, on peut formuler brièvement les quelques propositions suivantes :

a) Les lésions épithéliales occasionnées par l'inflammation et considérées en elles-mêmes, indépendamment de l'état
du squelette conjonctivo-vasculaire sous-jacent, peuvent être,
à proprement parler, d'origine mécanique ou d'ordre chi-

mique. Les brusques décollements des revêtements épithéliaux, qu'ils aient été produits directement par l'agent phlogogène ou indirectement par l'afflux hyperdiapédétique
réactionnel du système connectif, les bouleversements topographiques des cellules glandulaires, (phlyctènes, exsudats,
végétations nodulaires, compressions épithéliales), représentent autant de désordres obtenus en partie ou en totalité par
un procédé *mécanique*.

Toutes les autres altérations de la matière vivante coor-
donnée en masses épithéliales sont d'ordre *chimique*. Seulement, ici, tantôt la nutrition de l'élément sera exagérée et la
vie s'y révélera exubérante (hypertrophies, hyperplasies élémentaires), tantôt au contraire un état *dystrophique* sera créé :
la série des dégénérescences y aura libre cours. Elles s'y
combineront avec les lésions mécaniques ou y demeureront
isolées, au gré des divers processus anatomo-pathologiques.

b) Quant au déterminisme des lésions, pour ce qui est,
par conséquent, de savoir comment et pourquoi les épithéliums souffrent dans les différentes maladies aiguës, subaiguës et chroniques, une remarque préalable est utile : la
cause pathogène peut agir soit directement sur l'élément épithélial en le frappant à mort d'une manière instantanée (nécrose aiguë), ou progressive (dégénérescences diverses), soit
d'une maniére détournée, en irritant sa puissance génératrice.
La nécrose coagulante diphthéritique est un exemple du premier mode ; la karyokinèse des épithéliums pulmonaires ou
des cellules hépatiques envahis par la turberculose bacillaire
en est un du deuxième.

Une différence fondamentale apparaît cependant dans la
tuberculose épithéliale. (Baumgarten, Weigert, Cornil) :
c'est qu'en formant à ses dépens, ce qui lui arrive sans cesse,

une *cellule géante*, l'épithélium envahi par la bacille de Koch révèle une perturbation grave de ses fonctions formatives, le

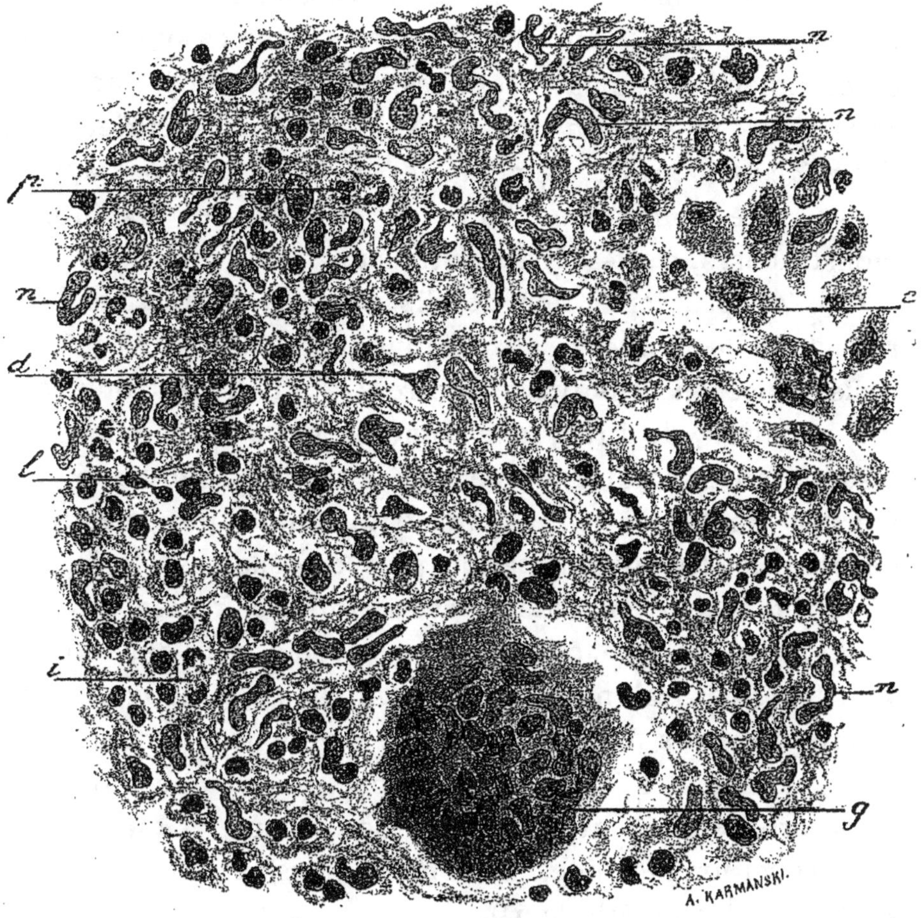

Fig. XV. — *Un follicule tuberculeux du foie. Cellule géante bacillaire.* Gross^t $\frac{400}{1}$.

g, cellule géante gorgée de noyaux peu volumineux tassés surtout à la périphérie de l'élément.
e, cellule hépatique en voie de caséification.
n, *n*, noyaux des cellules fixes ou des cellules hépatiques, étirés, déformés, pâles, montrant l'ébauche d'un travail prolifératif.
i, cellule en karyokinèse.
p, leucocyte polynucléaire.

travail karyokinétique se répétant sans que l'élément parvienne, d'ordinaire, à compléter sa mitose protoplasmique.

c) Cette hyperplasie nucléaire mono-cellulaire, (hyperka-ryokinèse) n'est pas spéciale d'ailleurs aux cellules épithéliales puisque les cellules connectives la possèdent. Elle n'est pas propre non plus à la seule bacillose ; les gommes syphilitiques et les tumeurs sarcomateuses aussi bien qu'épithéliomateuses en font foi. Elle rentre dans le cadre toujours curieux des *déviations formatives* élémentaires et, à ce titre, se rappro-che par de nombreux points de contact des évolutions monstrueuses, c'est-à-dire des tumeurs.

Ce n'est pas ici le lieu de discuter les corrélations qui rattachent les *tumeurs* aux lésions inflammatoires ([1]). Qu'il nous suffise en renvoyant à notre chapitre hypertrophies et inflammation, de dire que la coïncidence de l'adénome et des lésions inflammatoires d'une glande est assez fréquente pour mériter quelque attention (gastrites chroniques, néphrites chroniques, cirrhoses hépatiques avec adénomes) ([2]). Il sem-blerait, tant cette coïncidence est parfois bien réglée (Voy. Pl. X, *fig. 3, a, ep,*) que, quand elles se développent dans un pa-renchyme, les lésions chroniques inflammatoires mettent en liberté certaines forces latentes de divers départements épi-théliaux. Ainsi s'éveille, pour ainsi parler, une puissance hyperproliférative qui attendait son heure, et qui crée la prédisposition morbide, en supprimant les barrières fonction-nelles préétablies (Weigert).

d) Enfin, un point capital dans le déterminisme des lésions épithéliales est le rapport à établir entre les lésions inflam-matoires du tissu conjonctif sous-jacent (inflammations in-

---

([1]) Brault. — « Origine non bactérienne du carcinome. Etude sur l'anatomie patho-logique comparée des néoplasmes (tumeurs proprement dites) et des néoplasies infec-tieuses. » *Arch. gén. de médecine*, Paris, 1885.

([2]) Consulter à cet égard les travaux de Sabourin, Brissaud, Brault, Ménétrier.

terstitielles) et les altérations des épithéliums qui le recouvrent. Toute la doctrine des *cirrhoses épithéliales,* magistralement défendue autrefois par Charcot (¹) et son école, est
basée précisément sur ce point. Nous l'étudierons mieux
quand nous aurons vu, en détail, les lésions et le mécanisme
des inflammations chroniques de tissu conjonctif ; ce sera le
dernier chapitre qne nous consacrerons à l'inflammation.
Pour le moment, afin de compléter cette esquisse pathogénique, rappelons que les lésions concomitantes de la gangue conjonctivo-vasculaire peuvent se grouper en trois départements distincts, souvent confondus d'ailleurs dans
l'évolution des maladies.

1° Les altérations conjonctivo-vasculaires inflammatoires
qui accompagnent les lésions épithéliales peuvent être, par
rapport à ces lésions, *contemporaires,* ou simplement, *associées :* la brûlure qui détruit l'épiderme et le derme, la broncho-pneumonie qui frappe simultanément la totalité des parois bronchioliques et les alvéoles adjacents en sont la preuve.

2° Ces lésions de la gangue peuvent être *pathogéniques*
pour les couches épithéliales auxquelles elles donnent insertion, exemple : un abcès sous-muqueux, s'ouvrant à l'extérieur du pharynx, la tuberculose sous-muqueuse de l'estomac, de l'œsophage ou de l'instestin (Voy. Pl. IV, *fig. 3, a,
c*), la destruction de la muqueuse intestinale au-dessus d'une
plaque de Peyer dothiénentérique, suffisent pour la démonstration (Voy. Pl. V, *fig.* 1 et 2).

3° Enfin, les lésions connectives peuvent être *secondaires*
aux lésions inflammatoires épithéliales : toutes les infections
canaliculaires ascendantes ou descendantes des muqueuses ;

(¹) CHARCOT. — « Leçons sur les maladies du foie et des reins. »

uréthrites, angiocholites, pyélo-néphrites, bronchites et péri-bronchites subaiguës ou chroniques, représentent un gros chapitre de la pathologie des viscères, dans lequel le même problème se pose à chaque instant. C'est lui qui nous arrêtera dans quelques pages. Nous nous efforcerons ainsi de résoudre la question des corrélations pathologiques des différents feuillets du blastoderme pendant leur évolution biologique.

III

Anatomie Pathologique Générale

des Processus Inflammatoires

Chapitre Premier

—

HYPERTROPHIES ET HYPERPLASIES INFLAMMATOIRES

HYPERTROPHIES INFLAMMATOIRES DES CELLULES
HYPERPLASIES DES ÉLÉMENTS CELLULAIRES ET DE LEURS PRODUITS
D'ÉLABORATION.

SOMMAIRE

§ I. — *Tuméfaction des éléments.*

Pour rechercher la part qui revient aux éléments cellulaires, on peut se baser sur l'idée doctrinale de Virchow : la triple irritabilité physiologique des cellules. Critique de l'inflammation parenchymateuse de Virchow.

Tuméfactions hypertrophiques des cellules fixes du tissu conjonctif, des cellules endothéliales des séreuses. Les endothéliums récupèrent leurs caractères de cellules conjonctives. La karyokinèse n'y apparaîtra que le troisième ou quatrième jour. Les éléments de la série conjonctive plus différenciés, chondroplastes et ostéoplates, réagissent de la même façon.

Dans les éléments hautement spécialisés, (cellules musculaires et épithéliums), la tuméfaction inflammatoire aigüe est étudiée sous le nom de tuméfaction trouble. La nutrition exàgérée du protoplasma cellulaire, tout hypertrophique qu'elle soit, est souvent défectueuse (Virchow); elle peut même être hypertoxique et causer la mort totale ou partielle de l'élément.

Description de la tuméfaction trouble dans les fibres musculaires, les épithéliums du rein, les cellules hépatiques. Critique de la conception d'un processus hypertrophique créant la tuméfaction trouble.

Exemple d'hypertrophies aiguës vraies des cellules épithéliales. Lésions du foie palustre : hypertrophie des boyaux trabéculaires ; hépatite miliaire ; hyperplasies nodulaires parenchymateuses ; valeur nosologique des inflammations parenchymateuses nodulaires. Le même processus existant pour le foie, la capsule surrénale, la glande pituitaire, on doit rechercher dans les cellules glandulaires elles-mêmes la cause de cette libération hypertrophiante de certaines colonies épithéliales.

En résumé, chaque élément cellulaire incité par un processus inflammatoire réagit selon ses moyens. Plus haute est la spécialisation fonctionnelle et plus graves, dès le début, sont les perturbations de la nutrition cellulaire.

§ II. — *Proliférations élémentaires. Hyperplasies.*

L'inflammation, en annihilant ou en détruisant un certain nombre d'éléments cellulaires, favorise la régénération des éléments aux dépens des cellules demeurées indemnes. La cytodiérèse et la karyomitose sont les deux modes de division du noyau employés par l'organisme pour ces procédés de restauration.

L'hypertrophie génératrice se manifeste au moyen de la division indirecte des noyaux, dans la presque totalité des éléments cellulaires, sauf pour trois des variétés de globules blancs qui se multiplient par division directe. Limite qui sépare les processus de réparation des élaborations hyperplasiques. La pléthore néo-cellulaire peut n'être que de courte durée et ne retarder que de peu la régénération normale, grâce à une sorte d'involution des masses exubérantes.

Etude des hyperplasies persistantes. Un cas d'hépatite nodulaire palustre. Réserves à faire à propos du tissu musculaire. Les hypertrophies musculaires associées aux lésions inflammatoires ne se relient d'ordinaire que d'une manière indirecte et très détournée à la cause phlogogène. Exemples tirés des hypertrophies cardiaques secondaires, de l'hyperplasie des fibres musculaires lisses dans les difflé-

rents organes ; artériolite hypertrophiante ; cirrhose gastrique; hypertrophie des fibres lisses du rein.

Néo-formations musculaires lisses dans les tissus peu ou nullement musculaires. Artérialisation des vaisseaux néo-formés au milieu des adhérences inflammatoires des membranes séreuses.

§ III. — *Hyperplasie des matériaux interstitiels. Hypergénèse des produits d'élaboration cellulaire.*

Les hyperplasies des produits cellulaires coopèrent avec les néoformations cellulaires et reconnaissent les mêmes causes, sans que leurs évolutions ultérieures soient nécessairement les mêmes.

Exemples tirés de l'étude de l'hypergénèse élastique, des ecchondroses. La métatopie cellulaire sert de guide aux hyperplasies cartilagineuses. L'accumulation exagérée, au milieu des espaces interstitiels, de la gélatine, de la chondrine, de l'osséine et des sels phosphatiques, de la mucine (myxomatoses inflammatoires) relève d'une seule et même loi pathogénique.

§ IV. — *Physiologie pathologique des hypertrophies et hyperplasies inflammatoires.*

Pour rechercher la force mystérieuse organisatrice de tant de travaux, deux doctrines philosophiques tracent la voie aux investigations modernes :

a. la conception de Virchow qui trouve, dans toutes les causes inflammatoires, l'irritamentum suffisant à l'activité multiplicatrice des éléments cellulaires :

b. la conception de Weigert qui tient, en outre, compte des limites physiologiques imposées à la force végétative et réparatrice innée dans la matière vivante.

Considérations physiologiques sur l'usure et les réparations incessantes de l'organisme, sur les hypertrophies semi-pathologiques. Equivalents protoplasmiques, équivalents d'espace.

Application de ces données à la pathologie ; les pertes de substance et les désorganisations cellulaires ; la réparabilité organique des tissus. L'action frénatrice, réciproque à l'état physiologique, des tissus par rapport les uns les autres ; ses perturbations pathologiques. Utilisation des données doctrinales précédentes pour expliquer l'exubérance des néo-formations élémentaires dans le cours des maladies humaines.

Les tissus de la série conjonctive possèdent au plus haut degré le pouvoir réparateur. L'exubérance des élaborations réparatrices s'éteint ou persiste, suivant les cas. Pendant leur évolution, les tissus néo-formés semblent jouer, à l'égard des tissus-mères, le rôle d'éléments parasitaires implantés sur un terrain conquis. Esquisse du parasitisme néo-cellulaire. Bouleversement de l'équilibre physiologique : formation de nouveaux équivalents protoplasmiques, de nouveaux équivalents d'espace. Symbioses néo-cellulaires. Notion philosophique de la protection des tissus anciens, assurée par les néo-formations cellulaires.

Certains processus inflammatoires s'accompagnent d'hypertrophie ou d'hyperplasie des éléments cellulaires atteints par les lésions phlogogènes, ou simplement voisins d'un foyer inflammatoire. Le problème de ces hypertrophies et hyperplasies inflammatoires est complexe et demande une étude méthodique.

Si, dans cette étude, on suit l'ordre des faits, on est amené à une question assez délicate, d'apparence quelque peu paradoxale mais logiquement posée dès qu'on pénètre dans leur analyse, et qui est la suivante :

Quels rapports faut-il établir entre les processus inflammatoires, d'une part, et les hypertrophies des cellules, des tissus ou des organes atteints par l'inflammation, d'autre part ?

En d'autres termes : *comment l'inflammation produit-elle l'hypernutrition ?*

Ainsi présenté, le problème devient double, car il comporte :

a) Une question de faits, dont l'examen est aisé.

b) L'interprétation de ces faits, développement d'une idée doctrinale encore ouverte aux controverses.

Les faits parlent d'eux-mêmes. On ne peut nier que, sous l'influence d'une foule des causes pathogènes d'allures ordinairement subaiguës plutôt qu'aiguës, souvent même chroniques, un certain nombre de tissus ou d'organes augmentent de volume, s'*hypertrophient* selon une expression classique, usité en clinique.

Il va sans dire qu'on doit rejeter de ce cadre une foule de lésions *pseudo-hypertrophiques*, trop souvent englobées à tort dans le groupe dont il est question. C'est ainsi qu'on ne saurait admettre, parmi les hypertrophies d'origine inflammatoire, l'adénite suppurative consécutive à l'érysipèle ou à la scarlatine, ni les arthropathies uratiques secondaires à l'accès de goutte aiguë, non plus que la congestion atonique du foie causée par la colique hépatique. Un gros tubercule logé dans la substance blanche du cervelet ne pourrait passer davantage pour produire une hypertrophie partielle de cet organe (¹).

Par contre, l'ostéo-périostite hypertrophiante, traumatique ou autre et, pour passer à des organes plus complexes, l'amygdalite chroniques, la mérite parenchymateuse, l'hypertrophie de la prostate, sont des exemples d'inflammations subaiguës ou chroniques, dans le cours desquelles un certain nombre de tissus constitutifs de l'organe en question se sont manifestement hypertrophiés.

Citer ces quelques exemples, c'est déjà montrer la multiplicité des faces du problème que nous abordons. On com-

---

(¹) L'organisme humain possède quelques tissus et même quelques organes qui semblent incapables de s'hypertrophier : les centres nerveux et particulièrement le bulbe et la möelle épinière, l'œil, le parenchyme pulmonaire ne connaissent guère, pour diverses raisons anatomiques ou embryogéniques, la propriété de subir quelque hypertrophie d'origine inflammatoire.

prend, en effet, qu'il serait utile, entre autres détails, d'établir :

Les éléments et les tissus dans lesquels l'hypertrophie peut apparaître au cours des processus inflammatoires ;

Quelles sont, parmi les inflammations, celles qui provoquent, nécessairement ou d'une manière accidentelle, un travail hypertrophique de la matière vivante ;

Quelle est la part réelle revenant à la cause irritante dans les élaborations hypernutritives ainsi produites ;

Quel est l'avenir réservé aux hypertrophies inflammatoires.

I. — TUMÉFACTION DES ÉLÉMENTS.

Pour procéder par ordre, il faut analyser tout d'abord la part qui revient aux *éléments cellulaires* dans les processus hypertrophiques.

On sait que dans l'idée doctrinale de Virchow concernant l'inflammation cellulaire, la triple irritabilité physiologique de la cellule (irritabilité fonctionnelle, nutritive, formative), simplement exagérée, constitue le *primum movens de la réaction inflammatoire* : c'est l'*inflammation parenchymateuse vraie*, celle dans laquelle les éléments sollicités par la cause irritante commencent par exagérer leur vitalité ([1]).

([1]) Virchow. — *Pathol. cellul.*, p. 362. « Les premières manifestations de certains phénomènes inflammatoires ne sont autre chose que l'augmentation d'absorption de la cellule, *acte tout à fait semblable à celui qui préside à l'hypertrophie simple.* »

Or, la nutrition exagérée d'un élément produit son hypertrophie et conséquemment, si aucune perturbation nouvelle ne survient, sa prolifération.

Voyons donc, quand elle a lieu, comment se manifeste cette hypertrophie cellulaire et commençons, comme nous l'avons fait pour les autres questions, par les *éléments du tissu conjonctif*.

Sans vouloir revenir sur la discussion critique et historique des doctrines, il est bon cependant de rappeler que parmi les exemples les plus convaincants fournis en faveur de l'inflammation parenchymateuse des organes, Virchow rapportait et figurait précisément la kératite parenchymateuse, c'est-à-dire une inflammation aiguë des cellules fixes, donc interstitielles du tissu de la cornée. Ce « *gonflement parenchymateux* » des cellules fixes ([1]), c'est bien le premier stade de l'inflammation cellulaire. C'est également un acte nutritif désordonné, souvent une cause de destruction, de mort pour l'élément trop rapidement surchargé de substances plus ou moins nutritives et assimilables.

Nous avons vu précédemment qu'une foule d'expérimentateurs, dans leurs recherches sur les processus inflammatoires subis par la cornée, ont établi, à la suite des belles recherches de Recklinghausen, que toute lésion irritative détermine dans les cellules fixes voisines une tuméfaction qui servira à la régénération des parties détruites. Nous avons également

---

([1]) VIRCHOW. — *Loc. cit.*, p. 367. « *Gonflement parenchymateux* rend mieux ce qui se « passe. Il indique une certaine forme d'irritation, se distinguant des autres en ce que « les éléments constituants du tissu absorbent une plus grande quantité de substances et « s'agrandissent. Mais, il n'y a *rien de plus* que ces éléments agrandis. C'est donc une « sorte d'hypertrophie aiguë avec tendance à la dégénérescence », et plus loin, p. 370 : « c'est là l'inflammation parenchymateuse, le plus haut degré de l'irritation nutritive, « processus se rattachant immédiatement à l'*hypertrophie*. »

démontré que les cellules fixes du tissu conjonctif, quel que soit leur siège et quelle que soit leur variété, présentent les mêmes modifications au début des processus inflammatoires modérés. Nous avons étudié en détail, à l'aide des mémorables recherches de Ranvier, l'hypertrophie aiguë de protoplasma cellulaire, consécutive au choc inflammatoire et nous l'avons montrée capable de réparer, avant la karyokinèse, les désordres produits dans le tissu.

S'agit-il des *cellules adipeuses*, qui réagissent moins vite que les cellules fixes ordinaires ? l'hypertrophie du noyau marche de pair avec la disparition de la graisse qui quitte le protoplasma, double preuve d'une perturbation nutritive excessive.

Les *cellules endothéliales* qui ne sont, nous croyons l'avoir surabondamment prouvé, que des cellules conjonctives un peu plus différenciées que les autres, passent par des stades hypernutritifs plus remarquables encore.

Ici, l'hypertrophie se caractérise tout d'abord par le changement de forme et la tuméfaction des cellules endothéliales, ces éléments du mésoderme, accidentellement différenciés, peuvent même récupérer alors, sous le coup de fouet de l'inflammation, leur mobilité héréditaire.

Dans la hiérarchie des éléments conjonctifs, les endothéliums des séreuses ou des vaisseaux ne constituent que des types encore faiblement spécialisés. Les *cellules cartilagineuses* et les *ostéoplastes* représentent, au contraire, des êtres supérieurs, si l'on en juge du moins d'après les matériaux spécifiques élaborés par eux.

Or, dans l'inflammation, ces éléments cartilagineux ou osseux, tout en gardant la marque indélébile de leur origine, ne réagissent pas autrement que les cellules fixes.

Les expériences ingénieuses de Cornil et Ranvier ([1]) sur le cartilage, destinées jadis à étudier l'inflammation dans les tissus invasculaires, sont, au point de vue de l'hypertrophie aiguë élémentaire, absolument irréprochables. La zône la plus périphérique d'un foyer de *chondrite* expérimentale est représentée par des cellules cartilagineuses plus grosses, plus nourries que dans les régions saines ; c'est en dedans, plus près du centre phlogogène, que commence l'hyperplasie des chondroplastes.

Il en est de même pour les *ostéites* : les ostéoplastes enclavés dans les trabécules osseuses voisines d'un foyer inflammatoire sont parfois plus accusés, augmentés de volume, mais bien rarement en voie de prolifération. On sait d'ailleurs quel rôle minime, plus spécialement passif, jouent dans l'inflammation de l'os, les ostéoplastes et les lamelles qui les contiennent.

Pour terminer cette esquisse générale de la première manifestation réactionnelle subie par les éléments de la série conjonctive mis en présence de l'inflammation, rappelons que les *cellules musculaires*, plus particulièrement peut-être les cellules striées, réagissent de la même manière, c'est-à-dire en se tuméfiant, dès que le processus inflammatoire les vient atteindre.

Mais ici déjà, il s'agit d'éléments très différenciés dont le protoplasma a subi, par suite de lois biologiques qui nous échappent, une spécialisation et une adaptation des plus particulières. Aussi, la soi-disant hypertrophie aiguë qui les déforme ne présente nullement, on peut l'avancer sans crainte, un phénomène physiologique simplement exagéré. Il s'agit

---

([1]) CORNIL et RANVIER. — *Hist. pathologique*, T. I, p. 96.

de désordres plus complexes subis par un protoplasma hautement individualisé. Ces phénomènes, nous les retrouverons d'ailleurs dans une longue série de cellules spécifiques encore plus profondément différenciées si c'est possible. Ces cellules, nées aux dépens des feuillets ectodermique ou endodermique, ont reçu le nom générique d'*épithéliums*.

Tuméfaction trouble

On peut suivre, dans la cellule musculaire aussi bien que dans les épithéliums, la trace d'une *perturbation nutritive aigüe* bouleversant d'une manière grave la matière vivante. Virchow était le premier à le reconnaître en dénommant *tuméfaction trouble* cette lésion apparente ([1]). Il la regardait comme étant souvent le premier stade de la dégénérescence graisseuse ou de la nécrobiose (ramollissement direct) des éléments nobles. Sa conception des *inflammations parenchymateuses* était précisément basée sur la constatation de ces lésions aiguës des cellules parenchymateuses (épithéliums glandulaires et autres).

Lorsque Virchow considérait la tuméfaction trouble du faisceau musculaire ou de la cellule épithéliale comme la preuve d'une nutrition *exagérée*, il reconnaissait que cette surcharge subie par le protoplasma correspond souvent aussi à une nutrition *défectueuse*. De là à admettre qu'il puisse s'agir de l'*intoxication aiguë*, partielle ou générale, mortelle ou non, d'un protoplasma cellulaire, il y avait peu de chemin à faire pour les auteurs modernes.

([1]) VIRCHOW. — *Loc. cit.*, p. 370 et 448. Dans la *tuméfaction trouble*, « ces parties « augmentent de volume, leurs contours s'agrandissent, leur densité devient plus considé- » rable, parce qu'elles absorbent une plus grande quantité de substance. »

Quels sont les caractères de la *tuméfaction trouble* ? Dans le muscle, où Virchow l'a bien isolée, les faisceaux primitifs, plus gros que normalement, sont également plus opaques, moins bien striés ; ils peuvent même avoir perdu leur striation, et leur substance est remplie de nombreuses granulations protéiques ou même graisseuses. Cette transformation granuleuse des faisceaux musculaires est très commune, on le sait, dans les maladies infectieuses aiguës, au cours desquelles l'élaboration de substances toxiques les plus diverses se produit au sein de l'organisme.

En s'élevant dans la série des éléments cellulaires, plus on rencontre de types rigoureusement spécialisés, plus on s'aperçoit de la simplicité de leurs réactions primordiales sous le coup de l'acte inflammatoire. Leur adaptation hiérarchique les rendant par cela même plus délicats, plus vulnérables, c'est encore la tuméfaction trouble qui constituera, presque toujours, leur première manifestation inflammatoire aiguë.

On arrive à cette conclusion en observant les lésions élémentaires des cellules épithéliales du *rein*, si remarquablement décrites par Cornil et Brault [1]. L'*altération granuleuse* des épithéliums des tubes contournés correspond à la tuméfaction trouble des autres observateurs, et les lésions qui la constituent représentent plus qu'une simple infiltration du protoplasma par un liquide albumineux ; car on y constate le bouleversement topographique des granulations protoplasmiques dont la striation fine et parallèle est supprimée. Si la lésion progresse, le noyau est extraordinairement distendu, et la mort de la cellule est, sinon inévitable, au moins imminente.

---

[1] Cornil et Brault. — *Etudes sur la Pathologie du rein*. Paris, 1884, p. 20.

Bref, il s'agit d'une dégénérescence granuleuse souvent compliquée de dégénérescence graisseuse, secondaire peutêtre à une nutrition *exagérée* mais certainement profondément *perturbée* ([1]).

Pour le *foie* dont les cellules contiennent, à l'état normal, un si grand nombre de granulations de nature diverse, il est difficile, selon la remarque de Rindfleisch, de savoir où et quand commence la tuméfaction trouble, cette compagne habituelle des maladies infectieuses.

L'accumulation excessive de granulations protéiques dans le protoplasma cellulaire, autour du noyau, constitue la tuméfaction trouble et cache plus ou moins la masse nucléaire. Cependant certains auteurs, Cornil et Ranvier en particulier, affirment que le picro-carmin permet d'y déceler parfois deux et trois noyaux.

Il faut reconnaître que la signification de la tuméfaction trouble, au point de vue de l'hypernutrition inflammatoire des éléments nobles, constitue un sujet encore discutable. Dans toute cellule atteinte par cette lésion, le microscope, qui révèle les *dislocations moléculaires* subies par le protoplasma, est loin d'y montrer concomitamment la seule preuve, aujourd'hui du moins indiscutable, de la vitalité exagérée de l'élément, c'est-à-dire les figures karyokinétiques.

S'il était prouvé, en effet, que la karyokinèse ne doit pas nécessairement accompagner la tuméfaction trouble du protoplasma, il faudrait accepter la possibilité d'une hypernutrition

---

[1] Cornil et Brault décrivent (*loc. cit.* p. 34 et suiv.) l'hypertrophie des épithéliums du rein lié à la *néphrite goutteuse*, au *diabète* et à la *tuberculose*. Cette hypertrophie, qui peut être énorme, paraît (à l'exception peut-être des reins diabétiques) devoir être assez complexe, puisqu'elle se complique de la présence de nombreuses granulations protéiques et graisseuses intra-protoplasmiques.

extrême et *prolongée* de la matière protoplasmique, indépendante de tout travail comparable ou adéquat de la substance nucléaire (cytodiérèse ou karyokinèse). Or, hypertrophie considérable du protoplasma et simultanément, état prolongé de repos ou somnolence du noyau, voilà qui semble constituer un paradoxe biologique à peu près inacceptable.

A moins d'admettre, pour la tuméfaction trouble du protoplasma, une hypernutrition d'une rapidité hâtive, excessive à la fois et vite terminée par la mort de la cellule, *avant le début ou à peine au début du travail nucléaire*. On confirmerait ainsi, d'une manière satisfaisante, l'opinion qui considère la tuméfaction trouble comme la manifestation d'une perturbation nutritive désordonnée, toujours menaçante pour la vie de l'élément, sinon toujours mortelle (*dystrophie hypertoxique*), et non comme la preuve d'une alimentation et d'une assimilation simple exubérantes.

Bouleversements topographiques

Pour en revenir aux cellules du foie, Rindfleich ajoute aux lésions susdites une tuméfaction notable des lobules hépatiques eux-mêmes. En outre, les travées épithéliales sont disloquées; la topographie cellulaire est bouleversée. Nous insisterons bientôt sur ces *bouleversements topographiques des épithéliums glandulaires* ; car ces lésions architectoniques peuvent, dans certains cas, jouer un rôle capital pendant les poussées inflammatoires qui les déterminent.

L'hypertrophie vraie, ainsi d'ailleurs que les hyperplasies aiguës des cellules hépatiques, ont été remarquablement étudiées par Kelsch et Kiener ([1]) dans leurs beaux travaux sur

---

([1]) KELSCH et KIENER. — *Traité des Maladies des pays chauds.* Paris, 1889.

l'impaludisme. Au cours de l'*hyperémie hépatique*, satellite des accès suraigus rapidement mortels, on constate déjà une remarquable hypertrophie des cellules hépatiques. Les trabécules épithéliales sont considérablement tuméfiées. Tantôt l'hypertrophie cellulaire est pure, tantôt elle s'associe ou cède même la place aux hyperplasies élémentaires ; la trabécule offre alors l'aspect d'une large coulée protoplasmique bourrée de noyaux.

Les endothéliums des vaisseaux capillaires inter-trabéculaires participent d'ailleurs à ces hypertrophies et à ces hyperplasies.

Lorsque les lésions aiguës du foie palustre atteignent leur apogée, la glande présente les curieuses altérations décrites par Kelsch et Kiener sous le nom d'*hépatite miliaire*. Les nodules ou foyers inflammatoires miliaires se montrent composés de colonnettes trabéculaires profondément bouleversées, plus larges qu'à l'état normal, variqueuses et contournées sur elles-mêmes par suite de l'hypertrophie souvent invraisemblable des cellules hépatiques qui les constituent.

La cellule hépatique peut y acquérir un volume double ou triple, présenter des noyaux multiples, offrir, en un mot, tous les signes d'une vitalité formative exagérée. Le tout, il est vrai, est souvent combiné avec une série de lésions dégénératives commençant plus volontiers au centre du nodule miliaire (dégénérescence graisseuse ou granulo-graisseuse), pendant que le pigment mélanique s'accumule dans les parois des vaisseaux inter-trabéculaires.

Mais, c'est surtout dans les formes chroniques de l'infection palustre, dans l'*hépatite chronique parenchymateuse nodulaire*, comme Kelsch et Kiener l'ont bien montré, que les hypertrophies et hyperplasies des cellules hépatiques jouent un rôle capital. Le foie subit, dans ces cas, l'*hyperplasie nodulaire parenchymateuse*.

L'étude de cette lésion si curieuse a été reprise, avec le talent que l'on sait, par mon maître et ami Sabourin dans ses études sur le foie tuberculeux.

L'*hépatite nodulaire* est essentiellement caractérisée par deux phénomènes importants :

1° Le bouleversement topographique d'un certain nombre de trabécules au sein du lobule hépatique de Kiernan.

2° L'hypertrophie hyperplasique des épithéliums du foie combinés en masses nodulaires. Dans le foie palustre, comme dans la tuberculose pulmonaire, ou dans les cardiopathies asystoliques, l'hypertrophie de la cellule peut devenir monstrueuse, tous ses diamètres ayant augmenté ; elle peut être huit fois plus grosse que normalement (Kelsch et Kiener), réaliser ainsi une véritable *cellule géante épithéliale* munie de 2, 6 ou 8 noyaux, eux-mêmes en voie de multiplication directe ou indirecte ([1]). Il est vrai que, chez le paludéen, cette

---

([1]) Pour bien juger des dimensions anormales que peuvent alors acquérir les cellules hépatiques, il est bon de se rappeler les dimensions normales accordées par les histologistes à ces éléments. Frey, *Histol.* (p. 574) estime qu'une cellule hépatique mesure, en moyenne, 18 μ à 22μ, 6 (au minimum : 13μ, 3 au maximum : 28μ, 2). Le noyau acquiert 2μ, 6 à 6μ, 4. La trabécule hépatique présente sur sa coupe, *une* cellule par rangée ; deux cellules se montrent aux points d'entrecroisement.

Pour Kœlliker, *Histol.* (p. 556) la cellule hépatique mesure, en moyenne, 18 μ à 26 μ (avec un minimum de 13 μ et un maximum de 35 μ). Le noyau aurait de 6 à 9 μ et est *souvent double*. La trabécule n'a qu'*une cellule* en largeur sur la coupe horizontale.

L'estimation de l'hypertrophie trabéculaire doit donc être établie, non seulement d'après les chiffres extrêmes observés, mais encore d'après la moyenne des mensurations obtenues sur un point donné. Dans un de mes cas d'hépatite nodulaire palustre, quelques trabécules bouleversées des nodules mesuraient, au centre des nodules, 28 μ et 32 μ, tandis que celles de la périphérie du nodule, quoique ne paraissant pas comprimées par le parenchyme adjacent, ne dépassaient pas 20 μ et 22 μ.

De même, dans un cas d'hyperplasie nodulaire du foie, chez un tuberculeux, certaines travées centrales du nodule, mesuraient 25, 30 et 35 μ. J'ai même pu en mesurer qui y atteignaient 50 et 56 μ.

D'autre part, j'ai pu isoler, sur le bord d'un de ces nodules hyperplasiés, une énorme cellule hépatique mesurant 50 μ sur 42 μ et munie d'*un seul noyau* ayant 16 μ sur 14 μ.

cellule, surtout au niveau des travées périphériques du nodule, se montrera souvent infiltrée de graisse ou d'un pigment
biliaire jaune d'or, indices sûrs d'une vitalité très défectueuse.

Quoi qu'il en soit, dans l'hyperplasie nodulaire, les *trabécules* peuvent être triplées, quadruplées même de volume,
rester encore régulièrement radiées, ou plus fréquemment
devenir irrégulièrement sinueuses et bosselées.

Ces coulées trabéculaires atypiques présentent souvent à
leur centre les ébauches d'une disposition tubulée, rendant
ainsi grossièrement visible, grâce aux concrétions biliaires
qu'elles renferment, les dispositions canaliculaires intra-tra-
béculaires, origine réelle des radicules biliaires (Sabourin).

Toutes ces perturbations topographiques et hypertrophiques des trabécules hépatiques péri-porto-biliaires tien-
draient, pour Sabourin, aux lésions catarrhales toxi-infectieuses subies par les canalicules biliaires qui leur correspondent dans l'espace porte voisin.

Sans vouloir rejeter une telle explication, et tout en nous
rappelant que cette individualisation de quelques travées
épithéliales, sur les bords de l'espace de Kiernan, a été un des
plus saisissants arguments invoqués par Sabourin à l'appui
de sa belle conception du *lobule biliaire*, nous devons déclarer
que, dans quatre cas d'hépatite nodulaire des tuberculeux et
dans un cas d'hyperplasie nodulaire palustre, nous n'avons pu
découvrir trace d'angiocholite dans les espaces portes voisins
des nodules.

Nous aurons à revenir plus loin sur l'importance des bouleversements topographiques des épithéliums glandulaires.
Qu'il nous suffise de déclarer, pour le moment, que cette libération des cellules parenchymateuses, par un travail inflammatoire bien ou mal déterminé, peut s'expliquer de plusieurs

façons. sans qu'il soit nécessaire de faire appel à une lésion préexistante des canaux excréteurs sous-jacents, on a le droit d'admettre que les trabécules glandulaires, pour ce qui est du foie, retrouvant de la sorte une certaine autonomie, reçoivent d'elles-mêmes, au milieu des sucs nutritifs adultérés qui les baignent, le molimen perturbateur. Lorsqu'il s'agit de travées épithéliales dépourvues de canalicules excréteurs, comme cela a lieu pour la capsule surrénale et la glande pituitaire, par exemple, l'explication proposée par nous devient à peu près la seule acceptable.

Il me paraît inutile de multiplier davantage les exemples d'hypertrophies aiguës des épithéliums glandulaires. Les glandes canaliculées ne semblent pas différer, à ce point de vue, de la glande hépatique. Le pancréas, les glandes gastriques, les glandes de Lieberkühn, peuvent, selon les cas, offrir des altérations semblables, décrites sous le nom d'hypertrophie aiguë et de tuméfaction inflammatoire.

De tous les détails qui précèdent, ressort une première série de conclusions :

1° En présence d'une cause phlogogène dont le mécanisme et la valeur pathogénique n'ont pas à entrer pour le moment en ligne de compte, les différents éléments cellulaires réagissent violemment, dès le début, chaque espèce selon ses moyens. Le premier effet appréciable est le gonflement et la tuméfaction de l'élément cellulaire ;

2° Les cellules mésodermiques récupèrent ou exaltent, dans une certaine mesure, leurs fonctions embryogéniques, en particulier leur motilité et leur contractilité : elles évitent, sans doute mieux, ainsi, les causes de mort qui les menacent;

3° Ce réveil des aptitudes fonctionnelles héréditaires semble être, toutes choses égales d'ailleurs, d'autant plus manifeste que la spécialisation de l'élément est moins élevée. Les endothéliums vasculaires, pour ne citer qu'un exemple, paraissent être, à ce point de vue, bien moins indépendants, moins libérables, si l'on peut ainsi dire, dans le cours des processus inflammatoires, que les endothéliums des séreuses si aisément mobilisables ;

4° De leur côté, les cellules épithéliales, ectodermiques ou endodermiques, souffriront d'une manière d'autant plus grave qu'elles sont plus hautement différenciées. Les épithéliums de revêtement et les épithéliums glandulaires se tuméfieront et verront sans tarder leur vitalité gravement menacée. Il semble même que les plus nobles de ces éléments, les cellules nerveuses, par exemple, ne puissent supporter une pareille perturbation sans être aussitôt frappés de mort au début même des processus inflammatoires.

II. — PROLIFÉRATIONS CELLULAIRES

Tel est, compris dans son ensemble, le premier stade des processus réactionnels causés par l'inflammation. Si les éléments qui se sont tuméfiés, ou pour mieux dire qui ont rassemblé leur protoplasma (¹) sous la poussée phlogogène, ne succombent pas malgré la persistance de la cause irritante, habituellement alors ils entrent en multiplication.

() Rindfleisch. — *Histol. pathol.*, voir la figure 47, p. 89, qui représente les cellules fixes de la cornée tuméfiées et ayant rentré leurs prolongements et la comparer avec les dessins de Metchnikoff. *Leçons sur l'Inflammation*, 1891.

Hyperplasies nucléaires. Karyokinèse

Aussitôt commence un nouveau travail prolifératif, dans lequel le pouvoir génésique, force inhérente à toute cellule vivante, va se mettre en mouvement. C'est la mise en œuvre de la fonction vitale par exellence, de l'*irritabilité formative* ou *prolifique*, dont l'exagération était considérée par Virchow comme l'un des trois grands phénomènes réactionnels caractéristiques de l'*inflammation cellulaire*. Cette idée doctrinale du grand anatomo-pathologiste correspondait à une série indiscutable de faits admirablement observés et décrits, et dont nous réviserons bientôt la genèse et la physiologie pathologique.

Le point capital consiste en ceci : que les éléments d'un tissu enflammé prolifèrent plus ou moins vigoureusement et réagissent de la sorte contre toute cause nocive.

Ainsi présentées, les hyperplasies cellulaires ne constituent qu'un des modes réactionnels de la matière vivante mise en présence des actes inflammatoires.

Avec la prolifération cellulaire s'ouvre la longue série des *travaux de réparation* consécutifs aux désordres produits par la cause phlogogène. La *multiplication des cellules*, qui s'effectue par la multiplication directe (cytodiérèse) ou indirecte (karyomitose) du noyau, est le premier acte tangible des élaborations successives qui vont avoir lieu.

Passons rapidement en revue cette multiplication cellulaire : ce sera pour ainsi dire étudier l'origine des *hyperplasies cellulaires inflammatoires*.

La multiplication *directe* des noyaux, si fort en honneur avant les belles recherches de Strassbürger, Flemming,

Zeigler et ses élèves sur la karyomitose, est aujourd'hui presque complètement rejetée dans l'ombre. La plupart des histologistes modernes n'accordent presque plus aux élé-ments, tant soit peu différenciés, le pouvoir de se multiplier par division directe.

Seuls, les globules blancs du sang conserveraient cette faculté. Encore, parmi ces derniers, les recherches récentes de Spronck, Gulland, Metchnikoff, accordent-elles aux gros globules blancs mono-nucléaires des mammifères le droit à la karyokinèse (¹), alors que les trois autres variétés de leu-cocytes (lymphocytes, cellules éosinophiles et leucocytes polynucléaires ou neutrophiles) ne posséderaient que la di-vision directe.

Les travaux de Ziegler et de ses élèves, ceux de Toupet ont démontré péremptoirement que la multiplication par divi-sion indirecte des cellules de la série conjonctive est, pour ainsi dire, de règle dans tous les processus réparateurs ou néo-formateurs.

Tout récemment encore le professeur Cornil établissait la même filiation pour les cellules de la moelle des os expéri-mentalement enflammée.

Si, comme cela arrive très fréquemment lorsqu'on étudie les lésions anatomo-pathologiques de l'homme, les multipli-cations cellulaires ne présentent plus dans les tissus les fi-gures caractéristiques de la karyokinèse, il ne faut s'en pren-dre qu'aux retards obligatoirement imposés par notre législa-tion pour l'examen des pièces anatomiques. Non seulement

---

(¹) Peremechko, dès 1870, avait vu les leucocytes se diviser d'une manière indirecte dans l'intérieur des vaisseaux sanguins. Spronck isole, par une double ligature, un seg-ment vasculaire, le plonge dans le liquide de Flemming et compte *deux* leucocytes en karyokinèse par *mille* globules blancs.

la mort, qui permet encore une certaine mobilité aux globules blancs et prolonge leur diapédèse pendant quelque temps, arrête brusquement la division indirecte des noyaux dans les cellules, mais elle semble même rejeter la matière nucléaire dans le stade de repos et supprimer ainsi le plus grand nombre des figures karyokinétiques.

Aussi, ne voit-on bien la karyokinèse que sur des pièces extrêmement fraîches et particulièrement sur les tissus inflammatoires ou sur les tumeurs, rapidement enlevés et bien fixés par les liquides conservateurs (le liquide de Flemming, ou le sublimé, de préférence).

La karyokinèse réalise une tendance à la réparation des désordres produits par les nécroses cellulaires voisines. Il faut donc le remarquer avec soin, tant que le processus de régénération des tissus, souvent exubérant, ne dépassera pas notablement le but à atteindre, on ne pourra parler d'*hyperplasie cellulaire*.

Par conséquent, quel que soit le mode de division employé par les éléments cellulaires en voie de prolifération, il n'en reste pas moins acquis que, dans le plus grand nombre des processus inflammatoires, les éléments réagissent en se multipliant et en formant de nouveaux organismes destinés à remplacer ceux qui ont souffert ou qui ont été détruits.

Souvent, il est vrai, le procédé de réparation cellulaire dépasse les limites normales de l'organe. Ainsi se crée un état nouveau, une sorte de *pléthore néo-élémentaire* plus ou moins circonscrite dans un tissu, dans une partie de l'organe atteint.

Hyperplasies cellulaires

Lorsque la pléthore néo-cellulaire, au lieu de rétrograder, demeure plus longtemps persistante, elle organise une série de lésions groupées par les auteurs sous le nom d'*hyperplasies cellulaires*.

Cette lésion élémentaire constitue un nouvel état de choses qui modifiera de fond en comble le terrain antérieurement bouleversé par les procédés inflammatoires.

Il est bon de reconnaître que, d'habitude, ce sont surtout les éléments de la série conjonctive qui subissent cette exubérante végétation, laquelle dépasse ainsi, plus ou moins largement, le but désiré.

Nous avons vu, en effet, le tissu conjonctivo-vasculaire, réagissant contre les causes phlogogènes, devenir réglementairement le siège d'une prolifération cellulaire parfois extraordinaire. Les éléments fixes se multiplient en foule et forment ces nombreuses cellules épithélioïdes, fibroblastes de l'avenir, dont la végétation indéfinie pourra produire ultérieurement telle ou telle sclérose hypertrophique.

Nous avons montré que, pendant ce temps, les endothéliums vasculaires poussent leurs prolongements protoplasmiques dans tous les sens. Peut-être aussi laissent-ils échapper ou créent-ils, de toutes pièces, des cellules vaso-formatives qui vont s'organiser, à la surface des séreuses aussi bien que dans les mailles du tissu conjonctif interstitiel des organes enflammés.

Les différentes espèces de globules blancs se mettent également à végéter, même une fois diapédésés, et les tissus avoisinants se gorgent des sucs transsudés.

Cette hyperplasie élémentaire s'accompagne d'une néoformation conjonctive et vasculaire souvent extrême au début, mais qui, habituellement, une fois le travail cicatriciel mis en train, ne tarde pas à se réduire. Souvent même le travail de résorption qui doit amener la rétraction cicatricielle, s'esquisse d'une manière hâtive.

Au contraire, l'hyperplasie cellulaire se prolongeant outre mesure pourra produire des tuméfactions persistantes. Un des exemples les mieux connus se rencontre dans les *chéloïdes cicatricielles*, sorte de fibromes subaigus, donnant naissance à une véritable tumeur d'origine inflammatoire.

Dans le tissu conjonctif interstitiel des viscères, l'hyperplasie des cellules connectives trouvera parfois le moyen de développer certains types de cirrhose hypertrophique subaiguë (inflammations interstitielles hypertrophiques), surtout bien étudiés dans le foie par Lancereaux et ses élèves.

Il arrive encore qu'une semblable vitalité hyperplasique atteigne des éléments plus hautement différenciés. On sait, par exemple, avec quelle facilité les cellules épidermiques sont susceptibles de proliférer à l'excès, sur toute l'étendue de la peau; sous l'influence d'une cause irritante minime, mais prolongée, l'épithélium s'accumule d'une manière extraordinaire (cors, durillons, œils de perdrix); le derme lui-même prend souvent part au processus hyperplasiques (papillomes, poireaux, crête de coq, végétations en choux-fleurs, etc.).

Dans les canaux glandulaires, les cellules épithéliales prolifèrent parfois et s'accumulent au point d'oblitérer plus ou moins complètement la lumière du canal (¹).

(¹) L'inflammation des canaux collecteurs contenus dans la pyramide de Malpighi, au cours de l'intoxication cantharidienne expérimentale (Cornil), en est un exemple des plus remarquables.

Certaines hypertrophies glandulaires, relevant plus habituellement d'un processus inflammatoire chronique, sont
même capables de déterminer une augmentation considérable
d'un organe déja normalement volumineux.

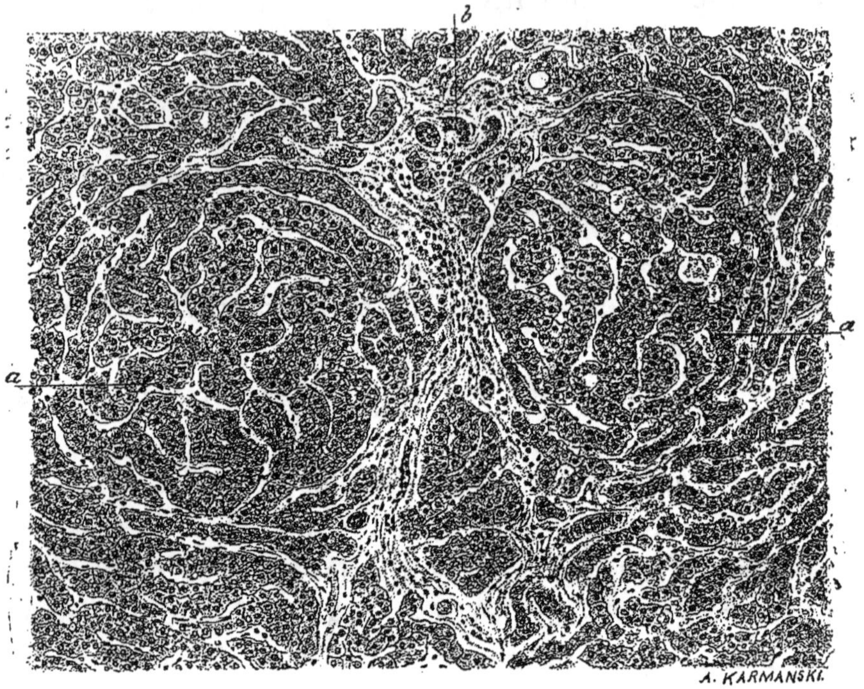

Fig. XVI.— Hépatite hypertrophique palustre.

Hyperplasie nodulaire parenchymateuse. Grossissement $\frac{110}{1}$.

a, nodule d'hyperplasie trabéculaire comprimant les cellules hépatiques voisines.
b, néo-canalicules biliaires isolés au milieu d'une plaque scléreuse.

Le foie offre de fréquents exemples d'une pareille lésion.
L'*hépatite hypertrophique palustre*, dont je dois un beau
spécimen à l'amabilité de mon maître et ami le Dr Qinquaud (¹),
en réalise le type le plus saisissant.

D'ordinaire cependant, les épithéliums glandulaires ne

(¹) Voici l'observation résumée : *Hyperplasie nodulaire*. Cirrhose hypertrophique palustre; foie pesant 3.200 grammes; hépatite nodulaire; hyperplasie considérable des
trabécules hépatiques; légère sclérose péri-nodulaire, formation de pseudo-canicules

végètent pas ainsi à l'excès. Ils se contentent de tendre à remplir les vides laissés par leurs voisins détruits.

Il est même exceptionnellement rare qu'ils parviennent à régénérer des fragments importants d'organe. Les intéressantes recherches expérimentales de Petrone, de Tuffier et Toupet sur le rein, de Tizzoni, de Colucci sur le foie, tout en prouvant l'admirable pouvoir de végétation d'un viscère sain traumatisé et réséqué, répondent malheureusement peu aux données habituelles et communes de la pathologie humaine.

Il est inutile d'insister davantage sur les hyperplasies cellulaires épithéliales, déjà étudiées d'ailleurs à propos des évolutions nodulaires. Rappelons néanmoins que dans les hypertrophies inflammatoires des glandes munies de canaux excréteurs, l'hyperplasie des épithéliums peut être extraordinairement proliférative. L'endométrite végétante hypertrophique, l'acné hypertrophique, la gastrite chronique catarrhale sont des exemples trop connus pour qu'il faille y insister.

Il est toutefois un tissu, le *tissu musculaire* lisse aussi bien que le strié, dont les hypertrophies et les hyperplasies élémentaires ne se rattachent, bien souvent, que d'une manière tout à fait indirecte aux lésions inflammatoires voisines. Les faisceaux musculaires semblent réagir sous l'influence d'un *travail mécanique* qui leur est imposé.

Le *cœur* vient-il à être plus ou moins gravement frappé par une endocardite valvulaire ? Les processus inflammatoires,

---

biliaires isolés au milieu de la cirrhose. L'hypertrophie des cellules hépatiques, bien évidente à un fort grossissement, se manifeste par la présence, au milieu des coulées trabéculaires, d'énormes cellules épithéliales polynucléées, de 3 à 7 noyaux, et mesurant parfois jusqu'à 50 et 56 μ sur 24 et 32 μ. La rate pesait 2.300 grammes.

circonscrits au niveau de tel ou tel orifice, occasionnent bientôt, à distance, une gêne dans le débit de la colonne sanguine; le myocarde lutte contre l'obstacle et ne tarde pas à s'hypertrophier.

En même temps d'ailleurs qu'elles s'épaississent, les parois de la cavité cardiaque la plus directement affectée se dilatent d'ordinaire, dans des proportions variables, ce qui contribue à augmenter le volume de l'organe. Cette dilatation hypertrophique du cœur, partielle ou totale, fausse souvent sur le vivant les calculs du clinicien, et rend délicate l'appréciation exacte du degré d'hypertrophie atteint par le myocarde.

Le résulat de cette lutte, parfois presque indéfiniment prolongée (¹), ne peut guère se manifester, lorsqu'aucun accident n'en vient entraver la marche, que par l'augmentation du *double*, à peine du *triple* du poids normal de l'organe. Nous avons fourni, jadis, quelques-unes des raisons de cette délimitation forcée de l'hypertrophie cardiaque.

Notons, en passant, que quel que soit le siège de l'obstacle, il faut, pour permettre à l'hypertrophie du myocarde de se produire, que le jeu de l'organe tout entier demeure encore relativement facile (²). Cela est vrai, non seulement pour la totalité ou même pour l'une seule des quatre individualités constitutives du cœur (atrophie du ventricule gauche amoin-

---

(¹) L'âge du malade à l'époque de l'apparition des lésions valvulaires, une certaine vigueur congéniale attribuée au myocarde, la force et la résistance individuelles plus ou moins prolongées, expliquent les différences cliniques observées d'un malade à un autre, pour une même lésion valvulaire. La cause de l'endocardite chronique, l'étendue, la forme, la progression des lésions n'y jouent souvent qu'un rôle secondaire.

(²) C'est ainsi que la péricardite chronique calleuse, de nature à peu près exclusivement tuberculeuse, si j'en crois mes propres observations, dilate les cavités cardiaques qu'elle enserre, mais ne permet guère l'hypertrophie de leurs parois. L'inverse a souvent lieu, on le sait, lors de symphyse lâche, rhumatismale ou non, du péricarde : la dilatation n'y est que tardive et l'hypertrophie peut s'y produire dans des proportions notables.

dri dans son fonctionnement par le rétrécissement mitral, etc.), mais encore pour tout autre organe ou portion d'organe musculairement constitué.

Les *muscles lisses* n'échappent pas à cette loi : l'hypertrophie des couches musculeuses de la vessie, de l'estomac ou de l'intestin au-dessus de tout obstacle, est la règle.

Or, l'examen des parties démontre que l'hypertrophie des fibres musculaires préexistantes ne suffit pas pour expliquer l'énorme accroissement qui a eu lieu. L'hyperplasie, par conséquent la néoformation de fibres musculaires, doit y avoir sa part ; elle se produit par un mécanisme qui échappe encore aux recherches ; elle s'accompagne d'ailleurs habituellement d'une hypertrophie du tissu interstitiel.

La cause de la gêne fonctionnelle et, par suite, celle de l'hypertrophie du muscle, peut être plus intime encore, siéger au voisinage même des faisceaux musculaires lisses ou striés.

On peut souvent, sur la coupe, apercevoir au milieu d'une plaque de myocardite scléreuse des cellules musculaires énormes ; on trouvera dans la gastrite chronique diffuse scléro-hypertrophique (cirrhose gastrique, linite plastique de Brinton) des parois musculaires trois ou quatre fois plus épaisses que normalement et aussi riches en tissu fibroïde qu'en faisceaux musculaires hyperplasiés [1]. La rétro-péritonite calleuse, si remarquablement décrite par Hanot et A. Gombault, produit par un mécanisme analogue la même hypertrophie diffuse des couches musculaires de l'estomac [2].

---

[1] Letulle. — « Cirrhose gastrique et péritonéale ». *Bull. Soc. clinique de Paris*, et *Bull. Soc. anat.*, 1879.

[2] Hanot et A. Gombault. — « Etude sur la gastrite chronique avec sclérose sous-muqueuse hypertrophique et rétro-péritonite calleuse ». *Arch. Physiol. norm. et path.*, 2ᵉ série T. IX, p. 412. Paris, 1882.

Sans vouloir aborder une discussion critique inutile, il est bon de rappeler que dans certaines formes d'une maladie chronique du tissu conjonctif, maladie sclérosante et progressive, longtemps dénommée néphrite interstitielle, cataloguée depuis quelques années par certains auteurs sous le vocable défectueux d'*artério-sclérose*, on rencontre assez souvent un épaississement hypertrophique des artérioles à type musculaire, et cela, dans telle ou telle partie plus ou moins limitée de l'organisme.

Il s'agit, dans ces cas, d'une artériolite hypertrophiante, exagérant pour un temps indéterminé sa musculature péricanaliculaire et semblant se rattacher à une hypertension artérielle plus ou moins prolongée. Cette hypertrophie musculaire des parois artérielles, sur laquelle Ewald, Senator, Charcot (¹) et Brault (²) tour à tour insistèrent, peut s'accompagner également d'un épaississement hypertrophique de l'endartère.

L'hyperplasie des fibres-cellules musculaires est parfois assez considérable pour doubler, tripler même la hauteur de la membrane moyenne. Elle peut, franchissant la lame élastique interne, parsemer même l'endartère de fibres contractiles.

C'est, je pense, ce type d'artérite chronique hypertrophique qui fut entrevu, mais mal interprété, à cause de leur technique histologique défectueuse, par Gull et Sutton (³) dans leur intéressante étude sur la *fibrose artério-capillaire*.

On retrouvera encore de semblables hyperplasies muscu-

(¹) Charcot. — « Maladie de Brigth et néphrite interstitielle ». *Revue de médecine,* 1881, p. 592.

(²) Brault. — « L'inflammation », *Arch. gén., de méd.,* 1885.

(³) Gull et Sutton. — *Medico-surgic. Transac.* Vol. LV, p. 273. 1872.

laires lisses au niveau des différents canaux cylindriques contractiles de l'organisme, comme autour de leurs cavités vésiculeuses annexes (uretère, vessie, trompe de Fallope et utérus) lorsque quelque lésion chronique inflammatoire aura troublé, de près ou de loin, leur fonctionnement.

Il y a plus : sous le coup des poussées inflammatoires subaiguës, certains tissus, certains organes non musculaires ou à peine musclés à l'état normal deviennent le centre de *néo-formations musculaires*. L'exemple le plus remarquable en est fourni par le *rein* dont le système musculaire cortical (Henle) et surtout péripapillaire (Eberth) s'hypertrophie, parfois d'une manière considérable, pendant l'évolution de diverses lésions chroniques affectant la glande urinaire (Jardet) [1].

Il en est de même pour certaines maladies chroniques de la peau (papillomes, lèpre, [2], éléphantiasis) dans lesquelles les fibres musculaires subissent une hyperplasie numérique quelquefois incalculable [3].

Lorsqu'on examine d'ailleurs, à ce point de vue spécial, le tissu interstitiel du poumon, de la rate ou de la capsule surrénale, de la mamelle, de la protaste, ainsi du reste que celui des membranes séreuses musclées, l'albuginée, l'endocarde, on est parfois frappé de la quantité anormale de fibres musculaires rencontrées dans ces divers organes, au cours de certaines inflammations chroniques progressives.

Ces constatations simplifient le problème soulevé par la

---

[1] JARDET, — « De la présence dans les reins à l'état normal et pathologique, de faisceaux de fibres musculaires lisses ». *Arch. de Physiol. norm. et Path.* 3º Série, T. VII. p. 83. 1886.

[2] VIRCHOW. — *Pathologie des Tumeurs.* T. II, p. 507 et T. III, p. 317.

[3] L'hypertrophie de la couche dartoïque, dans un cas d'éléphantiasis du scrotum que je dois à l'obligeance de mon ami le Dr Bazy, était extrême. Les placards musculaires y prédominaient sur les travées scléreuses.

présence de nombreuses cellules musculaires lisses qu'on voit
autour de certains vaisseaux, artérioles néo-formées au milieu

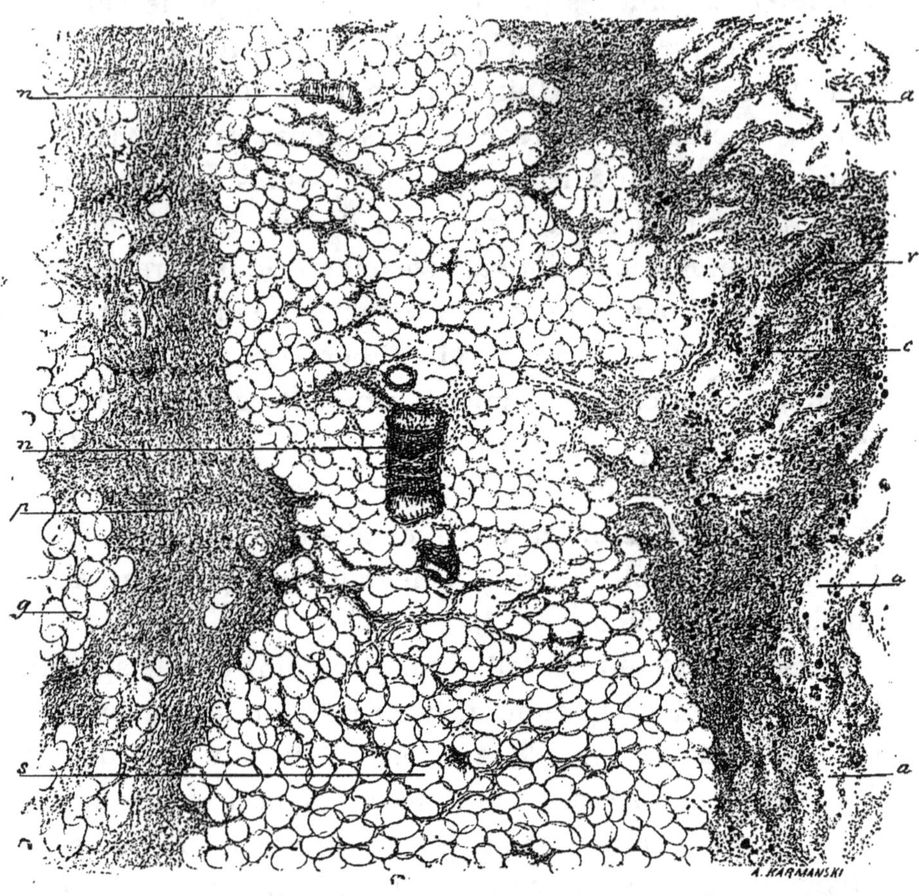

Fig XVII. — Néo-formations artérielles dans une vieille adhérence pleurale
envahie par la graisse. Grossissement $\frac{50}{1}$.

a, alvéoles pulmonaires déformés, sous-jacents à la plèvre viscérale
p, plèvre pariétale parsemée de cellules adipeuses
c, charbon infiltrant le tissu pleural et les alvéoles pulmonaires
g, cellules adipeuses logées dans la plèvre pariétale
v, coupe d'une veine pulmonaire sous-pleurale
n, artère néo-formée au milieu des adhérences pleurales
s, adhérences pleurales parsemées de cellules adipeuses et de vaisseaux.

de vieilles adhérences inflammatoires pleurales ou péritonéales. (Artérialisation des néo-membranes).

L'organisation d'une couche moyenne, musculaire (¹), plus ou moins épaisse, autour d'un vaisseau néoformé représente un stade déjà singulièrement élevé dans les néoplasies de la matière vivante. Cette ordination morphologique devient une nouvelle preuve des sollicitations puissantes exercées sur l'organisme par les procédés inflammatoires subaigus ou chroniques.

III. — HYPERPLASIE DES MATÉRIAUX INTERSTITIELS.

HYPERGÉNÈSE DES PRODUITS D'ÉLABORATION CELLULAIRE. NÉO-FORMATIONS INTERSTITIELLES.

En poursuivant l'étude des hyperplasies élémentaires, nous sommes arrivés, pas à pas, à l'examen des *tissus* eux-mêmes, c'est-à-dire aux éléments cellulaires groupés et faisant corps avec leurs divers *produits d'élaboration interstitielle*.

Que ces produits soient morphologiquement organisés, c'est-à-dire qu'ils aient une forme anatomique déterminée, comme les fibres conjonctives, les lames élastiques et même les cylindres d'axe, ou qu'au contraire il s'agisse de la substance anhiste, fondamentale, d'un tissu, reconnaissable à ses caractères chimiques, comme la substance hyaline du cartilage,

---

(¹) Virchow. — *Pathologie des tumeurs*. T. III. p. 303 et *Würzb. Verhandl*. T. I. p. 143.

la matière muqueuse du tissu conjonctif muqueux, la matière fondamentale des lamelles osseuses, l'éléidine des couches épidermiques, peu importe pour le problème en question. Il est constant que les éléments cellulaires spécifiques jouent, à l'égard de ces différents matériaux, le rôle d'organes formateurs. L'action de ces générateurs est directe (fibrillation des cellules conjonctives), ou indirecte (action de présence, sélection de la matière ostéogénique par les ostéoblastes, etc.)

Remarquons à ce propos qu'entre les différents modes de formation des substances interstitielles et les divers procédés de sécrétions glandulaires, il existe toute une série de transitions insensibles.

Les hypersécrétions inflammatoires des glandes appartiendraient donc, en droit strict, à la présente étude, si nous ne nous étions confinés aux seuls problèmes d'anatomie pathologique.

Pour bien préciser ce qu'il faut entendre par *hyperplasie des matériaux d'élaboration cellulaire*, citons un exemple de ce que peut produire l'hypernutrition d'un élément spécifique comme la *cellule nerveuse*. Les admirables travaux de Ranvier complétés par les recherches de Van Lair, Assaky, A. Gombault ont mis en lumière les végétations prodigieuses, pour ainsi dire indéfinies, des fibrilles cylinderaxiles, à l'extrémité du bout central d'un nerf coupé et maintenu éloigné de son bout périphérique. Ce cylindraxe amputé, qui pousse ainsi à travers les tissus ses fibrilles fondamentales et s'en va à la recherche de la gaîne de Schwann vidée, son guide naturel vers les organes périphériques, constitue bien un produit élaboré par la cellule nerveuse. Ce produit, expansion du protoplasma cellulaire, n'est pas plus spécifique que les fibrilles névrogliques qui composent la charpente interstitielle des centres nerveux ; seulement il est chargé de fonctions heaucoup plus délicates ; il est plus hautement différencié.

Cette exubérante végétation, qu'on peut rendre vraiment monstrueuse grâce à certains dispositifs expérimentaux (Van Lair), n'est pas plus extraordinaire que les énormes productions néo-membraneuses conjonctives, vasculaires et nerveuses, que l'on voit parcourir plusieurs millimètres de fausses membranes pleurétiques, péritonéales ou péricardiques.

L'hypergénèse des substances interstitielles reconnaît les mêmes causes et s'explique par le même mécanisme que l'hyperplasie numérique ou l'hypertrophie de leurs éléments générateurs ; toutefois leur avenir n'est pas forcément le même.

Nous concevons sans peine qu'il en puisse être ainsi pour les substances amorphes interstitielles, telles que la substance hyaline des cartilages, les lamelles d'osséine associée ou non aux sels phosphatiques, ses congénères.

Parmi les substances interstitielles du premier groupe (produits morphologiquement organisés), il n'est peut-être pas d'exemple plus typique que l'*hypergénèse élastique* évoluant au sein des lésions inflammatoires du tissu conjonctif.

Cette hypergenèse élastique, nous l'avons déjà signalée dans les parois vasculaires chroniquement enflammées ; elle forme là des lacis étroitement serrés, sorte de feutrage épais qui semble destiné à suppléer à l'affaiblissement progressif des couches musculaires de l'artère en voie de transformation fibreuse.

Dans certains tissus, déjà normalement riches en fibrilles élastiques, comme la peau, le poumon, l'utérus, le cœur, la mamelle, les processus inflammatoires, tout en déterminant l'atrophie des éléments nobles de l'organe, favorisent la production exagérée des éléments élastiques. Cette néo-formation excessive de fibrilles élastiques aux dépens du tissu conjonctif de la région malade a lieu en vertu d'un phénomène chimique intime qui nous échappe encore aujourd'hui. C'est au milieu des travées fibreuses, densifiées ou lâches, en pleine sclérose en somme, qu'apparaissent les premiers grains et les premiers tronçons élastiques.

Peu à peu, les faisceaux élastiques, bien reconnaissables à leur éclat, à leurs anastomoses fibrillaires et à leurs réactions colorantes (¹), se rapprochent et s'orientent suivant une direction déterminée le plus habituellement par la texture préexistante du tissu.

Comme ce travail d'hypergenèse élastique a souvent lieu concurremment avec l'involution atrophique du tissu conjonctif fondamental atteint de sclérose, il est nécessaire de faire toujours, pour un cas donné, quelques réserves : en présence d'une énorme accumulation de fibres élastiques (dans une région sclérosée), on doit se demander s'il ne s'agit pas d'une apparence, l'hyperplasie élastique pouvant n'être que la condensation des travées élastiques fondamentales, tassées par suite de l'atrophie et de la disparition des faisceaux conjonctifs leurs satellites.

Dans les artères (²) et les autres canaux richement élastiques, comme les canaux galactophores, le doute est impossible, la production élastique étant parfois énormément supérieure à l'état normal.

Pour le cœur, nous avons pu, Mr M. Nicolle et moi (³)

(¹) Le picro-carmin donne aux fibres élastiques un reflet vert brillant, la méthode de Balzer les colore en rose violet, en même temps qu'elle les isole des tissus.

( ) RANVIER. — *Traité technique d'histologie*, 1re édition, p. 571.

(³) LETULLE ET NICOLLE. — « Le tissu élastique du cœur dans les scléroses cardiaques » *Bull. Soc. anat. de Paris*, 1888.

démontrer également l'extraordinaire sécrétion de fibrilles élastiques dans l'épaisseur du tissu conjonctif interstitiel du myocarde, ainsi que dans l'endocarde, au cours des grandes scléroses cardiaques (¹). (Voy. Pl. XI, *fig.* 2). Il existe des scléroses hypertrophiques de l'endocarde, dans lesquelles l'épaisseur de la membrane interne du cœur peut être triplée, quadruplée même. La presque totalité de ce tissu fibroïde, blanc nacré à l'œil nu, est alors formée de trousseaux élastiques énormes, superposés, dirigés parallèlement à la surface interne du viscère (²).

Les végétations inflammatoires du tissu cartilagineux, communément observées à la périphérie des arthrites chroniques et décrites sous le nom d'*ecchondroses*, confirment les mêmes remarques. Seulement ici, la substance interstitielle produite en excès est amorphe et accompagne, dans une portion déterminée, la végétation hyperplasique des cellules. Cornil et Ranvier notent judicieusement à cet égard (³) que c'est précisément à la périphérie de l'articulation atteinte de rhumatisme chronique déformant, c'est-à-dire au-dessous du tissu fibro-vasculaire constituant la membrane synoviale, que l'hyperplasie cartilagineuse s'accumule et qu'elle végète ainsi hors de la cavité articulaire.

Souvent, d'ailleurs, les nodules cartilagineux subissent une poussée formative anomale, poussée qu'on pourrait appeler *métatopique* pour ne pas confondre le phénomène avec les

---

(¹) NICOLLE. — « Les grandes scléroses du cœur » *Thèse.* Paris, 1890.

(²) J'ai pu voir, de la sorte, l'endocarde épaissi se décomposer en 5, 6 et 7 couches élastiques, bien distinctes, parallèles à la surface.

(³) CORNIL ET RANVIER. — *Histol, pathol.*, T. 1. p. 468.

désordres si magistralement décrits par Virchow (¹) sous les noms de *métaplasie* et d'*hétéroplasie*. Ces colonies nouvelles de cellules cartilagineuses élisent, dans le cas présent, domicile à l'intérieur des franges synoviales, des ligaments articulaires, des tendons même. Plus tard, ces ecchondroses pourront s'ossifier et produire les diverses variétés connues d'*ostéophyles* péri-articulaires, manifestation caractéristique des graves et irrémédiables perturbations nutritives subies par l'article au cours du rhumatisme chronique.

Les lamelles osseuses de nouvelle formation, accumulées dans l'épaisseur des exostoses et des périostoses, ainsi que dans les ostéophytes dont nous venons de parler, relèvent d'un même processus. Toutefois, l'intervention de l'appareil vasculaire et du sang est ici nécessaire, les proliférations osseuses ne marchant guère que conjointement avec les néo-productions angio-plastiques, alors que les hyperplasies du tissu cartilagineux hyalin sont essentiellement invasculaires.

La production exubérante de lamelles osseuses (ostéite productive) conserve toujours pour tutrice naturelle l'arborisation vasculaire des canaux de Havers. Dans les inflammations lentes du tissu osseux auxquels appartiennent la grande majorité des hyperostoses, périostoses, exostoses ou énostoses, les canaux de Havers, primitifs ou de nouvelle formation, ont habituellement bouleversé la texture normale de l'organe.

(¹) Pour Wirchow, (*Pathol. cellul.* p. 70, 90 et suiv.,) la *métaplasie*, c'est la métamorphose évolutive d'un tissu en un tissu différent (par ex. le tissu muqueux sous-cutané du fœtus devenant tissu cellulo-adipeux chez le nouveau-né).

L'*hétéroplasie* cellulaire et l'*hétérotopie* lui servent à désigner l'apparition de tels ou tels éléments cellulaires en un point où ils ne *doivent* jamais exister normalement.

Métatopie nous paraît pouvoir indiquer le développemenl de certains éléments *au-delà de leurs limites naturelles,* mais dans des régions où ils *peuvent* exister, normalement, en très faible quantité (telles, par exemple, les cellules cartilagineuses des franges synoviales et des ligaments tendineux).

Souvent même on peut, par la constatation des diverses et multiples directions offertes par les canaux de Havers, reconnaître que le tissu d'un os, atteint d'ostéite hypertrophiante chronique, par exemple, a été *remanié plusieurs fois* (¹). Ce bouleversement topographique des lamelles osseuses munies de leurs ostéoplastes contribue, pour une large part, à expliquer les graves déformations de l'organe malade.

Tous ces remaniements histologiques, qui doivent troubler le travail déjà complexe de l'ostéogénie, augmentent sans doute la tuméfaction hypertrophique du tissu néoformé et accélèrent l'apparition des troubles trophiques variés qui menaceront bientôt sa vitalité.

L'ostéite condensante produit l'éburnation de l'os malade par une multiplication excessive et, pourrait-on dire, *endogène* des lamelles osseuses qui s'accumulent concentriquement au canalicule de Havers et le resserrent. Cette hyperplasie concentrique peut arriver à l'oblitération plus ou moins complète de la cavité de Havers et donner lieu, rarement il est vrai, à une variété curieuse de nécrose osseuse par ischémie progressive. Cette éburnation, véritable *sclérose osseuse*, fréquemment consécutive à une ostéite raréfiante, est, de tous points, comparable aux scléroses progressives du tissu conjonctif, secondaires à différents processus inflammatoires.

On voit, par ce qui précède, combien sont instructives les différentes manières d'être du tissu conjonctif et de ses dérivés dans l'hypergenèse des matériaux élaborés par ses cellules.

La loi de production exagérée des matériaux interstitiels est donc simple. La sclérose du tissu conjonctif s'accompagnera

---

(¹) Cornil et Ranvier. — *Loc. cit.* T. I, p. 390.

d'une abondante formation de gélatine. Dans les ostéopathies hypertrophiantes que nous venons de citer, la substance ostéogénique élaborée par des cellules spécifiques contient, à l'analyse chimique, une matière spécifique produite en excès, l'osséine, et des sels phosphatiques en plus ou moins grande abondance. De même pour les ecchondroses, la substance hyaline donnerait, en excès, une matière chimique particulière, la chondrine.

Il n'est pas jusqu'au *tissu muqueux* qui ne puisse, dans certaines conditions encore mal connues, donner, au cours de quelques processus inflammatoires, naissance à une exubérante formation du tissu muqueux gorgé de mucine. Nous avons vu déjà que le tissu conjonctif enflammé, évoluant en tissu de granulation (tissu embryonnaire, tissu de bourgeons charnus) contient une quantité souvent considérable de mucine; ce tissu conjonctif jeune, néoformé, représente, en somme, un tissu embryonnaire et retrouve ses propriétés embryogéniques, pour ainsi dire héréditaires.

Dans certaines régions possédant peut-être normalement une faible quantité de cellules conjonctives demeurées à l'état de cellules muqueuses, on trouve parfois une hyperplasie muqueuse évidente.

Ces *myxomatoses inflammatoires* sont encore assez mal connues, en dehors de certaines lésions des articulations et des gaînes synoviales tendineuses.

La tuberculose aiguë, subaiguë ou chronique, localisée dans les gaînes synoviales, peut produire parfois une quantité excessive de tissu muqueux, dans l'intérieur duquel l'examen histologique ne découvre que des cellules muqueuses lâchement éparses au milieu d'une matière gélatiniforme caractéristique. Des bacilles tuberculeux, que, seule, l'inoculation expérimentale de la substance muqueuse permettra d'y déceler, ont produit une hypersécrétion inflammatoire dans un tissu spécifique. Certaines arthrites chroniques simples, l'athérome artériel, une variété de rhumatisme chronique progressif, une maladie générale, la *cachexie pachydermique*, dont on commence à entrevoir les relations pathogéniques avec les lésions atrophiques de la glande thyroïde, voilà plusieurs causes qui semblent prédisposer l'organisme à accumuler un excès de substance muqueuse sur certains points de son territoire conjonctivo-vasculaire. Souvent, il faut le reconnaître, on trouve de fortes présomptions en faveur d'une *dégénérescence muqueuse* associée ou non à une *hyperproduction* de tissu muqueux. Cet état pathologique particulier n'en mérite pas moins la dénomination de myxomatose inflammatoire, qu'il est facile d'opposer aux tumeurs proprement dites, aux *myxomes*, dont il diffère radicalement.

IV. — PHYSIOLOGIE PATHOLOGIQUE DES HYPERTROPHIES ET HYPERPLASIES INFLAMMATOIRES

Les hypertrophies et les hyperplasies inflammatoires constituent un phénomène vital par excellence, unique sous ses aspects divers, partout et toujours identique à lui-même et pouvant se résumer ainsi : *tout processus inflammatoire exalte plus ou moins largement l'activité productrice et formative d'un certain nombre d'éléments cellulaires.*

Quelle est la force mystérieuse qui gouverne tant de travaux et les coordonne tous, abstraction faite de certaines déviations pathologiques, vers un but commun, toujours incomplètement atteint, la *restauratio ad integrum* ?

Naguère encore, dominée par la puissante autorité de Virchow, la science n'avait qu'une réponse : elle citait les admirables pages de la *Pathologie cellulaire* où la doctrine du maître est superbement exposée. La cellule vivante, considérée en elle-même, avec sa triple activité fonctionnelle, nutritive et formative, suffit à tout, par elle seule. C'est la cellule qui, sollicitée par une cause phlogogène quelconque, exagère son impressionnalité fonctionnelle et donne lieu aux différents symptômes révélateurs du processus inflammatoire ; elle, qui, nourrie à l'excès, s'hypertrophie, se tuméfie et, trouvant dans sa propre individualité une incitation anormale de son irritabilité génésique, se multiplie par division de sa propre substance. Cette prolifération crée autour d'elle des séries parfois innombrables d'éléments nouveaux ; mais tous sont fils de la même mère et aptes à régénérer, avec toutes ses fonctions héréditaires, le même type cellulaire plus ou moins délicatement différencié.

Ainsi se trouvent remplacés par de jeunes générations, nées de leurs congénères respectés, les éléments vaincus dans la lutte et décimés par l'inflammation. C'est à ces nouvelles cohortes qu'écherront les travaux de restauration future.

Comme nous l'avons déjà noté, le génie de Virchow accordait là une double charge à la cellule demeurée vivante : d'une part, l'honneur suprême des enfantements successifs, autrement dit le pouvoir (force innée) de la *multiplication,* faculté qu'on ne saurait lui contester ; d'autre part, la puissance de *restauration,* c'est-à-dire le pouvoir de régler, au sein des processus pathologiques, l'ensemble des opérations architectoniques secondaires. Bref, dans l'opinion de Virchow, c'était à l'élément cellulaire demeuré indemne, ou mieux, à sa descendance que ressortissait la totalité ainsi que la circonscription des travaux réparateurs.

A l'appui de cette haute conception philosophique, toute une série de faits physiologiques aussi bien que pathologiques semblait apporter un important témoignage.

Depuis le moment où la fécondation de la cellule femelle par la cellule mâle est accomplie, est-ce que les tissus et les organes, simples agrégats de cellules filles progressivement différenciées, ne possèdent pas, pendant un nombre d'années considérable, la force génératrice qui permet à l'homme de vingt ans d'atteindre un poids vingt fois plus lourd qu'au moment de sa naissance ?

Cette force multiplicative des tissus, force endogène, si l'on peut ainsi dire, trouve en elle-même des limites, variables pour chaque espèce vivante, qu'elle ne saurait dépasser : la taille de l'individu ainsi que le volume et le poids de ses organes s'arrêtent à une époque plus ou moins régulièrement déterminée. Ensuite, les forces génératrices de l'organisme se résument et se concentrent d'une manière définitive en un petit nombre de ses cellules spécifiquement différenciées (ovules, cellules spermatiques).

Le plus grand nombre des autres éléments cellulaires n'entreront plus guère, à l'état normal, en prolifération, à moins de fonctions particulièrement déterminées (cellules glandulaires, épithéliums de revêtement, etc.). Le pouvoir de multiplication cellulaire se réduit ainsi au minimum nécessaire.

Néanmoins l'organisme, dans son ensemble, conserve

encore, physiologiquement parlant, et pendant toute la durée
du cycle de la vie individuelle, cette force régénératrice qui
s'exerce à chaque instant et se manifeste par la réfection des
usures organiques.

C'est par la preuve d'une usure constante et aussi par une
rénovation incessante des tissus que se révèle plus clairement à nous la *vie*, complexe et troublant phénomène, dont
le ressort intime nous échappe.

Pour ce qui est de l'homme, le seul agrégat d'éléments cellulaires vraiment maître de ses destinées, on peut affirmer
que la matière vivante qui le compose peut atteindre, grâce à
lui, les limites les plus extrêmes de l'*usure* et le plus haut
degré de la *puissance réparatrice*.

De même qu'il pousse à l'extrême le jeu de sa vie organique
et qu'il en multiplie, comme à plaisir, les nombreux déchets
(usure des muscles, du sang, du système nerveux, déperdition
des éléments cellulaires), ainsi l'homme, afin de faciliter
les fonctions exagérées d'un tissu, trouve en lui-même les
matériaux nécessaires pour assurer certaines hypertrophies
persistantes et voulues, encore physiologiques bien qu'anormales. L'hypertrophie professionnelle des muscles des membres chez le manouvrier ou le gymnasiarque (hypertrophie
par exercice) en est une preuve commune et banale.

Ici commence un état semi-pathologique, ou tout au moins
un degré bien particulier d'une physiologie déviée : la preuve,
c'est que, l'excès des contractions musculaires une fois sup-
primé, l'hypertrophie du muscle disparaît en quelques jours.
D'ailleurs, point capital pour les auteurs modernes qui,
à la suite de Weigert (¹), ont voulu pénétrer plus intimement

---

(¹) Weigert. — Art. « Entzündung », in *Realencyclopædie*, 1886.

encore la physiologie et la pathologie cellulaires, toutes ces forces que nous venons de passer rapidement en revue, force de restauration, force d'hypertrophie, sont impuissantes à dépasser certaines limites très restreintes; et *ces limites sont préétablies*, fixées par une loi qui nous échappe, en vertu de laquelle le muscle biceps brachial, par exemple, ne saurait s'hypertrophier au-delà d'un poids et d'un volume maximum infranchissables ([1]).

On ne peut nier que, dans ces *hypertrophies fonctionnelles*, le travail et, par conséquent, l'usure ne soient augmentés; les matériaux de restauration s'acccumulent donc également et c'est alors que commence en réalité l'état semi-pathologique. Les matériaux apportés en excès demeurent fixés; ils outre-passent, de la sorte, jusqu'à un certain point et pour un temps donné, la reconstitution du *statu quo ante* (Weigert).

Entre ces restaurations hypertrophiques des tissus et leurs *réparations pathologiques*, il existe des transitions insensibles que la pathologie a vite comblées.

Une perte de substance traumatique, aseptique, vient-elle à se produire? les phénomènes de réparation qui vont suivre sont, dans leur esssence même, identiques aux phénomènes physiologiques que nous venons d'esquisser. S'il y a quelques différences, elles ne tiendront guère qu'à l'énergie, plus grande ici, des processus réparateurs, à leur complexité plus marquée,

---

([1]) L'hypertrophie du foie chez les gros mangeurs, les hypertrophies professionnelles d'une main, d'un doigt, ou d'un fragment de doigt, propres à certaines industries manuelles (ciseleurs, graveurs, fabricants de tissus, etc.), rentrent dans le même cadre. Il n'est pas jusqu'aux *hypertrophies viscérales supplémentaires*, consécutives à la perte accidentelle d'un des organes gémellaires (monorchidie acquise, hypertrophie d'un rein demeuré unique à la suite de l'atrophie pathologique ou de l'ablation de son congénère) qui ne corroborent la loi précitée.

adéquate à la multiplicité des tissus lésés, à la variété de la cause pathogène, à la sériation des phénomènes pathologiques concomitants ou secondaires, etc.

Mais dans cette pathologie encore simple que crée le traumatisme, la perte de substance met en pleine lumière deux données, fondamentales pour qui voudra apprécier exactement le travail exécuté par les forces réparatrices sollicitées dès lors au maximum. Premièrement, en effet, une certaine quantité de matériaux organiques (donc d'éléments cellulaires) vient de disparaître, enlevée tout à coup par l'accident : et chacun des tissus lésés (considérés isolément et dans les rapports réciproques qu'ils affectent entre eux), perd un certain nombre des *équivalents protoplasmiques* qui assuraient l'équilibre organique de la région.

Secondement, un vide a été produit, et, par conséquent, chacun des éléments protoplasmiques persistants dans la région voit se bouleverser l'*équivalent d'espace* (Weigert) qui lui était accordé dans l'harmonie structurale des tissus.

Toute cellule, on ne peut le nier, dispose dans l'organisme non seulement d'une certaine quantité de *protoplasma* qu'elle élabore en elle-même ou en dehors d'elle, mais aussi d'un *espace* déterminé qui représente, en somme, sa sphère d'action immédiate.

On ne saurait contester que les tissus, progressivement différenciés après la fécondation, présentent entre eux, pendant toute la durée de la vie physiologique, un rapport préétabli, et que les différents tissus ont besoin les uns des autres pour la conservation de la vie et la perpétuité de l'espèce.

De là, à estimer que *tous les tissus considérés isolément, empêchent réciproquement l'accroissement illimité de leurs tissus satellites*, il n'y avait qu'un pas : Weigert s'est empressé de le franchir.

Utilisant en effet cette base physiologique solide, Weigert, l'élève de Cohnheim, dresse en face de la doctrine purement cellulaire de Virchow un puissant travail didactique et critique. Il s'élève avec énergie contre la conception du grand anatomo-pathologiste allemand qui accordait, en somme, aux différents irritants inflammatoires, si grossiers soient-ils, un *pouvoir générateur* sur les protoplasmas cellulaires demeurés indemnes, force identique au pouvoir inné du spermatozoïde sur l'ovule fécondé.

Aussi, tenant compte des *équivalents protoplasmiques* et des *équivalents d'espace* attribués physiologiquement à chaque cellule au sein de l'organisme, Weigert cherche-t-il la raison d'être des hyperplasies réparatrices, non pas dans la *cause phlogogène*, mais bien dans les effondrements et dans la déséquilibration des tissus, conséquences du choc inflammatoire. Il rejette la conception virchowienne, en un mot l'activité prolifératrice de l'élément cellulaire mise en branle *directement* par l'irritant inflammatoire, et lui oppose une conception neuve, originale, habilement défendue, *l'action frénatrice, réciproque, à l'état physiologique, des tissus par rapport les uns aux autres.*

De même, à l'état pathologique ; les processus réparateurs, autrement dit les hypertrophies et les hyperplasies cellulaires, les végétations des tissus apparaîtront sitôt que les rapports réciproques et normaux qui existaient entre les tissus, ou les parties de tissus, seront troublés, sitôt que seront tombées les limites physiologiques imposées par une partie organique quelconque aux autres parties ses voisines.

Grâce à ces données théoriques, certains détails révélés

par l'histologie pathologique deviennent d'une explication plus aisée. On comprend mieux, par exemple, pourquoi les *restaurations pathologiques* diffèrent du travail de réparation physiologique par une plus puissante prolifération cellulaire : l'exubérance des néo-formations élémentaires se donne libre cours et semble, pendant quelque temps au moins, ne plus connaître de frein. On saisit la possibilité de pareils désordres, non seulement après une perte de substance, traumatique ou toxique quelconque, mais encore à la suite de processus histo-chimiques délicats, venant nécroser, atrophier ou faire dégénérer, dans l'intimité même des tissus, tels ou tels éléments nobles.

Les mêmes remarques s'appliquent à certaines réparations post-traumatiques exubérantes ; celles-ci peuvent être parfaites chez divers animaux inférieurs, qui parviennent à régénérer de toutes pièces des membres entiers ou des fragments de membre. Elle sont incomplètes, parfois même déviées, toujours remarquables, chez l'homme, quand il arrive soit à faire végéter de longues séries de filaments cylinderaxiles au dépens du bout central d'un nerf coupé, soit à réparer largement telles solutions dans la continuité d'un os (cal osseux), tels fragments d'os, tel os entier volumineux (Ollier : Régénérations sous-périostées).

Réparabilité des tissus

Ceci dit, et sans songer à nous ériger en juges de camp, considérons, pour terminer, quelques-unes des données fondamentales de la *réparabilité* des tissus de l'homme.

Rappelons-le tout d'abord, tous nos tissus ne possèdent pas au même titre cette remarquable propriété de l'hypertro-

phie réparatrice. Certains éléments même, les cellules ganglionnaires du système nerveux central, par exemple, semblent
avoir perdu cette faculté procréatrice, abandonnée sans doute
par eux, au cours de l'arrangement symbiotique des cellules
de l'organisme, pour prix de fonctions physiologiques plus
transcendantes.

L'homme, en outre, ne sait guère réparer, pathologique-
ment parlant, que ses tissus les plus relativement simples.
La régénération de ses appareils glandulaires (foie, reins,
poumons), de ses voies digestives, de ses organes sensoriels
reste sinon hypothétique, tout au moins fort incomplète. Ce
sont, par contre ses tissus de la série conjective (tissus conjonctivo-vasculaire, osseux, cartilagineux, tissu musculaire)
qui offrent la plus grande aptitude à la réparabilité pathologique.

Le tissu conjonctivo-vasculaire la possède développée au
plus haut point. Quant au sang, ce tissu spécifique englobé
dans les canalisations spéciales que lui forment les mailles
du tissu conjonctif, il partage avec ce dernier, dont il émane,
la même fonction largement régénératrice.

Un des caractères les plus saisissants de cette faculté
réparatrice, c'est, outre sa rapidité d'allure, son exubérance
même, son exagération. Toute restauration de tissu s'accompagne, presque inévitablement, d'un énorme excès de
nouvelles cellules, de néo-vaisseaux, ou même de tissus plus
compliqués. Le *cal*, avec son afflux extraordinaire d'éléments
autour du foyer de fracture, en est la preuve la plus simple
et la mieux connue. La nature réparatrice dépasse donc
ordinairement le but et donne plus que le nécessaire. Plus
tard les tissus régénérés passeront par une phase d'involution
pour ainsi dire normale, sujette elle-même à des variations

individuelles ainsi qu'à des déviations pathologiques fort
intéressantes.

En attendant, les éléments et les tissus néo-formés, préparés
à la lutte pour l'existence dans la plupart des inflammations
franches et, d'ordinaire aussi, largement vascularisés, semblent jouer, aux dépens de l'organisme, le rôle de tissu véritablement parasitaire et y poussent une puissante végétation.

Ce *parasitisme néo-cellulaire*, nous paraît démontré d'une
manière évidente par l'exubérance du travail de restauration.

Nous le heurtions à chaque pas dans l'étude des végétations
inflammatoires (¹) : les végétations papillaires de la peau, les
verrues, les crêtes de coq et choux-fleurs accumulés en amas
confluents au pourtour des orifices naturels (anus, vulve),
sur le gland, sur la peau préputiale et jusqu'aux plis ingui-
naux, les syphilides hypertrophiques des muqueuses, la
gingivite végétante de la grossesse nous en offrent, entre
mille autres, de saisissants exemples (Voy. Pl. IV, *fig.* 1).

Cette vie parasitaire des nouvelles cellules et des tissus
néo-formés établit, selon la formule de Weigert, quand les
néo-formations persistent, de *nouveaux rapports,* tant en
équivalents protoplasmiques qu'en équivalents d'espace.

C'est une vie physiologique seconde qui commence et va
évoluer : suivant les cas, ou bien il y a lutte, antagonisme
plus ou moins irréductible entre les deux parties et c'est

(¹) Un des meilleurs exemples que l'on puisse citer, à l'appui des considérations précédentes, consiste dans l'expérience suivante : Introduisons, avec toutes les précautions
aseptiques les plus rigoureuses, un morceau de moelle de sureau dans la cavité péritonéale
d'un lapin ; aucun obstacle n'existant à la prolifération d'un tissu dans les aréoles de ce
corps étranger, les éléments conjonctifs vont s'y développer à l'excès et combleront
toutes les lacunes (expérience de Marchand).

A ce moment, le pouvoir végétatif du tissu néo-formé s'arrêtera, limité par le nouvel
équilibre fonctionnel établi. L'organisation ultérieure en tissu de cicatrice contribuera à
protéger la séreuse contre le corps étranger inclus.

presque toujours alors la néo-formation qui succombe; ou bien il s'établit un équilibre nouveau et une *symbiose néo-cellulaire* s'élabore, absolument comparable sinon identique aux symbioses végétales.

Les inflammations adhésives des séreuses, les symphyses post-inflammatoires des articulations, le pinguecula de la cornée, l'endartérite et l'endophlébite végétantes, thrombosiques ou non, en fournissent la preuve (Voy. Pl. II, *fig.* 2). Dès lors, les nouvelles cellules et les nouveaux tissus implantés sur le terrain conquis vivent, aux dépens, il est vrai, du tissu préformé; mais parfois aussi ils lui fournissent aide et même protection.

Cette notion d'un rôle protecteur et nourricier exercé sur les tissus ou les organes par les produits inflammatoires nouvellement formés dans leur voisinage, n'est pas une pure hypothèse. Les néo-membranes et les adhérences fibro-vasculaires qui leur succèdent, n'assurent-elles pas la vie des lambeaux de parenchyme pulmonaire tapissant encore la paroi superficielle des grandes cavités tuberculeuses? Et, pour citer des exemples plus typiques, s'il est possible, la péritonite partielle rapidement organisatrice ne préserve-t-elle pas quelquefois de la perforation complète l'appendicite ulcéreuse ou l'ulcère simple de l'estomac?

Enfin, les hyperplasies nodulaires parenchymateuses des appareils glandulaires, en multipliant la surface d'action des cellules épithéliales d'un organe malade, ne semblent-elles pas avoir pour but patent d'apporter leur aide au travail des éléments, leurs congénères, devenu défectueux?

Chapitre II

—

INFLAMMATIONS CHRONIQUES

§ II. — *Inflammations spécifiques.*

Toute inflammation spécifique est toxique ou toxi-infectieuse. Inflammations tuberculeuses, syphilitiques ; filariose, lèpre, actynomy-
cose, paludisme (toxines). Caractères et évolution des lésions.

I. — LES SCLEROSES

CARACTÈRES DES INFLAMMATIONS SCLÉREUSES

Connaissant d'une manière à peu près suffisante l'ensemble des lésions produites dans les tissus connectifs et dans
les tissus épithéliaux par les causes phlogogènes, ayant reconnu la plupart des procédés dégénératifs et des moyens
réactionnels imposés aux différents éléments organiques après
les chocs inflammatoires, nous pouvons parcourir, sans trop
de difficultés, le chapitre ardu des inflammations chroniques.

Beaucoup de points d'ailleurs ont été partiellement élu-
cidés, au cours des chapitres précédents ; aussi, nous arrê-
terons-nous de préférence sur les détails qui nous paraîtront
le mieux appropriés à l'idée générale qui nous a guidé jusqu'ici en vue d'établir, sur des bases solides, la conception
moderne de l'inflammation.

Ceci nous amène à l'étude des *scléroses*. On sait, en effet,
et il n'est point besoin d'y insister, que la plupart des lésions
inflammatoires chroniques, quel que soit leur siège, et quelle
qu'en soit l'origine, s'accompagnent d'une *transformation*

fibroïde, circonscrite ou diffuse, du tissu connectif fondamental servant de squelette aux parties malades.

Le terme de sclérose, éthymologiquement parlant, est mal
choisi. La sclérose, c'est-à-dire la *dureté*, l'*induration* d'un
tissu ou d'un organe peut tenir à nombre de causes tout à
fait étrangères à un épaississement fibroïde ou fibreux de
son tissu conjonctif. Sans parler, par exemple, de l'envahissement de la région par un cancer quelconque, voire même
par des masses parasitaires telles que les kystes hydatiques,
lésions qui augmentent singulièrement la consistance d'un
organe, il suffit de rappeler que la dégénérescence cireuse ou
amyloïde du foie, du rein, de la surrénale ou de la rate,
peut indurer ces parenchymes d'une manière excessive. La
matière amyloïde infiltrée entre les éléments sait transformer les organes en masses consistantes, dans l'intérieur desquelles toute sclérose proprement dite peut faire totalement
défaut.

Cependant, comme il suffit de s'entendre sur les mots, et
comme les termes employés ne valent que par les conven-
tions qui ont déterminé leur genèse, *scléroses* et *inflammations scléreuses* méritent d'être conservées, puisque tout le
monde s'en sert et les comprend dans le même sens. Nous
saurons bientôt si l'abus que certains auteurs en ont pu faire
ne risque pas de compromettre la faveur qui les accompagne.

Pour le moment, il reste bien entendu que le tissu scléreux
dont nous constatons la présence au sein des lésions inflammatoires chimiques est un tissu analogue, sinon identique à
un tissu de cicatrice, tel, par exemple, que celui décrit en
détail page 95, à propos de l'évolution du tissu conjonctif
enflammé (tissu de granulation, sclérogénèse).

Caractères macroscopiques.

Considérées dans leurs grandes lignes, les scléroses présentent quelques caractères généraux qu'il est bon de rappeler ; ils nous serviront sans cesse dans les pages qui vont suivre.

Prenons tout d'abord les caractères macroscopiques des lésions scléreuses. Il ne faut pas croire que le tissu de sclérose étant un tissu cicatriciel, autrement dit le reliquat d'une perte de substance quelconque (produite par un mécanisme qui ne nous intéresse pas en ce moment), toute sclérose devra être, un jour ou l'autre, *atrophique* ; on doit, en effet, considérer la question de plus haut. Les végétations plus ou moins exubérantes du tissu conjonctif enflammé, ont-elles tuméfié les points précisément atteints, la sclérose qui en est résultée a peut-être été capable d'assurer à la totalité de l'organe malade des dimensions normales ou même plus considérables que normalement, elle aura réalisé de la sorte, théoriquement parlant, une variété de *sclérose hypertrophique*. Or, la vérité et l'histologie nous le démontrera, c'est que la sclérose la plus atrophique, au sens *architectonique* et *fonctionnel* du mot, celle dans laquelle l'*organe noble*, la trabécule hépatique par exemple, a été longuement détruite, est, d'ordinaire, en même temps *hypertrophiante*, souvent d'une manière excessive. Le volume et le poids total de l'organe auront beau, selon les cas, être amoindris ou conservés, ce détail, dans l'espèce, n'offrira aucune importance et ne devra pas modifier la valeur pathogénique des lésions.

Toute sclérose est donc dite atrophique, quand la somme des éléments nobles composant l'organe est notablement amoindrie ; mais cette atrophie ne résultera pas de la rétraction nodulaire cicatricielle du tissu connectif produit d'abord en excès. En un mot, ce n'est pas parce qu'elle est *atrophiante*, parce qu'elle enserre dans ses travées de plus en plus rapprochées les éléments comprimés de l'organe, qu'une sclérose viscérale est ou deviendra *atrophique*.

Les *causes* de l'atrophie sont tout autres : contemporaines des lésions du parenchyme, elles relèvent directement du processus phlogogénique. L'atrophie se règle à peu près exclusivement sur l'état des éléments nourris par le tissu conjonctivo-vasculaire. Bien loin donc de le réduire de volume, l'inflammation du tissu interstitiel, lorsqu'elle est végétante, tendrait au contraire à accroître les dimensions de l'organe atteint.

Le tissu scléreux pourra bien, ultérieurement, et pour sa part individuelle, décheoir et dégénérer. Il entrera dans cette involution sénile, atrophiante, qui atteint, d'une façon plus ou moins hâtive, tout tissu conjonctif enflammé. Il n'en sera pas moins vrai que les divers états secondaires, dégénératifs, subis par les éléments fibroïdes ne sont qu'un détail dans l'évolution des lésions atrophiques.

Ces réflexions s'adressent à toutes les scléroses, même à celles où le processus étant *chronique d'emblée*, dès le début, une sclérogénèse lente, torpide, représentera le seul et unique acte réactionnel du tissu interstitiel irrité.

L'étude attentive des scléroses, et particulièrement des scléroses hypertrophiques, révèlera encore à l'observateur maints autres problèmes, beaucoup plus complexes. Il reconnaîtra, par exemple, la part prise par les éléments épithéliaux dans les hypermégalies viscérales. Il les verra, comme nous l'avons déjà indiqué dans les chapitres précédents, entraînés avec la totalité de l'organe par un molimeu hypernutritif aujourd'hui encore à peu près inexplicable, alors même qu'on en connaît quelque peu les causes (diabète, paludisme, cirrhose hypertrophique de Hanot, etc.).

Il verra, dans certains cas, l'inflammation fibroïde des organes s'accompagner de poussées subaiguës, végétantes, de la gangue interstitielle. Il y trouvera la preuve que ces poussées tuméfient, en les gorgeant par places de sucs nutritifs et d'éléments jeunes, les placards fibro-vasculaires déjà exubérants. Certaines hépatites diffuses subaiguës hypertrophiques, imputables selon les cas, aussi bien à la syphilis, à la tuberculose, qu'à des toxi-infections gastro-intestinales encore mal déterminées, lui en donneraient, au besoin, la démonstration.

On comprend de même, par ce qui précède, que la sclérose puisse bouleverser la *forme* normale d'un organe, d'un tissu chroniquement enflammé, ou au contraire la respecter jusque dans ses moindres détails, alors que le *volume* aura subi ou non les modifications les plus dissemblables. La topographie des zones sclérosées, la proportion des départements épithéliaux non détruits et leur état organopathique, dans n'importe quel tissu conjonctivo-épithélialisé, expliquent les variétés des *déformations scléreuses.*

L'affaissement cicatriciel des régions sclérosées peut, par conséquent, être à peu près nul et l'organe cirrhotique apparaître cependant très granuleux à sa surface (cirrhose atrophique de Laënnec, petit rein granuleux).

Les lésions des enveloppes de l'organe, quand il s'agit du foie, du rein, ou même du cœur, viennent de leur côté apporter leur contingent aux désordres produits par l'inflammation. Les cirrhoses à petits grains, les scléroses à gros grains du foie, les granulations du rein brightique avec leurs diverses variétés se règlent donc sur la proportionnalité et la diffusion des lésions atrophiques étendues à la surface des organes. On peut dire, qu'à ce point de vue, les déformations de l'organe doivent être d'autant plus grandes que les lésions fibreuses seront plus circonscrites sinon plus discrètes. Dans la syphilis, la *maladie sclérogène*, par exemple, l'aspect si caractéristique du *foie ficelé* dénote une destruction profonde, mais isolée, des portions de la glande détruite par l'inflammation scléro-gommeuse.

Ainsi, toute sclérose, qu'elle soit atrophique ou hypertrophique, pourra se présenter *lisse* ou *granuleuse*, suivant les cas, sans qu'on doive incriminer tel ou tel état anatomique des bandes cirrhotiques, telle ou telle lésion des enveloppes de l'organe.

Les considérations qui précèdent ne doivent pas nous empêcher de reconnaître l'existence de certaines *scléroses corticales* entamant la surface des viscères (poumons, foie, rein, encéphale) mais se rattachant bien mieux à la pathologie des enveloppes qu'à celle des organes proprement dits (Brouardel, Poulain).

Caractères microscopiques

L'examen histologique des scléroses établit un de leurs caractères les plus importants, leur *topographie*.

Une sclérose quelconque est circonscrite en foyers distincts ou diffuse :

a) *circonscrite*, elle peut être isolée, réaliser un foyer unique, ou au contraire être disséminée par îlots dans une étendue plus ou moins considérable, constituer ainsi une *cirrhose insulaire* ; cette dernière sera elle-même discrète ou confluente, d'après le nombre et l'étendue de ses foyers. Les placards de tissu fibroïde dessinent-ils, sur les coupes, des bandes plus ou moins arrondies semblant enserrer dans leurs replis les îlôts du parenchyme en apparence respectés ? Une cirrhose *annulaire* sera constituée.

Il faudra bien se garder, quand il s'agira, par exemple, d'une hépatite chronique, de considérer les grains épithéliaux ainsi enclavés dans la sclérose, comme les lobules de Kiernan simplement disséqués par une inflammation périlobulaire purement interstitielle. La participation des épithéliums glandulaires est de règle absolue dans toute sclérose viscérale (morcellement des trabécules hépatiques, affaissement des tubes urinifères, etc.).

b) diffuse, elle semble infiltrer, alors, la totalité d'un organe.

L'étude de la topographie des scléroses a permis de les classer, d'après leur orientation par rapport aux tissus et aux éléments anatomiques.

Une sclérose est *systématique,* toutes les fois que les travées fibroïdes se rangent dans un ordre déterminé, suivant l'une quelconque des canalisations qui sillonnent l'organisme. Les canaux sanguins et les différents systèmes canaliculaires des glandes (foie, rein, pancréas, glandes salivaires) sont surtout les centres de ces scléroses systématisées. Il faut y ajouter les divers départements du système nerveux, central et périphérique, représentés par les différents systèmes des colonnes cylinderaxiles (nerfs périphériques, faisceaux de la moëlle et du bulbe, faisceau pyramidal). A ce propos, on ne saurait trop insister sur ce fait bien démontré aujourd'hui, (épilepsie, Chaslain ; maladie de Friedreich, Degerine et Letulle). que ces scléroses nerveuses sont formées aux dépens d'un tissu interstitiel particulier, la névroglie, produit ecto-dermique qui n'a, comme le démontre Ranvier, rien à voir avec la gangue conjonctivo-vasculaire banale appartenant au reste de l'organisme ([1]). (Scléroses névrogliques).

Cette réserve faite, on peut encore noter que les scléroses systématisées du tissu conjonctivo-vasculaire, par cela même qu'elles sont développées autour d'un appareil canalicu-laire, n'impliquent pas nécessairement l'idée d'une lésion préexistante du conduit qui semble leur servir de guide. Tous les canaux de l'organisme, artères, veines, canaux biliaires, sont entourés, à l'état normal, d'une gaîne plus ou moins complète et plus ou moins dense de tissu conjonctif. Qu'un état pathologique vienne à troubler la nutrition générale de l'organisme et à produire précisément une inflammation chronique fibroïde du tissu conjonctivo-vasculaire, on com-prend sans peine que ses départements déjà denses à l'état normal, s'épaississent les premiers ou au moins d'une façon prédominante, indépendamment des altérations scléreuses ou autres des membranes fibro-vasculaires constituant les canaux musclés ou non musculaires du corps humain. Si nous admettons qu'il existe des scléroses péri-canaliculaires indé-pendantes de toute lésion canaliculaire, nous devons, par contre, accepter que l'état organo pathique d'un canal re-tentit volontiers sur la gangue conjonctive qui l'entoure, pour peu que la cause phlogogène ne soit pas éteinte à la surface interne du canal envahi. L'angiocholite peut se compliquer ainsi de péri-angiocholite, les péri-bronchites sont de règle

---

([1]) MALASSEZ. — A donné une méthode excellente pour la coloration différentielle de la névroglie. *Bulletin de la Soc. biol.* 1891.

dans le cours des bronchites chroniques catarrhales, muco-
purulentes, infectieuses ou même diathésiques.

Les réflexions qui précèdent s'adressent surtout à l'appareil
vasculaire. On sait quel abus a été fait, il y a quelques années, des péri-artérites et des périphlébites chroniques. En

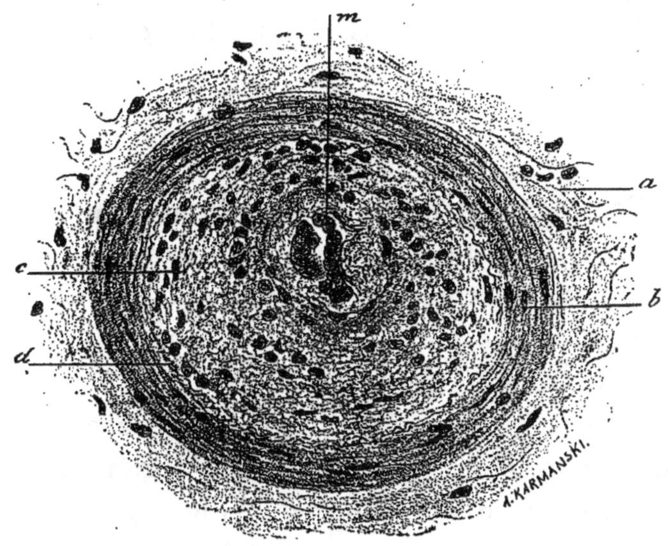

Fig. XVIII. — *Endartérite végétante. Coupe d'une artériole envahie par un pro*^c*essus
inflammatoire hypertrophiant le tissu conjonctif de l'endartère.* Gross^t $\frac{300}{1}$.

a), couche adventice (périartère) avec un vaisseau capillaire.
b), membrane moyenne, musculaire, normale, les noyaux des fibres musculaires lisses se reconnaissant à
  leur volume et à leur forme cylindroïde.
c), membrane interne extrèmement épaisse, parsemée de noyaux de cellules fixes proliférées. La substance fondamentale, peu fibrillaire, est, proportionnellement au nombre des noyaux, beaucoup plus
  abondante que la masse des cellules sous-endothéliales.
d), lame élastique interne peu accusée.
m), cellules endothéliales ou leucocytes, dont les noyaux forment une série linéaire parallèle à la surface
  interne du vaisseau.

réalité, les vaissaux sanguins ou lymphatiques, replis partiellement différenciés du tissu conjonctivo-vasculaire, sont
composés par des membranes capables de souffrir, chacune
à peu près isolément, pour son propre compte. La membrane
externe, la périartère, est une couche conjonctivo-vasculaire

et élastique sur laquelle les désordres inflammatoires, développés dans le tissu traversé par l'artère, agiront beaucoup plus activement que les lésions phlogogéniques de l'endartère. Inversement, la membrane interne d'un vaisseau quelconque risquera de subir plus directement que toute autre région connective les contre-coups des altérations chimiques (infections, intoxications) du liquide auquel elle doit donner libre cours.

Processus pathogéniques

Les indications fournies par l'anatomie pathologique au sujet des origines d'une sclérose ne sont pas toujours des plus démonstratives. Affirmer qu'actuellement les causes de la plupart des scléroses sont mieux déterminées que leur pathogénie, n'est point émettre un paradoxe.

Nulle difficulté, lorsqu'un traumatisme aseptique, ayant détruit un département quelconque de l'organisme, nécessite pour la cicatrisation une sclérose, inflammatoire d'une manière absolue.

Mais, comment procèdent les maladies infectieuses, quand elles ne sont pas pyogéniques, pour produire par exemple l'hypertrophie chronique de l'amygdale (amygdalites chroniques à répétition), ou encore les scléroses diffuses du foie palustre, dans le développement desquelles la gangue conjonctive, les vaisseaux capillaires et les cellules hépatiques ont manifestement coopéré ?

Lorsqu'on arrive aux scléroses chroniques d'emblée, viscérales ou autres, progressivement envahissantes, l'obscurité augmente encore et les causes apparaissent souvent aussi vagues que le mécanisme pathogénique des lésions, cependant bien apparentes.

Il me semble cependant qu'en procédant sans idées préconçues, on pourait arriver à éclairer quelque peu le problème.

Tout d'abord il est nécessaire de s'entendre sur les termes
employés, les mots en médecine plus peut-être qu'en toute
autre science ayant joué un rôle capital dans l'évolution
des idées. Quand nous parlons de cirrhose ou de sclérose
atrophique, nous ne sous-entendons plus seulement, à l'instar de nos pères, une puissance *atrophiante* exercée par le
tissu cicatriciel sur les tissus envahis ; nous avons vu également comment on conçoit aujourd'hui la sclérose *hyper-*
trophique.

Il est une autre expression, j'allais dire une simple épithète,
dystrophique, qui, accolée à la conception doctrinale des
scléroses, a menacé, naguère, de bouleverser non seulement
nos idées pathogéniques, mais encore toute la pathologie des
inflammations chroniques.

Frappés de la coïncidence fréquente des lésions chroniques inflammatoires des vaisseaux artériels et des scléroses
viscérales, remarquant que ces lésions viscérales siè-
gent habituellement dans les points les plus éloignés des
ramifications artérielles atteintes d'endartérite chronique,
certains auteurs voulurent établir des rapports pathogéniques entre les scléroses viscérales et les artérites ou les artériolites chroniques. L'ischémie progressive des départements
irrigués par les vaisseaux rétrécis ou même oblitérés déter-
minerait une atrophie progressive, une dénutrition des éléments nobles de l'organe, la *dystrophie* de ces éléments ; la
sclérose dystrophique en serait la manifestation apparente.

Comment expliquer, dans ces cas, l'épaississement progressif des travées conjonctivo-interstitielles ? Comment en

comprendre l'*hypertrophie,* puisque la nutrition progressive du tissu interstitiel est obligatoire dans ces cas ?

Si, en effet, toute sclérose est une production anormale de tissu conjonctif et par conséquent de nature inflammatoire, il faut expliquer ce paradoxe : comment l'ischémie, qui cause la destruction des éléments nobles, détermine-t-elle en même temps l'hypertrophie des éléments connectifs ? on a cru pouvoir le faire en considérant le tissu conjonctivo-vasculaire comme un tissu *parasite,* vivant aux dépens des autres tissus et se nourrissant pour ainsi dire des éléments moribonds qui l'entourent.

Malheureusement, les développements qui précèdent le prouvent sans peine, cette théorie ne paraît pas reposer sur des bases suffisamment solides. Comme l'a remarquablement démontré mon excellent ami Brault dans son « Etude sur l'inflammation », la coïncidence plus ou moins commune de la sclérose d'un viscère avec des lésions inflammatoires de ses vaisseaux nourriciers ne comporte pas une corrélation de causalité nécessaire. Il est beaucoup plus simple et plus conforme à l'ensemble de nos connaissances d'admettre la simultanéité des processus phlogogéniques fibroïdes, frappant les parois vasculaires en même temps que la gangue interstitielle des organes.

Lésions vasculaires. — D'ailleurs, la conception de la sclérose dystrophique s'est établie sur des faits tout au moins bizarrement interprétés. On sait que l'artérite chronique ainsi que l'athérome artériel, sa complication fréquente, ont été considérés par les fondateurs de la doctrine dystrophique comme se rattachant directement à l'endartériolite végétante des vaso-vasorum. Plaques graisseuses de l'origine de l'aorte, placards d'aortite chronique, foyers athéromateux, tout s'ex-

pliquait, croyait-on, à merveille, par les lésions chroniques
progressives des vaisseaux nourriciers ; or, ceux-ci, là où ils
existent, ne sont poiut chargés de nourrir la membrane
moyenne, encore moins la membrane interne de l'artère (').
De même pour la fameuse *sclérose du cœur*, pour la non
moins remarquable *myocardite scléreuse hypertrophique*, que
l'on s'efforçait de rattacher aux lésions distrophiques des
artères coronaires. Un long chapitre, celui des *cirrhoses
viscérales de cause artérielle*, s'échafaudait ainsi peu à peu,
créé de toutes pièces par une suite ininterrompue d'idées
préconçues. Les *cirrhoses vasculaires* du cœur, du rein, du
poumon, du cerveau même faisaient pendant aux cirrhoses
dites veineuses (²) du foie, du rein, de l'estomac. Cette di-
chotomie, séduisante à première vue, ne devait pas tenir devant l'examen méthodiqne des lésions.

Aujourd'hui que le calme paraît se faire, on en est revenu
à une notion plus simple, merveilleusement établie déjà par
le génie de Bichat, à l'unicité physiologique et pathologique
du tissu conjonctif. Les ischémies d'organe, les infartus,
hémorrhagiques ou non, produits par les thromboses autochtones ou par les embolies, ne représentent plus la pierre
angulaire des scléroses viscérales. De telles lésions ne sont
qu'un des éléments possibles, en tout cas accidentels des

(¹) ODRIOZOLA. — *Loc. cit.*, p. 102 et suivantes.

(²) Il est peut-être utile de faire remarquer à ce propos que l'origine vasculaire des
cirrhoses alcooliques du foie, basée sur l'idée pathogénique de l'inflammation chronique
propathique des rameaux de la veine porte et sur la péri-phlébite porte, ne soutient
pas davantage la discussion. Les cirrhoses du foie sont des hépatites diffuses subaiguës
ou chroniques, dans lesquelles les lésions des vaisseaux portes et surtout des vaisseaux
sus-hépatiques (Sabourin) sont appelées à jouer un rôle plus ou moins apparent, mais
nulleme t primordial. Les endophlébites portes et sus-hépatiques ne constituent qu'un
des éléments de la sclérose diffuse de la glande hépatique. En tout cas, elles ne représentent jamais le premier stade obligatoire des lésions interstitielles (v. cirrhoses épithéliales).

scléroses. Si l'on se complaît à étudier encore dans leurs détails les altérations histologiques de la thrombo-artérite et de la thrombo-phlébite (Voy. Pl. II, *fig*. 1 et 2), de les mettre en opposition avec les endartérites et les endophlébites végétantes (Voy. Pl. III, *fig*. 2 et Pl. XII, *fig*. 2), ce n'est pas qu'il s'agisse de faits nécessaires à l'établissement d'une théorie pathogénique des scléroses.

On regarde mieux que jadis : on voit bien certaines grandes scléroses viscérales, et même des plus étendues, respecter tous les vaisseaux nourriciers de l'organe ; on ne compte plus les cas où les artères nourricières d'un organe aussi important, par exemple, que le cœur, sont toutes plus ou moins profondément atteintes d'artérite chronique, oblitérante même, sans la moindre trace de lésions scléreuses viscérales. Bien mieux, on a trouvé des scléroses péri-artérielles ou péri-veineuses, très denses, les plus fibroïdes même qui se puissent voir, qui coïncident d'une part avec une intégrité absolue des autres membranes vasculaires, et d'autre part avec une cirrhose extrêmement avancée des viscères. Bref, on ne s'étonne plus de ces diverses combinaisons, si complexes, naguère encore inexplicables, alors qu'on prétendait classer suivant une méthode invariable la totalité des scléroses organiques.

Nous venons, incidemment, de faire le procès de l'*artério-sclérose*, sans avoir eu besoin, un instant, de citer ce terme défectueux qui domine, depuis quelques années, toute la pathologie des maladies chroniques. Peu de mots, en médecine, ont joui d'une plus extraordinaire faveur. Quand on a parlé d'un *artério-scléreux*, ou encore d'un scléreux, il semble que tout ait été dit. Il serait trop aisé de démontrer qu'il n'en est rien. Si l'on entendait désigner par cette expression une maladie uniquement caractérisée par une artérite chronique fibreuse, plus ou moins généralisée ou circonscrite à tel ou tel département de l'arbre artériel, on pourrait peut-être la discuter. Or, une telle maladie, coexistant avec un état normal de tout le reste de l'organisme, ainsi spécialisée, n'existe guère ; pour mieux dire, elle n'existe pas. Un artério-scléreux, est, en outre, un malade qui souffre de maints autres désordres anatomiques.

Tout d'abord, très souvent, sa sclérose artérielle est compliquée d'athéromasie artérielle plus ou moins généralisée : c'est donc un *scléro-athéromateux*, en d'autres termes, un sujet atteint d'une maladie chronique par excellence, bien connue, bien décrite par nos pères. Frappé dans toute sa substance, émacié ou polysarcique, suivant les cas, variqueux, hémorrhoïdaire, emphysémateux, un tel patient est souvent atteint encore de catarrhe chronique des bronches, de dilatation chronique du cœur avec ou sans stéatose myocardique, avec ou sans hypertrophie ventriculaire. Que de fois aussi ne découvre-t-on pas sur lui quelques-uns des signes si nombreux, si variés du mal de Bright chronique, de la néphrite dite interstitielle (Dieulafoy) ? Combien souvent n'offre-t-il pas tel ou tel trouble intellectuel, imputable soit à l'ischémie par athérome cérébral, soit à une intoxication urémique encore latente ? Puis, que de dyspepsies gastriques ou gastro-intestinales, que d'asthmes, de migraines, que de lithiases rénale ou biliaire, que de rhumatismes chroniques fibreux ou articulaires, (rhumatisme déformant, rhumatisme d'Heberden), associés, combinés de la façon la plus inattendue ([1]), chez ces artério-scléreux !

([1]) Nous ne citons pas les lésions de la peau, également fréquentes chez ces malades, souvent atteints de calvitie précoce, d'achromie pilaire, d'eczéma et de diverses efflorescences cutanées, peut-être même de certaines névrites périphériques. *Pan-scléreux*, s

Certes, c'est bien tout un organisme frappé, chaque exemplaire gardant, autant que possible, son individualité propre. La Nosologie essayera, souvent en vain, de classifier ces cas; elle ne pourrait les compter. La clinique les isolera et saura mettre en relief les types les plus saisissants. En vérité, se contenter d'un seul mot générique pour désigner tant de formes diverses et faire saisir tant d'allures indéterminées, pour esquisser, surtout, tant de pronostics différents, c'est compromettre l'intérêt de la pathologie, renier les traditions, je dis toute ma pensée, atteindre dans ses sources vives le génie médical de notre race.

Je me résume : si l'*artério-slérose* n'est qu'un mot, il faut le supprimer, car il trouble en les déroutant, les jeunes générations qui naissent à la médecine; si c'est une idée doctrinale, il faut encore bien davantage la faire disparaître, car elle fausse et les notions traditionnelles et la conception pathogénique moderne des maladies chroniques.

Il serait cependant utile de trouver des expressions pour désigner un ensemble de faits relevant d'une série de causes univoques. La pathogénie nous montre, au milieu de tant de causes inconnues, le saturnisme, l'alcoolisme chronique, le diabète, la goutte, et parmi les infections, le paludisme, la syphilis, la tuberculose aussi, les vrais générateurs d'une foule de lésions chroniques sclérogènes. Quel mot employer pour désigner ce travail inflammatoire ? Le plus vague, le plus indéterminé, serait certainement le meilleur. La *fibrose artério-capillaire*, de Gull et Sutton, n'est pas encore assez compréhensive; la *diathèse fibreuse*, créée par mon maître le professeur Debove, n'a guère eu de succès, les diathèses étant

l'on veut, mauvais mot, meilleur cependant qu'*artério-scléreux*, qui préjuge trop et ne dit pas tout !

frappées d'un discrédit profond dont elles ne se relèveront guère de longtemps (¹). Qu'importe d'ailleurs, pour l'heure actuelle ? Lorsque l'idée sera bien précise, le mot viendra à son heure et désignera exactement la chose. L'*inflammation chronique fibroïde* des tissus est une dégénérescence de l'organisme, qui s'accompagne d'une foule d'autres déchéances élémentaires ; voilà tout ce qu'il faut savoir, ce qu'on ne doit point perdre de vue.

On va pouvoir, dès lors, accepter sans peine la possibilité d'évolutions fibroïdes multiples, capables de se produire d'une façon simultanée ou successive, au sein d'un nombre varié d'organes. Les *poly-scléroses viscérales* sont connues : Laënnec, Bright, Cruveilhier les avaient déjà isolées. Le mécanisme qui préside à leur développement sera, selon les cas, unique pour la totalité des scléroses, ou varié, différent, d'un organe ou d'une portion d'organe à un autre. La syphilis, la tuberculose, par exemple, peuvent agir d'une manière identique ou variable sur les différents viscères envahis. (Voy. inflammations spécifiques).

Plusieurs causes, combinées sur le même sujet, sur le même organe, peuvent produire des lésions scléreuses très variées, très différentes d'un point à un autre. Je citerai l'alcoolo-tuberculose, la syphilis et la tuberculose combinées, les lésions lépro-tuberculeuses qui font dans le poumon, par exemple, des inflammations bâtardes, doublement spécifiques, difficilement reconnaissables, et dont la différen-

---

(¹) L'*athérome* et les *athéromateux*, de nos pères, n'indiquent qu'un état organopathique secondaire et ne méritent pas une renaissance. L'*arthritis* de Bazin, l'*herpétisme* de Lancereaux se ressentent trop des idées théoriques de leurs fondateurs pour être acceptés par tout le monde.

ciation, impossible en clinique, est souvent très délicate,
pièces anatomiques en mains (¹).

Cirrhoses épithéliales. — De tous les problèmes pathogéniques soulevés par les inflammations chroniques fibroïdes,
autrement dit scléreuses, certes le suivant paraît le plus difficile, peut-être même le plus inaccessible. On peut le résumer ainsi : puisque toute inflammation fibroïde d'un organe s'accompagne nécessairement de lésions interstitielles
et parenchymateuses, *quel est donc le rôle réciproque des
épithéliums et du tissu conjonctivo-vasculaire dans le développement des scléroses viscérales ?*

Nous avons vu précédemment, à propos des épithéliums dans les inflammations chroniques, l'ordre dans
lequel une pareille question demande à être abordée. On ne
peut nier qu'une seule et unique cause phlogogène puisse
frapper différemment, et cependant d'une manière simultanée, la gangue conjonctivo-vasculaire et les épithéliums sécréteurs.

L'intoxication chronique par le plomb le démontre surabondamment en clinique, et l'expérimentation, entre les
mains de mon excellent maître A. Gombault (²), en a donné la
preuve scientifique la plus rigoureuse. Toutefois, lorsqu'à côté
des faits matériels, il s'agit d'interpréter l'évolution des lésions, les difficultés surgissent de toutes parts. La doctrine
des *cirrhoses épithéliales* (Charcot) se base sur des faits par-
faitements observés, mais dont la valeur pathogénique paraît
discutable à tout esprit non prévenu. Les atrophies sclé-

(¹) Damaschino. — *Arch. méd. expérimentale*, T. III, p. 213, 1891.
(²) A. Gombault et Charcot. — « Néphrite saturnine expérimentale ». *Arch. Physiol.
norm. et pathol.*, 1881.
A. Gombault. — *Archives de Neurologie*, 1880.

reuses d'organes canaliculés (¹), consécutives à la ligature du canal excréteur, les inflammations catarrhales ou muco-purulentes des canaux membraneux épithélialisés procèdent d'une façon beaucoup plus complexe qu'on ne le croyait jadis. Les germes pathogènes traversent les épithéliums, les détruisent ou les respectent suivant les cas, troublent d'une manière ostensible ou latente leurs fonctions élémentaires. Si bien qu'affirmer, pour un cas donné, que la sclérose systématique, sous-jacente à un conduit membraneux, s'est produite par l'unique influence de l'état pathologique du revêtement épithélial, paraîtrait, de nos jours, trop audacieux, trop paradoxal. A plus forte raison en serait-il de même quand il s'agit, non plus visiblement d'infections ou de toxi-infections pathogènes, mais bien d'inflammations épithéliales purement toxiques, si tant est qu'il en existe encore en nosologie. En réalité, la doctrine des cirrhoses épithéliales a fait son temps. Elle rappelle une époque, déjà ancienne, où les infections microbiennes étaient à peine devinées et où le rôle des éléments cellulaires était tout puissant, rehaussé de toutes nos ignorances et de toutes nos hésitations pathogéniques.

Cycle de la sclérogenèse. — Sans doute, aujourd'hui encore, mieux peut-être qu'il y a quinze ans (²), on doit accepter le retentissement des lésions interstitielles sur les lésions épithéliales et l'influence réciproque, au point de vue fonctionnel comme au point de vue pathogénique, des dégénérescences

---

(¹) CHARCOT et GOMBAULT. — « Lésions consécut. à la ligat. du canal cholédoque ». *Arch. Physiol. norm. et path.*, 1876.

BRAULT. — « Les néphrites ». *Thèse*, Paris, 1881.

GERMONT. — « Etude expérimentale des néphrites ». *Thèse*, Paris, 1886.

STRAUS et GERMONT. — *Arch. de Physiol. norm. et path.*, 1882.

(²) CHARCOT. — « Les cirrhoses viscérales épithéliales ». *Progrès médical*, 1878

inflammatoires des épithéliums sur les inflammations interstitielles. Mais ce cycle de la sclérogenèse, tel qu'on le conçoit
actuellement, est moins étroit, moins rigoureux que ne le
voulaient nos prédécesseurs. La chimie défectueuse des cellules altérées dans leurs fonctions doit retentir sur la nutrition des tissus voisins, elle-même perturbée. Les substances
toxiques sécrétées de part et d'autre contribueront de la sorte
d'une manière plus ou moins effective au développement
des dégénérescences ultimes, aux déchéances organiques
torpides, d'origine inflammatoire cependant, dont nous aurons à dire quelques mots en terminant.

II. — INFLAMMATIONS SPÉCIFIQUES

Nous ne pouvons terminer ces études consacrées aux inflammations chroniques sans dire quelques mots des lésions
inflammatoires spécifiques.

Que doit-on entendre par *inflammation spécifique*? quels
sont les caractères anatomo-pathologiques nécessaires et
suffisants pour constituer une telle altération ?

Il serait facile de prendre, détails par détails, éléments par
éléments, toute altération dite spécifique et de démontrer
victorieusement qu'elle ne possède pas un seul caractère
anatomo-pathologique pathognomonique.

La spécificité d'une maladie, et par conséquent de ses lésions, réside, en effet, uniquement dans son étiologie. Il faut une *cause unique spéciale*, ne ressemblant qu'à elle-même et incapable de reproduire d'autre maladie qu'elle-même. Pour bien expliquer les données du problème, prenons la *lèpre*, par exemple, ou l'*actinomycose*. Toutes les fois que les bacilles lépreux ou que les champignons actinomycosiques se seront greffés dans un point quelconque de l'organisme, quelle que doive en être la formule anatomique, la maladie spécifique est créée. Est-ce à dire pour cela que les lésions inflammatoires produites par les parasites en question seront pathognomoniques par elles-mêmes, indépendamment des germes qu'elles possèdent dans leur intimité ? En d'autres termes, le léprome cutané et la tumeur inflammatoire actinomycosique du maxillaire inférieur auront-ils des caractères histologiques tellement différenciés, qu'il suffira d'un coup d'œil pour les reconnaître et pour les classer ? En aucune façon. Sans doute les nodules lépreux embryonnaires, d'abord péri-vasculaires, ne tarderont pas soit à oblitérer les artérioles enflammées, soit à scléroser, en les atrophiant au maximum, les tubes nerveux sous-cutanés (névrites atrophiques, lèpre anesthésique, mutilations lépreuses); en outre, les grandes cellules claires dites lépreuses se trouveront bientôt en masses plus ou moins abondantes, accumulées dans les îlots de tissu nodulaire ; mais, seule, la présence histologiquement démontrée des amas de bacilles farcissant ces cellules si curieuses, permettra un diagnostic.

Le groupement des éléments, les dégénérescences hyalines et autres des cellules connectives, les artérites et artériolites oblitérantes, les scéroses atrophiques les plus mutilantes, rien de tout cela qui ne puisse se retrouver dans tel ou tel processus banal inflammatoire.

Il est bon de reconnaître cependant que certains groupements histologiques, et que la prédilection manifeste de telle ou telle altération pour une maladie déterminée ont, en pratique, une véritable importance, une valeur presque pathognomonique pour qui sait regarder. Un large placard fibreux logé en pleine glande hépatique saine, dans laquelle il enfonce ses prolongements irradiés, avec, à son centre, un tissu conjonctif lâche, vasculaire, mucoïde, apparaît tellement caractéristique que le diagnostic de *syphilis scléro-gommeuse du foie* s'impose à l'œil de l'anatomo-pathologiste ; aucune autre lésion chronique du foie ne ressemble à celle-là. La spécificité n'a cependant ici rien à prétendre, le germe faisant défaut, faute peut-être d'une méthode de coloration suffisante.

En principe donc, c'est la cause spécifique qui, reconnue, crée la spécificité d'une lésion. Les suppurations produites par les fleurons et les mycéliums actinomycosiques, leurs élaborations fibro-ostéogéniques au niveau des maxillaires, n'ont, en elles-mêmes, aucun caractère déterminé ; il faut y trouver les organismes parasites pour établir la nature spécifique du mal et éliminer, par exemple, l'hypothèse d'une tumeur, d'un ostéo-sarcome.

Ce qui précède s'adresse à toute maladie infectieuse, microbiquement bien ou mal déterminée. La *tuberculose*, mieux que toute autre, rentre dans le cadre que nous esquissons ici.

Depuis le moment précis, expérimentalement fixé, où le bacille de Koch pénètre en un point, à travers un élément épithélial, il y produit un désordre spécifique. S'il passe outre, c'est dans le tissu conjonctivo-vasculaire qu'il opérera ses délabrements. Alors, commence l'ensemble des lésions inflammatoires, dégénératives et réactionnelles, qui seront précisé-

ment la caractéristique des évolutions tuberculeuses. V. Végétations conjonctives, sclérogénèse intensive, circonvallations

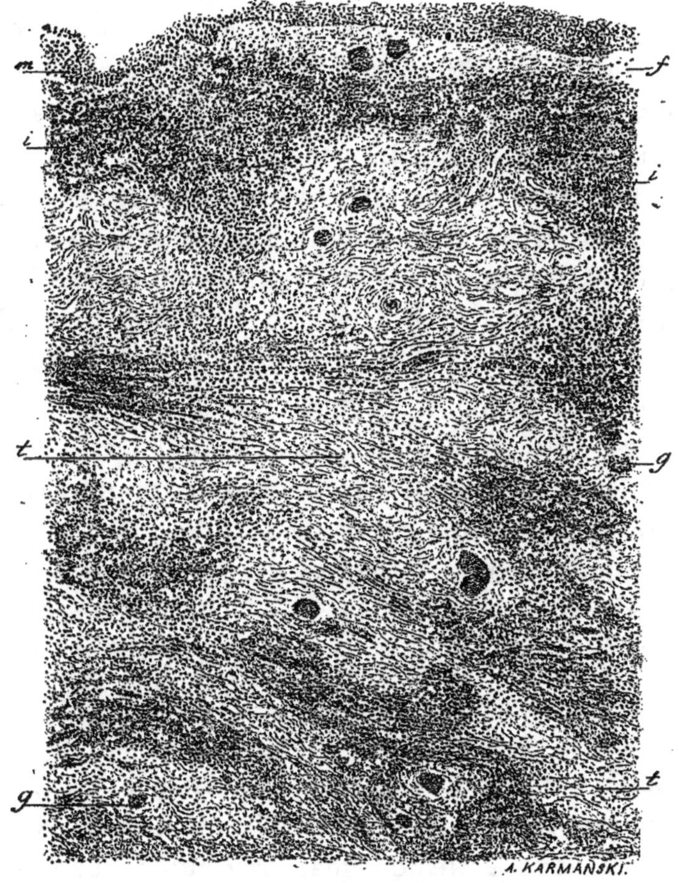

Fig. XIX. — *Pharyngite tuberculeuse hypertrophique. Coupe pratiquée au voisinage d'une amygdalite bacillaire ulcéreuse.* Gross^{t} $\frac{65}{1}$.

m, couche épithéliale conservée.

f, derme sous-épithélial contenant deux cellules géantes très superficielles.

g, cellules géantes disséminées dans l'épaisseur des masses fibroïdes épaisses sous-muqueuses.

t, travées fibroïdes cloisonnant les masses tuberculeuses qui infiltrent la muqueuse.

i, tissu conjonctif végétant, péri-tuberculeux (à un fort grossissement on reconnaît qu'il s'agit d'îlots réticulés enflammés).

fibroïdes péri-tuberculeuses hypertrophiantes, caséifications
progressives, calcifications terminales, toute la série des pro-

cessus inflammatoires chroniques et subaigus entre en scène. Elle durera tant que les cultures bacillaires ne seront pas éteintes.

Les *cellules géantes bacillaires*, dans l'intérieur desquelles les techniques microbiques précédemment indiquées ne permettront pas toujours de reconnaître les germes pathogènes, ne seront cependant spécifiques qu'à ce prix.

Autant donc de causes formatives d'une cellule géante, autant de variétés de giganti-cellules spécifiques. La syphilis, l'aspergillose du lapin, la strongylose du chien (Laulanié), les corps étrangers inertes (H. Martin), pour ne citer que quelques exemples, les productions tumorales elles-mêmes (sarcome, épitheliome) peuvent occasionner la formation de différentes cellules géantes, toutes également spécifiques quant à la cause connue ou inconnue, appréciable ou latente, qui leur a donné naissance.

Toutefois, pour la tuberculose bacillaire, qui peut, comme on sait, ne s'accompagner d'aucune cellule géante, la distribution de ces corps bizarres, leur groupement plus ou moins concentrique aux blocs caséeux, leur persistance parfois indéfinie, enfin et par dessus tout leur mode d'englobement des bacilles si caractéristique, constituent une série de preuves importantes. On peut affirmer alors l'existence de la maladie, dont les lésions macroscopiques, ostensiblement spécifiques quand elles apparaissent au milieu du parenchyme pulmonaire, ont été décrites, avec un art merveilleux et discret que l'on ne se lasse pas d'admirer, dans l'Œuvre immortelle de Laënnec.

La caractéristique des lésions bacillaires tuberculeuses, c'est la tendance à peu près invincible de tout foyer nodulaire à la destruction de son centre et, si possible, à son élimination hors de l'organisme. Tout nodule tuberculeux, si microscopique qu'il soit, est marqué par la mort vitrifiante ou caséeuse d'au moins un de ses éléments cellulaires. Le centre d'une cellule géante est composé d'une substance inerte, dégénérée, englobant les bacilles encore reconnaissables ou déjà détruits. Il est vrai que le bloc mortifié du centre de la plus petite des cellules géantes peut, avec certains auteurs, être considéré comme ne représentant pas nécessairement un corps élémentaire : une partie quelconque du plasma sanguin ou lymphatique, détruite, fibrinifiée par les toxines ou les *ferments caséogènes* émanant du bacille de Koch fixé en ce point (et encore vivant ou même déjà mort), peut avoir été le foyer d'attraction des cellules blanches qui s'y accolent en formant de véritables plasmodes (Metchnikoff).

Le problème de l'origine des cellules géantes ne nous importe pas pour le moment. Ce qui nous intéresse c'est de savoir que les bacilles de la tuberculose peuvent former des cellules géantes *aux dépens des différents éléments cellulaires de l'organisme* ; cellules connectives et cellules épithéliales (¹) sont également susceptibles d'englober les bacilles et de subir le double processus prolifératif et dégénératif que ces ennemis imposent à toute partie vivante qu'ils attaquent. A vrai dire, on ne connaît guère que le bacille de Koch qui soit capable de modifier ainsi la vitalité des épithéliums. La cellule géante bacillaire épithéliale ne diffère pas, quant à son aspect, de la cellule géante formée par les endothéliums

---

(¹) La formation de cellules géantes aux dépens des épithéliums est un point important dans l'histoire de la tuberculose. Les recherches de Cornil et Ranvier sur l'épithélium de la glande thyroïde, celles de Thaon sur l'épithélium alvéolaire du poumon, celles de Malassez sur l'épithélium séminifère, ont ouvert la voie aux travaux modernes (Baumgarten, cellule hépatique bacillaire ; Cornil, karyokinèse des épithéliums alvéolaires envahis par le bacille, etc., etc.).

vasculaires ou par les cellules connectives du tissu interstitiel. Seule peut-être la cellule géante oblitérant la lumière
totale d'un petit vaisseau artériel ou veineux, et créée à ses
dépens, se reconnaîtra à la forme régulièrement concentrique
de sa couronne nucléaire. D'ailleurs, la forme et le volume
si variables des cellules géantes tuberculeuses, leur nombre,
les différentes dégénérescences qu'elles peuvent présenter
(état vacuolaire, anthracose, caséification, etc.) démontrent
encore leur nature. Il s'agit d'organismes pathologiques, im-

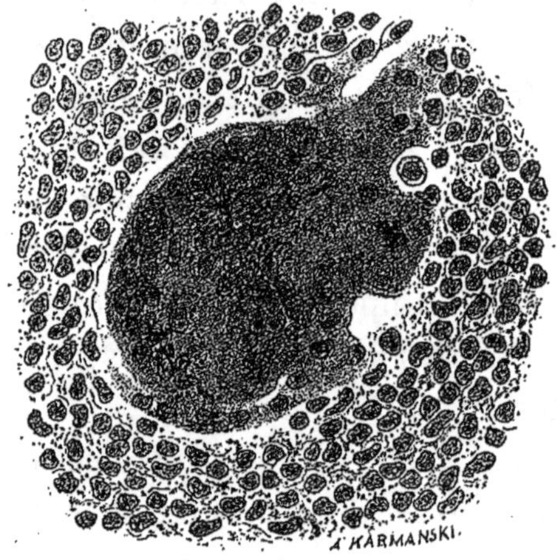

Fig. XX. — *Cellule géante énorme trouvée dans un foie tuberculeux.* Gross^t $\frac{350}{1}$.

La coloration des bacilles a été impossible.

mobilisés à la fin d'un processus architectonique déterminé
d'avance. Une fois formée, la cellule géante ne se modifiera
plus ; incapable de proliférer, elle n'a plus qu'à attendre les
contre-coups des évolutions dégénératives ou régénératrices
des tissus environnants. Aussi, dans certaines conditions, sa
survie sera peut-être indéfinie. Les tuberculoses chroniques
fibreuses, les tubercules de guérison en fournissent journellement la démonstration péremptoire.

En principe, l'existence d'un certain nombre de cellules géantes, distribuées à la périphérie d'îlots inflammatoires en voie de dégénérescence,ne doit faire penser qu'à deux ordres de lésions : à la tuberculose d'abord, puis à la syphilis (Voy. Pl. VII, *fig.* 2).

Si le processus de nécrose centrale est caséeux, si les vaisseaux y apparaissent eux-mêmes détruits par la même nécrose coagulante, avec ou sans oblitération de leur lumière, si la topographie des cellules géantes dessine une couronne plus ou moins complète, concentriquement aux blocs caséifiés, la recherche du bacille de Koch est presque superflue (Voy. Pl. XII, *fig.* 1) ; la tuberculose est, pour ainsi dire, la seule maladie infectieuse capable de procéder par poussées centrifuges d'une manière aussi méthodique.D'autant mieux, que les cellules géantes péri-gommeuses sont rares dans la syphilis viscérale, et que les toxines de cette infection, chronique par excellence, sont beaucoup moins caséifiantes que celles de la bacillose.

Les procédés destructifs employés par les différentes infections chroniques de l'homme conservent donc, pour chacune d'elles étudiée dans ses grandes lignes, un cachet assez particulier,qui apporte, comme nous allons le voir,son appoint, au déterminisme objectif de leur spécificité.

Chapitre III

—

LES DÉGÉNÉRESCENCES

Tout processus inflammatoire aigu ou chronique détermine, dans la vie des éléments cellulaires qu'il atteint, une
double série de perturbations matérielles et fonctionnelles,

qui se traduisent, au point de vue anatomo-pathologique, par des *dégénérescences* et par des *réactions* inflammatoires.

N'accorder qu'à ces dernières les caractères spécifiques de l'inflammation serait, nous croyons l'avoir prouvé par tout ce qui précède, commettre une erreur grave. L'inflammation se définit, en somme, beaucoup moins par ses effets, que par ses causes. Or, toute cause est phlogogène qui bouleverse, d'une manière aiguë, subaiguë ou chronique, la vie d'un élément ; sinon, il faudrait supprimer du cadre de l'inflammation tout ce qui ne se rattacherait pas directement aux végétations exubérantes du tissu conjonctif. Le procès de ces idées doctrinales arriérées me paraît définitivement réglé et je n'y reviens plus autrement que pour terminer la série des lésions dégénératrices chroniques qui n'avaient pas trouvé leur place au cours des chapitres précédents.

Quand on parle des *dégénérescences d'origine inflammatoire*, on n'entend pas seulement, en effet, les nécroses aiguës ou chroniques des éléments cellulaires ; on a également en vue les *lésions chroniques régressives* atteignant la gangue interstitielle. De cette façon, toute nécrose lente et progressive d'un tissu connectif appartient aussi bien aux dégénérescences inflammatoires, que les dégénérescences graisseuses ou granulo-graisseuses, que les atrophies simples ou pigmentaires des cellules conjonctives ou des cellules épithéliales.

Ainsi comprises, les dégénérescences inflammatoires ne manquent pas d'un certain intérêt, surtout les *dégénérescences chroniques*. Qu'elles atteignent un organe ou un tissu, les dégénérescences se caractérisent toutes par une diminution progressive de la vitalité des parties touchées. Au début des lésions, ce n'est pas forcément la mort absolue, complète, irrémédiable ; c'est, plus simplement, l'envahissement des parties (mises en état d'hypotrophie), par une ou plusieurs substances, soit inaptes à leur rénovation chimique, soit même hostiles à leurs échanges moléculaires.

I. — DÉGÉNÉRESCENCES ÉLÉMENTAIRES ET INTERSTITIELLES

Prenons quelques exemples. Je trouve, soit au voisinage d'un ulcère simple de l'estomac, soit au pourtour de diverses lésions tuberculeuses des voies digestives, un tissu conjonctif sous-muqueux chroniquement enflammé, épaissi, fibroïde, avec des vaisseaux artériels oblitérés (Voy. Pl. II, *fig.* 1 et 2). Dans ce tissu hypertrophié, je découvre un nombre considérable de cellules connectives atteintes de cette remarquable *dégénérescence hyaline* décrite par mon ami le docteur Cazin et considérée par le docteur Russel comme une infection parasitaire (Voy. Pl. X, *fig.* 1 et 2 A, B). Voilà un exemple de lésions dégénératives cellulaires coexistant avec un processus hypernutritif extrêmement développé. Nombre d'éléments sont morts de cette mort hyaline, le tissu est demeuré des plus vivants, et la gangue interstitielle pourra végéter encore indéfiniment pour assurer les bienfaits de la cicatrisation de l'ulcère. Que si, par contre, les désintégrations élémentaires se généralisent jusqu'à nécroser profondément les couches des éléments conjonctifs, la texture générale de la sclérose sous-jacente à l'ulcère s'en ressentira ; la paroi, moins solide, cèdera, et l'*ulcération* progressera au besoin jusqu'à la perforation totale de l'organe (ulcus rodens de l'estomac ou du duodénum).

La *dégénérescence hyaline* affecte également la gangue interstitielle et les fibrilles de soutènement du tissu conjonctif. Elle représente alors l'expression terminale, l'ultime lésion regressive à laquelle se trouvent exposées les travées du tissu conjonctivo-vasculaire. Nous avons vu précédemment la sclérogenèse à l'œuvre. L'extrême atrophie cicatricielle s'accompagne souvent de la transformation hyaline du tissu conjonctif. Les vaisseaux capillaires se sont résorbés, les cellules fixes amincies, réduites à l'extrême, n'apparaissent plus sur les coupes que comme de minces filets protoplasmiques munis d'un petit noyau allongé, à peine saillant, vivement colorable par le picro-carmin et par l'hématoxyline. Les travées fibroïdes ont un éclat cartilaginiforme ; elles sont sèches, tassées les unes contre les autres, laissant à peine entre elles quelques minces espaces interstitiels vaguement occupés par une petite quantité de lymphe, presque imperméables aux leucocytes errants du voisinage. C'est la plaque scléreuse, atrophique, sèche, rappelant, en l'exagérant encore, la substance interstitielle d'un faisceau tendineux ([1]). Les plaques atrophiques du cœur, de la plèvre, du péritoine, des glomérules du rein, du poumon même, dans le cours des inflammations chroniques de ces organes, présentent parfois cet aspect remarquable. On le retrouve encore dans l'épaisseur

---

([1]) Ces placards de sclérose dure sont bien différents de ce que nous avons appris à connaître sous le nom de *sclérose molle*, lésion qui semble résulter de l'inflammation chronique interstitielle développée dans un foyer ischémique (myomalacie cardiaque).

des placards d'artérite et de phlébite chronique, et surtout au pourtour des îlots athéromateux de l'aorte et des vaisseaux artériels (Voy. Pl. III, *fig.* 1).

II. — DËGÉNÉRESCENCES PROPREMENT DITES

Calcification

Que la nutrition déjà défectueuse des placards fibroïdes du cœur, du péricarde, de la plèvre, du poumon, du rein même, se supprime lentement jusqu'à disparaître à mesure que les vaisseaux sanguins et lymphatiques se résorberont, l'organe malade s'infiltrera peu à peu de sels calcaires : la *calcification* de lésions inflammatoires chroniques en sera la conséquence. Alors, on verra des symphyses cardiaques, par exemple, totalement ou en partie calcifiées, englober dans une cuirasse de sels de chaux l'organe immobilisé depuis longtemps par des adhérences. On trouvera, en pleines zones d'endartérite chronique, des placards de chaux qui, réunis bout à bout, constitueront l'athérome artériel avancé et justifieront la dénomination d'artères en trachée de poulet, d'artères en tuyaux de pipe, imposée aux vaisseaux périphériques chroniquement enflammés et dégénérés. Il ne s'agit plus là seulement de déchéances élémentaires, mais de déchéances organiques. Les foyers athéromateux, c'est-à-dire graisseux, étaient déjà des foyers de lésions dégénératives inclus dans l'épaisseur d'un organe conjonctivo-vasculaire, les parois du vaisseau, principalement la membrane interne et la partie de la membrane moyénne sous-jacente à la membrane élastique interne, s'étaient chroniquement enflammées et, par conséquent, à la fois hypertrophiées et dégénérées.

L'artérite chronique, en effet, la fameuse artério-sclérose, est une lésion chronique simultanément proliférative et dégénérative. La membrane interne, invasculaire, prolifère lentement ou d'une manière aiguë (aortite aiguë, aortite chronique d'emblée) ; peu importe, les fibrilles connectives des cellules sous-endothéliales s'épaississent et peuvent même créer, *in situ*, des fibrilles élastiques. La membrane moyenne dégénère et perd partie ou totalité de ses éléments cellulaires, cellules fixes et cellules musculaires, ou bien elle s'hypertrophie et produit, comme nous l'avons dit, des fibres lisses et des fibrilles élastiques. Un jour arrive cependant, parfois même dès le début du travail hypernutritif, où les procédés dégénératifs entrent en scène : cellules connectives, fibres musculaires s'atrophient, se stéatosent ; la gangue interstitielle s'infiltre de matériaux granuleux, la graisse stagne dans les espaces, et les sels de chaux y arrivent, comme ils arrivent partout où une mort dessicative (¹) s'installe définitivement.

A ce point de vue, la calcification dégénérative des cellules épithéliales glandulaires, telle que celle qui atteint les

---

(¹) La calcification des travées interstitielles chroniquement enflammées ne diffère pas notablement, au point de vue de l'anatomie générale, de la calcification physiologique des fibres arciformes désignées, dans l'os normal, sous le nom de fibres de Sharpey. La substance collagène des fibres arciformes est devenue chondroïde et sa fixité calcaire demeure indéfinie au sein du tissu osseux.

RANVIER. — *Technique*, p. 358.

épithéliums des glandes muqueuses de la prostate, dans l'hypertrophie chronique de l'organe, n'a donc rien qui doive nous étonner. L'infiltration calcaire du tissu conjonctif et même des éléments cellulaires ne représente, en somme, qu'une déchéance ultime, une pétrification banale, capable d'atteindre tontes les parties d'un organisme abondamment pourvu en matériaux calcaires.

Dégénérescence amyloïde

Parmi les déchéances irréductibles de la matière vivante, il est encore deux dégénérescences qui méritent de retenir quelque peu notre attention, je veux parler de la dégénérescence amyloïde et de la caséification.

Occupons-nous tout d'abord de la *dégénérescence amyloïde*. On connaît l'aspect tuméfié des organes atteints de cette curieuse lésion dégénérative. On sait que la matière amyloïde qui infiltre, à ce qu'on dit, les tissus, se loge tout spécialement dans l'épaisseur des fibrilles connectives, dans les membranes anhistes qui tapissent les parois des canaux glandulaires, dans les éléments lymphatiques (leucocytes et cellules spéciales de la rate) dans les fibres musculaires lisses, peut-être dans les cellules musculaires du cœur, voire même dans les épithéliums glandulaires (cellule hépatique). Les éléments ou les fibrilles envahis par cette dégénérescence le sont si bien que leur structure disparaît, ne laissant place qu'à une matière brillante, sèche, rappelant assez bien un mastic, mal colorable par le picro-carmin, admirablement décelée au contraire par l'iode et par les couleurs d'aniline, surtout le violet de Paris (Cornil) ou encore l'éosine (¹) (Voy. Pl. XII, *fig.* 2).

(¹) L'éosine en solution aqueuse légère, employée selon la méthode de Balzer pour la coloration du tissu élastique (éosine et potasse caustique), donne une différenciation re-

Or, quand on y regarde d'un peu près, on voit que la substance amyloïde, quand elle infiltre un élément cellulaire, le fixe, le momifie d'une manière irréductible. Ce qui est une dégénérescence irrémédiable pour les éléments cellulaires, ne l'est pas moins pour les fibrilles connectives et pour leurs dérivés membraneux. Comme la dégénérescence en question se rattache toujours plus ou moins directement à une infection chronique de l'organisme (tuberculose, syphilis, paludisme), comme toutes les lésions dégénératives produites par ces maladies toxi-infectieuses sont d'ordre inflammatoire, je ne vois pas pourquoi l'on refuserait à la dégénérescence amyloïde ce qu'on accorde sans discussion à la sclérose et à la dégénérescence hyaline ou graisseuse des tissus chroniquement enflammés.

Tout au plus pourrait-on dire que les toxines de la scrofulo-tuberculose, de la syphilis et du paludisme se chargent parfois de faire subir aux éléments cellulaires et à leurs produits d'élaboration une kératinisation particulière d'ordre inflammatoire et dégénératif, qui mérite d'être dénommé *inflammation chronique amyloïde*. Mon maître A. Gautier démontre en effet (¹) que la matière amyloïde fait partie des matières kératiniques, qu'elle représente une matière albuminoïde en

---

marquable ; elle met en relief la matière amyloïde qu'elle colore en rouge cerise, alors que le tissu élastique est violet, et que les fibres connectives peuvent être d'un rose pâle (Voy. Pl. XI, *fig.* 2).

(¹) A. Gautier. — *Chimie*, p. 161, 165, 354, donne la formule de la *conjonctine*, et remarque que Ch. Schmidt n'a pas pu préparer du sucre avec l'amyloïde.

Conjonctine	$\begin{cases} C = 54,5 \\ H = 6,8 \\ Az. = 14,4 \end{cases}$		Matière amyloïde	$\begin{cases} C = 53,6 \\ H = 7,0 \\ Az. = 15,0 \\ S = 1,3 \end{cases}$	

voie de transformation régressive et qui tourne à la conjonctine dont elle ne diffère que par l'adjonctif du soufre.

La transformation amyloïde des tissus et des éléments est
donc une déchéance terminale, un peu spéciale, respectant
encore largement, au début du moins, les endothéliums vasculaires et les éléments nobles, mais ne tardant pas à assurer leur atrophie progressive et leur résorption définitive. Le
foie amyloïde, l'infiltration amyloïde de la glande surrénale
et du rein, montrent admirablement le double processus
atrophique subi par ces organes indurés, épaissis, exsangues.

L'étude des lésions viscérales amyloïdes comporte encore
quelques remarques intéressantes. C'est ainsi, par exemple,
qu'on ne trouve jamais, ou pour être plus exact que je n'ai
jamais rencontré la coïncidence de la dégénérescence amyloïde et des hyperplasies nodulaires parenchymateuses du
foie ou de la capsule surrénale. A cela, quelle raison donner?
Si les lésions amyloïdes commençaient de bonne heure, dans
le paludisme, par exemple, ou dans la tuberculose, on avance-
rait que peut-être les hyperplasies nodulaires ne pouvant guère
se produire dans ces glandes qu'au niveau des régions vasculaires (capillaires intermédiaires) pour lesquelles la dégénérescence amyloïde offre précisément une prédilection manifeste, le conflit est impossible. La matière amyloïde immobilise, en effet, les capillaires sanguins que les hyperplasies
végétantes parenchymateuses doivent bouleverser. Malheureusement, pour cette explication théorique, il paraît bien
démontré que l'infiltration amyloïde est une des dégénérescences les plus tardives. Elle s'accompagne volontiers de dégénérescence hyaline.

La dégénérescence graisseuse et l'amyloïde coïncident très souvent aussi et se complètent l'une l'autre,

sans cependant se pénétrer réciproquement. C'est ainsi que dans le foie, les portions amyloïdes et les régions graisseuses demeurent d'ordinaire associées, sans se confondre. Il en est de même, d'ailleurs, pour les îlots tuberculeux développés dans les organes atteints également de dégénérescence amyloïde.

Caséification

La dernière dégénérescence inflammatoire que nous étudierons ici sera la caséification, ou l'*inflammation caséeuse*. Nous l'avons déjà rencontrée en maints endroits dans les chapitres précédents. Nous connaissons même la plupart de ses caractères.

Les tissus envahis par cette dégénérescence spéciale se présentent à l'œil nu, avec un aspect des plus caractéristiques : on dirait des blocs de fromage, d'où le nom donné à la lésion. Pour peu que l'infiltration en question soit notablement étendue, on reconnaît qu'elle a transformé en masses sèches, opaques, d'une couleur blanc-jaunâtre ou grisâtre et d'une densité plus ou moins grande les parties envahies. La consistance des tissus est augmentée, à moins que les blocs caséeux n'aient pris, au contraire, une mollesse onctueuse comparable en tous points à celle du beurre épais ; dans ce derniers cas, il s'agirait plutôt d'un *pus caséeux* que d'une infiltration caséeuse proprement dite.

L'étendue des lésions caséeuses peut être minime, à peine visible à l'œil nu, comme cela apparaît dans les petites granulations tuberculeuses, ou, au contraire considérable, occupant, par exemple, la totalité d'un lobe pulmonaire, d'un poumon tout entier, ainsi qu'on a coutume de le voir dans la pneumonie caséeuse pseudo-lobaire aiguë. Dans ce dernier cas, la totalité des lésions caséeuses peut offrir une même consistance, une couleur unique, indiquant par là la contemporanéité de toutes les lésions conglomérées. D'autres fois, au contraire, l'infiltration caséeuse a procédé par poussées centrifuges, successives et non plus simultanées, et dans ce cas l'âge différent des lésions est souvent appréciable grâce aux différentes altérations secondaires de couleur et de consistance subies par les zones mortifiées (ulcérations tuberculeuses, fontes caséeuses, inflammations scléro-caséeuses, etc.)

L'examen microscopique des parties caséifiées. demande à être fait méthodiquement, il fournit des indications précieuses sur le processus et sur la pathogénie des lésions.

Voici, par exemple, un gros tubercule massif du foie (Voy. Pl. VIII, *fig*. 1), c'est un bloc caséeux enclavé en pleine substance hépatique, irrégulier de forme, mais manifestement entouré par une bande scléreuse large, vivement colorée par le picro-carmin et envoyant autour du foyer scléro-caséeux des prolongements fibroïdes sinueux qui découpent manifestement le parenchyme hépatique atteint lui-même de dégénérescence graisseuse.

En outre de cette masse caséeuse, ainsi bien isolée, apparaît une figure circulaire, dont le diagnostic est facilité par l'aspect fibrinoïde de ses parois épaissies, c'est un vaisseau volumineux, jadis enflammé, atteint, lui aussi, comme toutes les parties incluses dans la masse caséeuse, par une nécrose dessicative diffuse. Employant un grossissement plus considérable, on verra (Voy. Pl. VIII, *fig*. 2) que la matière caséeuse est une substance grenue, granuleuse, sèche, invasculaire, anhiste dans ses parties les plus anciennes, encore vaguement nucléaire sur ses bords (*n*, *ep*, *g*). Les rares éléments qu'on reconnaîtra de la sorte sur les confins de la matière caséeuse, au contact des zones fibroïdes qui lui servent de limite, sont déjà moribonds, vitreux, granuleux, et leurs noyaux étirés, allongés, présentent les formes les plus variées (Voy. *fig*. XV, p. 347).

Ainsi donc, la transformation caséeuse d'un tissu a fait disparaître tous les caractères morphologiques de ses éléments constitutifs. Impossible, dans ce département du foie par exemple, de reconnaître ce qui était cellule hépatique, cellule fixe, cellule endothéliale. Il y a plus ; toute trace d'ordination structurale a disparu dans la zone caséifiée ; les trabécules hépatiques, les canalisations biliaires, les vaisseaux même, et la gangue interstitielle conjonctivo-élastique, tout s'est fondu en une masse anhiste, granulo-fragmentaire, définitivement morte et desséchée.

Il est même intéressant de remarquer qu'aucune ou à peu près aucune indication ne pourrait être fournie sur l'état antérieur, normal ou pathologique, des éléments cellulaires frappés de nécrose caséeuse. Dans mon observation (Pl. VIII) cependant, quelques îlots graisseux apparaissent encore en pleines masses caséeuses, révélant par là l'état graisseux des cellules hépatiques avant leur intoxication caséifiante. Mais dans le poumon frappé de pneumonie caséeuse, alors que les fusées nécrobiotiques ont envahi des départements énormes non seulement des parois alvéolaires, mais encore des cloisons interlobulaires, et même davantage, des lobes entiers, aucune trace n'apparaît plus des lésions antérieures, sauf peut-être l'anthracose. Tout le reste a disparu, noyé dans les désintégrations cellulaires et interstitielles (Voy. Pl. VI, *fig*. 1).

Il est remarquable, en effet, de voir que les parties les plus résistantes des tissus, les fibres élastiques, par exemple, les îlots cartilagineux aussi, quand il s'agit des ramifications bronchiques, ne savent pas lutter contre un tel processus destructif. Les ferments caséifiants, capables de déterminer une transformation nécrosique aussi profonde, doivent être singulièrement actifs ; ils éclairent d'une manière qui me paraît saisissante, la pathologie générale de l'infection tuberculeuse.

Une culture bacillaire doit être particulièrement virulente pour pouvoir détruire en quelques heures, dans la totalité d'un poumon, par exemple, l'ensemble des parties constitutives de l'organe, au point de faire disparaître toute trace des éléments, au point d'oblitérer (puisqu'il n'y a alors jamais d'apoplexie pulmonaire) la totalité des appareils circulatoires.

Il est bon de remarquer encore, en passant, que les grands processus caséeux envahissent forcément toutes les lésions inflammatoires concomitantes produites dans le cours de la maladie. Pour ne pas quitter le poumon, il faut en effet que les vaisseaux sanguins volumineux voient leurs colonnes sanguines se caséifier, puisqu'ils n'apparaissent presque jamais béants sur la coupe et que la circulation sanguine des blocs caséifiés est, à un moment donné, toujours supprimée. Il faut en outre que les cavités bronchiques aient été le siège d'un exsudat qui se sera ultérieurement caséifié ; car la matière caséeuse infiltre des éléments et des tissus, mais ne s'exsude pas dans une cavité, à l'instar de la fibrine ou des éléments du pus. Or, dans le bloc de pneumonie caséeuse, toutes les cavités respiratoires sont comblées par le mastic caséifié. Donc, les alvéoles eux-mêmes ont dû, au début, subir les processus exsudatifs inflammatoires ; il s'est fait, autant qu'on en peut juger par l'examen du fond des lésions, une pneumonie catarrhale et fibrineuse, si je m'en rapporte du moins aux cas que j'ai pu examiner (Voy. Pl. VI, *fig.* I, *f, ca, p*); et tout à coup, pendant la culture intensive des bacilles, le changement à vue s'est opéré, tout est mort sur place; éléments épithéliaux, globules blancs, cellules connectives de tous ordres, fibres interstitielles, sang circulant dans les conduits vasculaires, exsudats inflammatoires, tout a été sidéré, nécrosé, par un poison unique, sécrété évidemment en excès.

Les choses pourront demeurer ainsi, dans cet état de momification anhiste, pendant un temps indéfini, parfois extraordinaire. Ou bien, au contraire, les parties mortes se désagrégeront, la fonte caséeuse apparaîtra, les masses nécrosées tomberont dans les cavités voisines perméables et seront éliminées à travers les canaux normaux du corps humain (formation des cavernes pulmonaires ou rénales, ulcérations tuberculeuses de l'intestin, etc.).

Nous n'avons pas à rechercher ici le mécanisme de ces éliminations caséeuses, à savoir, par exemple, si c'est par un simple effritement des masses mortifiées ou par une infection pyogénique secondaire que se fait ce travail de destruction et d'évacuation. Il nous suffit de savoir que les tissus caséifiés sont morts et que tout élément cellulaire y ayant disparu, la matière caséeuse qui leur succède est un *corps étranger*, encore toxique, encore infectieux d'ailleurs, car le bacille connu de la tuberculose y végète un temps indéterminé. Peut-être aussi le bacille, inconnu, de la syphilis quand il s'agit de lésions syphilitiques caséeuses, y survit-il quelque temps, bien que les toxines syphilitiques ne procèdent pas avec cette allure sidérante et diffusante que nous venons de voir dans la tuberculose. Les caséifications syphilitiques des organes, comme le poumon, ne sont guère connues.

C'est donc à la tuberculose bacillaire banale qu'il faut songer toutes les fois qu'on rencontre de larges

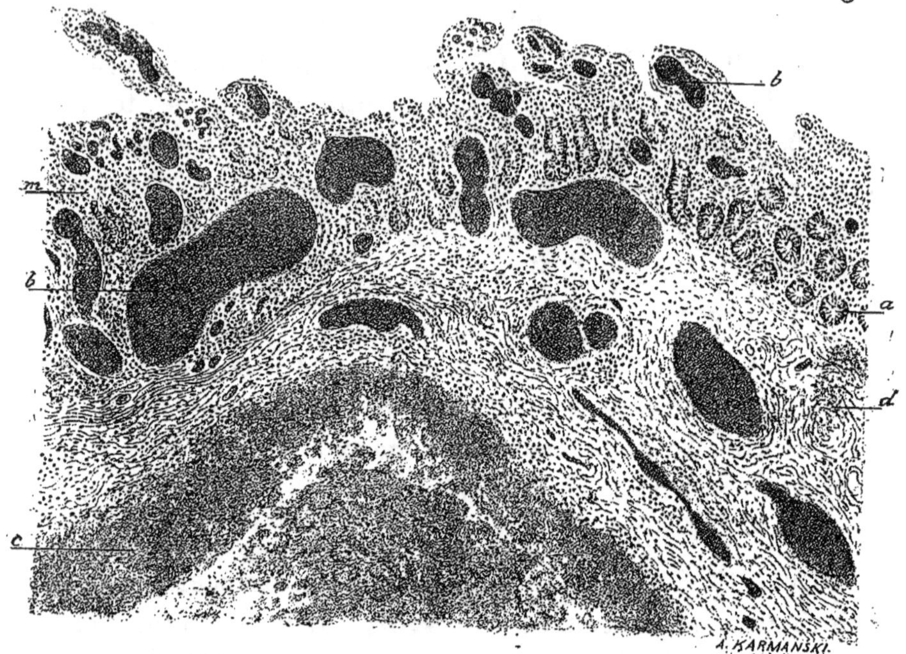

Fig. XXI. — *Entérite tuberculeuse. Masses caséeuses sous muqueuses.*
Ectasies vasculaires au pourtour des masses caséeuses. Gross^t $\frac{65}{1}$.

a), muqueuse intestinale contenant encore des glandes de Lieberkühn bien reconnaissables.

m), muqueuse envahie par une inflammation végétante interstitielle ; les culs-de-sac des glandes en tube se montrent à peine dans les intervalles séparant les énormes lacs sanguins.

b, b), vaisseaux sanguins capillaires considérablement dilatés, munis d'une paroi à peine appréciable, gorgés de sang, non thrombosés.

d), tissu sous-muqueux, largement sclérosé, parcouru, comme la muqueuse, par de larges vaisseaux, capillaires et veinules, distendus par le sang.

c), abcès caséeux ; tubercule sous-muqueux, sec, effrité, pauvre en noyaux, invasculaire, dépourvu de cellules géantes ; ne contenant pas de bacilles colorables par le Ziehl.

processus caséifiants. Alors même que le bacille tuberculeux semble y faire défaut, les masses caséeuses en contiennent parfois cependant des quantités formidables (Voy. Pl. IX, *fig*. 1, 2 et 3). Même stériles en apparence, leur inoculation produit souvent des résultats positifs. Aussi, dans les cas difficiles, est-ce à la pathologie expérimentale qu'il faut demander le dernier mot, les toxines caséifiantes n'étant pas capables par elles seules et alors qu'elles sont bien stérilisées, de reproduire *in situ*, des caséifications secondaires. Si j'en juge par mes recherches, la présence des bacilles de Koch vivants ou de leurs cadavres est nécessaire pour obtenir la caséification.

Les méthodes colorantes de la matière caséeuse démontrent, quand on emploie concomitamment une technique microbique soignée (Ziehl, hématoxyline, auramine), que les régions caséeuses possèdent souvent des nombreux bacilles tuberculeux et que les masses bacillaires contribuent à donner aux tissus leur opacité et leur aspect vitreux. Les parois des cavernes, les tubercules de la rate, la caséification de la surrénale dans la maladie d'Addison (Voy. Pl. XII, *fig.* 1), les tuberculoses sous-muqueuses de l'intestin, en fournissent journellement la preuve.

Les lésions péri-caséeuses sont des lésions banales ; le tissu voisin de la matière caséeuse, réagit contre le corps étranger toxique qui le menace et qui l'envahit d'ailleurs fréquemment. Les zones péri-caséeuses sont donc le siège à la fois des circonvallations défensives établies à la hâte par l'organisme et des points d'accroissement au niveau desquels la maladie bacillaire s'efforce de progresser. Là, les cellules géantes devraient être abondantes ; elles y font au contraire souvent défaut. Leur présence (Voy. Pl. XII, *fig.* 1, *g*) indique un processus moins aigu, pendant lequel les éléments cellulaires péri-caséeux ont pu s'organiser, mal encore, il est vrai, mais en englobant quelques bacilles, éclaireurs d'avant-gardes des invasions nouvelles. Leur absence, presque constante autour des pneumonies caséeuses aiguës par exemple (1), indique au contraire l'acuité de processus caséifiant. Elle correspond aussi, par contre, à la circonscription possible sur place, des colonies infectieuses ayant fait largement leur œuvre et dès lors immobilisées sur leurs terrains conquis et mortifiés.

Les conditions pathogéniques de la caséification ne nous arrêteront pas longtemps. Nous croyons avoir établi, par ce qui précède, que cette mortification spéciale, cette variété de *nécrose coagulante* si particulière, n'a que des corrélations très éloignées avec les lésions des vaisseaux nourriciers d'une région quelconque.

Souvent d'ailleurs les vaisseaux voisins de la masse caséeuse, parfois même les vaisseaux logés au centre de la caséification, sont encore perméables, nullement oblitérés, alors même que leurs parois seraient en voie de caséification, Cet aspect se voit fréquemment dans la tuberculose chronique caséeuse. Ce n'est donc pas l'ischémie qui cause la caséification, c'est un processus toxigène particulier, mais non spécifique de la tuberculose ou de la syphilis. Certaines tumeurs, qui se caséifient souvent largement, les sarcomes embryonnaires ou fuso-cellulaires par exemple, peuvent être des plus vasculaires. La mort caséeuse des tissus résulte d'une intoxication chimiquement spéciale. Il en est de même pour leur dégénérescence graisseuse ou leur infiltration pigmentaire (Voy. Pl. XI, *fig. 3*).

La caséification est la manifestation privilégiée des cultures infectieuses bacillaires. La syphilis aime moins cette for-

---

(1) Dans un cas de pneumonie caséeuse pseudo-lobaire chez un enfant de 8 ans, je ne trouvai que quelques rares cellules géantes uniquement logées dans l'épaisseur de la plèvre viscérale.

mule et le paludisme l'ignore : voilà tout ce qu'on peut dire actuellement, au sujet des processus caséifiants.

Quand il en est ainsi pour la tuberculose, les germes pathogènes semblent acquérir une virulence d'intensité plutôt moyenne. Les diffusions caséeuses, quoique destructives, sont bien moins virulentes que les infections granuliques suraiguës, éminemment inflammatoires et réactionnelles.

Ces dernières, par contre, contiennent souvent peu de bacilles tuberculeux, alors que les amas caséeux en sont fréquemment farcis. Il se peut donc qu'au point de vue de la caséification, la *quantité* des germes joue un rôle aussi important, sinon plus considérable, que leur virulence toxigène.

Ce que nous disons sera encore acceptable, alors même que l'examen méthodique le plus soigné ne révèle, dans les îlots caséeux, que peu ou point de bacilles tuberculeux. La désintégration rapide des tissus nécrosés apporte vraisemblablement dans la composition des parties, peut-être même dans la texture des germes, des transformations histo-chimiques capables de modifier la susceptibilité colorante des bacilles de Koch. Les intéressantes expériences de Metchnikoff sur la phagocytose apportent une grande lumière sur ce sujet, naguère encore si obscur. La chimie intime des masses caséeuses demanderait à être poursuivie. On découvre dans la matière caséeuse des cristaux variés, jadis considérés comme des corps gras, aujourd'hui reconnus comme des cristaux de spermine (cristaux de Charcot). Souvent aussi des fragments de substance hyaline ou fibrineuse, colorables par la vésuvine ou par le picro-carmin, apparaissent comme fixés au milieu des parties désagrégées. Il est vraisemblable

que les lésions histo-chimiques, subies par ces parties, diffèrent des altérations ordinaires.

Que devient la matière caséeuse ? Tantôt,elle est circonve-
nue par les travées fibroïdes qui s'échafaudent autour d'elle
et forment peu à peu le tubercule scléro-caséeux dit de guérison. Dans ces masses, d'ailleurs, on pourra longtemps
encore découvrir des bacilles virulents (Déjerine), alors même
que la calcification terminale infiltrerait ces masses caséo-
plâtreuses (adénopathies trachéo-bronchiques,ganglions scro-
fulo-tuberculeux cervicaux,nodules calcifiés du poumon, etc).

Tantôt, au contraire, la masse caséeuse est chassée hors de
l'organisme ; cette sortie se fait,soit directement par suite de
fistules tuberculo-caséeuses, et l'on assiste alors à l'évolution
d'une inflammation chronique ulcéreuse de nature tuberculeuse, soit indirectement, la matière caséeuse tombant dans
une cavité préformée. Le pneumothorax tuberculeux, les cavernes tuberculeuses du péritoine, les abcès caséeux du rein
et la péri-néphrite caséeuse, les métrites caséuses et les sal-
pingites avec les ovarites tuberculeuses, sont des exemples
trop connus pour nous arrêter.

Les *ulcérations* tuberculeuses ne diffèrent de toute inflammation ulcérative que par la présence constante des germes
pathogènes dans l'épaisseur et à la surface des tissus nécrosés.

Toute inflammation ulcérative est caractérisée par la mortification moléculaire des éléments constitutifs du tissu conjonctif végétant qui forme la plaie ulcéreuse. Pour les plaies
tuberculeuses, il en est de même. On est frappé de leur richesse extrême en bacilles, réunis souvent, dans les ulcérations tuberculeuses de l'anus ou de l'intestin par exemple,
en amas conglomérés énormes.

On remarque alors qu'un grand nombre de bacilles ne
sont contenus ni dans le protoplasma des cellules blanches,
ni dans les cellules fixes, ni dans les endothéliums vasculaires. Souvent aussi, les espaces lymphatiques et même les
vaisseaux lymphatiques en renferment un grand nombre,
flottant dans le corps d'un globule blanc ou logés dans l'épaisseur d'un endothélium. Les cellules géantes abondent d'ordinaire au voisinage de ce tissu embryonnaire tuberculeux
et elles contiennent de nombreux bacilles facilement colorables. La destruction, dans ces ulcères, est doublement assurée,
d'abord par les caséifications inévitables et fondamentales du
début des lésions, ensuite par les végétations misérables du
tissu conjonctif réactionnellement enflammé. Ce dernier
cultive pour son propre compte les colonies bacillaires qui
le désagrègent, élément par élément, et mettent successivement à nu les couches des tissus sous-jacents.

Le procédé destructif est donc inflammatoire, au sens absolu du mot ; il est pyogénique, mais il reste, malgré tout
et jusqu'à la fin, c'est-à-dire jusqu'aux cicatrisations, possibles même dans ces cas, spécifique et bacillaire.

IV

Technique Histo-Pathologique

Planches

Chapitre Premier

—

TECHNIQUE HISTO-PATHOLOGIQUE

SOMMAIRE

§ I. — *Conservation des pièces anatomo-pathologiques.*
Liquide de Muller ; sa formule. Alcool ; bains alcoolisés.

§ II. — *Procédés de durcissement.*
Durcissements par le Muller; par l'alcool absolu ; par le liquide
de Flemming ; par le liquide de Lang.

§ III. — *Inclusion des pièces pour les coupes.*
Substances solidifiables : collodion, colloïdine, paraffine. Procédés
d'inclusion dans chacune de ces substances.

§ IV. — *Coupes microscopiques.*
Procédés : coupes à la main ; coupes au microtome. Technique.

§ V. — *Coloration des coupes microscopiques.*
Picro-carmin de Ranvier. Picro-carmin lithiné de Orth ; technique.
Hématoxyline. Acide osmique. Safranine. Vésuvine. Carmin aluné.
Orcanette acétique. Méthode de Malassez pour différencier la
névroglie. Aurantia pour les épithéliums glandulaires de l'estomac·
Méthode de Kühne pour la coloration des corps hyalins. Mé-
thode de Weigert pour la fibrine.

§ VI. — *Coloration des microbes.*
Microbes tenant ou ne tenant pas le Gram : méthode de Weigert ;
méthode de Nicolle.

La série des arguments par lesquels nous avons dû passer
dans les Chapitres précédents, pour défendre la doctrine mo-

derne de l'Inflammation, se base sur un appareil considérable de faits matériels. La critique a le droit absolu de contrôler ces faits, l'*expérience* étant la base nécessaire de toute conception doctrinale.

Pour mettre le lecteur à même de juger en pleine liberté la valeur des faits, il m'a paru bon de résumer ici, en quelques lignes, les indications de technique anatomo-pathologique qu'il suffit de suivre, si l'on veut observer par soi-même les lésions décrites dans les pages précédentes.

Il est bien entendu que je ne donnerai ici que les éléments suffisants de la pratique courante ; l'utilité d'un Manuel complet de technique histo-pathologique ne me paraissant pas indiquée pour le cas actuel.

I. — CONSERVATION DES PIÈCES ANATOMO-PATHOLOGIQUES

Pour conserver une pièce avec toutes les chances désirables en vue de son utilisation ultérieure, il suffit de la plonger, le plus tôt possible, dans un large bain de *liquide de Müller*.

Le liquide de Müller, employé dans tous les laboratoires, offre cet avantage sur les alcools inférieurs, qu'on a le tort de lui préférer souvent, d'être peu coûteux, d'une préparation facile, et de fixer rapidement la totalité des parties saines aussi bien que des régions malades.

Formule du liquide de Müller :

Eau bouillie.	1000 grammes.
Bichromate de potasse.	20 »
Sulfate de soude	10 »

Faire dissoudre le bichromate dans l'eau bouillante.

La seule précaution, nécessaire à mon avis, est la suivante: il faut que la pièce nage largement dans le bain de Müller ; pour cela, il suffit de remplir le fond du vase d'une petite quantité d'ouate ordinaire qui sert de coussin à la pièce anatomique et en permet l'imbibition générale et simultanée. Il est bon, en outre, de pratiquer, sur les parties, des incisions exploratrices assez larges pour permettre au liquide de pénétrer très vite et partout.

Enfin, il est nécessaire de renouveler le liquide de Müller, chaque jour, pendant la première semaine, surtout si la pièce est volumineuse, jusqu'à ce que le liquide ne soit plus troublé et demeure indéfinimènt clair.

Cela fait, on peut conserver très longtemps la pièce dans son bain, en surveillant seulement son durcissement qui peut devenir considérable.

Il est bon, à ce moment, de retirer la pièce, par crainte d'accidents, et de la conserver dans un *alcool quelconque*.

Pour cela, on lavera au préalable, largement, la pièce dans l'eau courante. Lorsque le dégorgement des tissus sera terminé, ce qu'on jugera à l'aspect définitivement incolore de l'eau stagnante dans laquelle la pièce aura séjourné quelques heures, on la recevra dans une série de bains d'alcool, faibles d'abord, puis plus concentrés.

Le meilleur procédé et le plus simple consiste à commencer par utiliser les *vieux alcools* des pièces, ayant déjà servi. Ces vieux alcools pénètrent lentement les tissus immobilisés par le Müller et en assurent la fixation définitive.

Après quelques bains ainsi alcoolisés et de plus en plus forts, on reçoit définitivement la pièce dans l'*alcool fort* et l'on ferme le réceptacle avec soin.

II. — PROCÉDÉS DE DURCISSEMENT

Pour les choses courantes, lorsqu'on veut obtenir de bonnes coupes d'ensemble, ce sont précisément les parties durcies par le procédé de conservation que nous venons de décrire qui sont les meilleures. Tout y est en place : le sang s'est fixé dans les vaisseaux et les globules rouges et blancs s'y pourraient compter au besoin ; les cellules connectives, les épithéliums ont été saisis dans la forme et dans les rapports qu'ils présentaient au moment de l'inclusion des pièces ; un grand nombre de microbes pathogènes peuvent même être impunément imprégnés par le bichromate et permettre leurs colorations ultérieures.

Il est cependant des cas où le durcissement par le Müller ne suffit pas. Veut-on, par exemple, observer les figures karyokinétiques ? Il ne faut pas seulement recueillir, aussi fraîches que possible, les parties qui seront soumises à l'examen, on doit encore, pour plus de sécurité, recevoir un fragment peu volumineux, d'un demi à un centimètre cube d'épaisseur, et le plonger aussitôt dans un bain suffisant d'*alcool absolu* ou dans le *liquide de Flemming* (solution faible ou solution forte, selon l'indication donnée par la consistance des tissus).

Liquide de Flemming

(Solution faible)

Eau distillée	100 grammes.
Acide chromique.	0,25 centigr.
Acide osmique	0,01 »
Acide acétique	0,01 »

(Solution forte)

Acide chromique à 1 %	50 c. c.
Acide osmique à 1 %.	25 »
Solution d'acide acétique officinal .	3 »

Employer de préférence des solutions fraîchement préparées.

Mêmes précautions pour assurer la perméabilité simultanée de toutes les parties de la pièce : la faire reposer sur un coussinet d'ouate placé au fond du réceptacle.

Le *liquide de Lang* donne également de bons résultats. Il offre même sur le liquide de Flemming certains avantages appréciables : son prix est modique et on peut le faire agir sur des fragments un peu plus volumineux.

Liquide de Lang

Eau distillée	100 grammes.
Chlorure de sodium	10 »
Bi-chlorure de mercure	5 »

Avoir soin de préparer un bain abondant et retirer du liquide au bout de 24 heures.

III. — INCLUSION DES PIÈCES POUR LES COUPES

Les fragments sont bien durcis, il faut les préparer pour les coupes. S'ils sont très petits, minces, s'il s'agit, par exemple, de membranes, de viscères appartenant au tube digestif, de fragments ténus enlevés sur le vivant, il faut inclure la pièce dans une substance solidifiable. Bien orientée dans cette matière, la pièce pourra offrir au rasoir une excellente consistance et une prise suffisante.

Les trois procédés couramment employés sont le collodion, la celloïdine et la paraffine.

L'inclusion dans le *collodion* est des plus élémentaires. La pièce bien abrasée, sortie de l'alcool et essuyée avec soin, est placée sur un bouchon taillé *ad hoc* et recouvert d'une goutte de *collodion élastique exempt de toute trace d'huile de ricin*. Maintenue quelques instants dans la position voulue, la pièce ne tarde pas à adhérer au bouchon. Verser quelques gouttes de collodion sur le tout, attendre que la dessication s'opère à peu près complète, et déposer, pièce en bas, le bouchon collodionné, dans un bain de vieil alcool ; attendre le durcissement complet qui se produit en quelques minutes et couper.

La *celloïdine* demande des soins plus méticuleux. Le fragment, convenablement durci par un des procédés employés d'habitude, doit séjourner au préalable dans une série de bains d'alcool absolu. En pratique, 2 ou 3 bains, de 24 heures de durée chacun, suffisent amplement pour la déshydratation. Un dernier bain, composé d'alcool absolu et d'éther sulfurique, par parties égales, précède de 24 heures la première inclusion dans la solution légère de celloïdine (¹).

Au bout de 24-48 heures, on place le fragment dans une solution sirupeuse épaisse de celloïdine. Le lendemain, on fixe en l'orientant avec soin, dans une boîte de carton, la pièce imbibée de celloïdine forte et l'on attend la demi-dessication. A ce moment, on plonge, pour 24 heures, le carton et la pièce dans du vieil alcool. Le tout s'y durcit d'une manière régulière et peut servir, une fois dégrossi, pour les coupes au microtome à chariot.

Le fragment celloïdiné est facilement fixé, grâce au collodion, sur un bouchon taillé.

L'inconvénient de l'inclusion dans la celloïdine consiste en une certaine lenteur offerte par les tissus à l'action des matières colorantes. Pour y obvier, il suffit d'avoir recours aux bains colorants légers et prolongés (²).

La *paraffine*, excellente pour les coupes en séries et particulièrement pour les examens embryologiques, offre à l'anatomie pathologique de grands inconvénients. Elle s'oppose à l'emploi de fragments assez volumineux; elle risque de désagréger les tissus et les éléments. Les manœuvres qu'elle nécessite sont nombreuses et, partant, souvent infidèles (Voy. les Traités d'histologie). En principe, la celloïdine la remplace toujours avantageusement.

(¹) *Préparation des solutions de celloïdine* : les fragments ténus de celloïdine du commerce sont dissous dans parties égales d'alcool absolu et d'éther ; la proportion de celloïdine dissoute en règle à volonté la condensation.

(²) L'essence de girofle dissout très vite la celloïdine. Aussi, quand on veut monter les coupes dans le baume, vaut-il mieux les passer, après la bain d'alcool absolu par la *créosote* et mieux encore par l'*essence de bergamote*.

IV. — COUPES MICROSCOPIQUES

Les coupes à main levée sont tombées en défaveur depuis l'emploi si pratique des microtomes de précision.

Grâce aux appareils perfectionnés en usage dans tous les laboratoires, la question des coupes est devenue presque banale : il suffit d'une bonne orientation des fragments et d'une manœuvre attentive des vis de l'appareil.

Le rasoir, soigneusement entretenu, doit toujours être largement aspergé d'alcool fort. Il faut éviter de cueillir la coupe sur la lame avec un instrument de métal ; il est bon de la recevoir à l'aide d'un pinceau et de la déposer dans un bain d'alcool.

V. — COLORATIONS DES COUPES MICROSCOPIQUES

Je n'ai pas à transcrire ici la totalité des méthodes colorantes signalées au cours de cet Ouvrage ; il me suffira de rappeler, qu'en histologie pathologique, un petit nombre de procédés de coloration doit suffire à tous les cas.

L'usage du *pricro-carmin de Ranvier*, qui donne des sélections si parfaites, répond à la presque totalité des indications. Pour les pièces durcies au Müller, il faut plus de temps, et les bains de 24 heures sont souvent nécessaires.

D'ailleurs, le *picro-carmin lithiné de Orth* permet la coloration instantanée de ces mêmes tissus.

Picro-carmin de Orth

Solution de carmin lithiné . . . .   1 vol.
Eau saturée d'acide picrique . . . .   1 »

La solution de carmin lithiné consiste en :

— Solution aqueuse saturée à froid de
    carbonate de lithine . . . .   q. s.
— Carmin pulvérisé   2,50

La technique la plus facile est la suivante :

1° passage au picro-carmin de Orth (suivant les indications) *q s.*

2° lavage à l'*eau picriquée* (*a*)

3° lavage à l'alcool fort

4° alcool absolu

5° montage au baume ou dans la glycérine (au choix).

L'*hématoxyline* en solution glycérinée acétique est également d'une utilité journalière. Il faut faire passer la coupe dans un bain abondant et laver largement, à plusieurs reprises, dans l'eau distillée. Les noyaux dans leurs différents stades sont parfaitement colorés.

Si l'on veut une double coloration des coupes, le bain *d'éosine aqueuse en solution très étendue,* prolongé

(*a*) Formule de l'*eau picriquée*
   { Alcool à 70° . . . .   70 parties.
   { Eau saturée d'acide picrique. . . . .   30 »
   { Acide chlorhydrique . . . .   5 »

24 heures ([1]), donnera les résultats les plus satisfaisants. (Voy. la technique détaillée p. 210) ([2]).

L'hématoxyline sert parfaitement pour la coloration triple bactériologique des coupes. (Voy. chap. Microbes pathogènes et Inflammations tuberculeuses).

L'acide osmique, en solution à 1 $\%$ ou à 2 $\%$ s'emploie fort bien pour les coupes durcies dans le Müller. Il faut prolonger le bain un temps suffisant.

La recherche des figures karyokinétiques se fait à l'aide soit de l'hématoxyline, soit de la *safranine*. Une bonne technique, due à Cornil, est la suivante : solution alcoolique de safranine et solution aqueuse de safranine, de chaque, parties égales ; séjour de la coupe 24 heures dans ce bain de safranine alcoolique et aqueuse ; décoloration progressive par bain d'alcool absolu.

Les filaments chromatiques gardent un ton rouge vif, alors que tout le tissu se décolore en lilas pâle.

La recherche des noyaux dans les cas difficiles est assurée par l'emploi de la *vévusine* ([3]). Il suffit de décolorer par l'alcool absolu. Une bonne technique est celle qui consiste dans l'emploi successif du picro-carmin et de la vésuvine glycérinée.

Le *carmin aluné*, employé seul ou associé au picro-carmin, donne également de bons résultats.

([1]) Pour obtenir une bonne déshydratation des coupes après le bain d'éosine, passer par alcool absolu, puis par créosote pure ; monter dans baume au xylol, après passage par xylol.

([2]) Employer pour la déshydratation l'essence de bergamote de préférence à l'essence de girofle.

([3]) *Solution de vésuvine.* — Eau bouillante, vésuvine pulvérisée, q. s. puis glycérine ajoutée en quantité égale à l'eau bouillie. Filtrer avant de s'en servir. Coloration rapide.

La recherche de la graisse est assurée par l'usage de l'acide osmique et aussi de l'*orcanette acétique:*

Orcanette acétique

Orcanette. . . . .   50 grammes.
Alccol à 95°   150   »
Laisser macérer 48 heures, évaporer en consistance d'extrait ; reprendre par
Acide acétique cristallisé . . . .   25 c. c.
Après dissolution, tirer, verser dans
Alcool à 50° . . . .   200 c. c.
Laisser reposer 24 heures et filtrer.

Si l'on veut différencier la névroglie, on emploie la *méthode de Malassez*.

Méthode de Malassez pour la névroglie.

1° coupe colorée au picro-carmin peu ammoniacal.

2° passer dans solution de potasse à 40 $^o/_o$ — 10 minutes.

3° laver dans eau distillée.

4° traiter par acide acétique concentré.

5° monter dans la glycérine.

Les fibrilles de névroglie restent immuables et d'un lilas pâle, le tissu conjonctif est d'un rose jaunâtre très différencié ; il apparaît d'ailleurs tuméfié.

La différenciation des *épithéliums glandulaires peptiques* de l'estomac par l'*aurantia* a donné des résultats parfaits entre les mains de mon maître le professeur Hayem. Voici la technique :

1° passer la coupe à l'hématoxyline.

2° décoloration suffisant par l'eau acétique légère.

3° reprendre par une solution *aa* d'aurantia et d'éosine jusqu'à ton jaune rosé.

4° alcool ordinaire.

5° alcool absolu

6° essence.

7° xylol.

8° baume au xylol.

Les dégénérescences hyalines des cellules fixes sont facilement colorées par la méthode de Russel ou par la méthode de Kühne.

Méthode pour la coloration des corps hyalins.

1° passer la coupe, sur la lame, pendant dix à quinze minutes dans la *solution de violet cristal.*

> Carbonate d'ammoniaque à 1 $^o/_o$.
> Violet cristal (en solution alcoolique concentrée) q. s.

2° Gram, pendant deux minutes.

3° solution alcoolique concentrée (alcool absolu) de fluorescéine jusqu'à décoloration de la matière violette.

4° alcool absolu, pour enlever l'excès de fluorescéine.

5° essence de girofle.

6° xylol.

Le picro-carmin, l'éosine, seule ou associée à l'aurantia, colorent très bien aussi ces masses hyalines.

Veut-on colorer spécialement la fibrine, on a recours à la *méthode de Weigert* (Voy. le texte : fibrine, page 210).

VI. — TECHNIQUES BACTÉRIOLOGIQUES

Les techniques bactériologiques ne nous arrêteront pas, elles sont des plus variées et nous les avons indiquées dans le cours des chapitres de l'ouvrage.

Les *microbes pathogènes* tiennent ou ne tiennent pas le Gram.

Les premiers seront parfaitement colorés par l'une des méthodes courantes, en particulier celle de Kühne ou celle de Weigert, méthode universelle pour la coloration des microbes, que je me contenterai de rappeler.

Méthode de Weigert pour la coloration des microbes
accessibles au Gram.

1° picro-carmin lithiné.

2° lavage à l'eau.

3° alcool absolu.

4° coupe fixée sur lamelle.

5° solution aqueuse, concentrée à chaud, de violet 6B, filtrée au préalable, 10 minutes.

6° égoutter et essuyer au papier buvard fin.

7° Gram fort, 2 minutes.

8° décoloration progressive à l'huile d'aniline.

9° enlever excès d'huile par xylol.

10° baume au xylol.

Tous les microbes qui ne tiennent pas le Gram sont vivement colorés par les divers produits polychromiques de l'aniline. Une excellente méthode est celle de M. Nicolle.

Méthode pour la coloration des microbes
réfractaires auGram.

1° pièces durcies par alcool.

2° bleu de Loffler ou de Kühne, pendant 1 à 3 minutes ([1]).

3° lavage à l'eau.

4° solution de tannin au $\frac{1}{10}$ (séjour presque instantané).

5° lavage à l'eau.

6° alcool absolu.

7° essence de girofle ou de bergamote.

8° xylol.

9° baume au xylol.

([1]) Formule du bleu phéniqué de Kühne : bleu de méthyle . . . . 1,5 ; alcool absolu . . . . 10 ; triturer légèrement dans un petit mortier avec 100 grammes de solution phéniquée à 5 %. Verser goutte à goutte.

Chapitre II

—

PLANCHES

SOMMAIRE

PLANCHE I

Fig. 1. — **Pleurésie aiguë**

Néo-membranes pleurétiques au dixième jour d'une pneumonie

Coupe d'une fausse membrane fibrineuse développée à la surface d'un poumon atteint de pneumonie (mort au dixième jour).

Grossissement $\frac{120}{1}$; Coloration par l'hématoxyline-éosine

La néo-membrane s'étale de droite à gauche. La plèvre qui lui donne insertion se reconnaît, à droite de la préparation, à la série verticale de masses anthracosiques qui la limitent et, plus à gauche, à la direction généralement horizontale des vaisseaux sanguins qui semblent gagner les exsudats fibrineux.

Les mailles fibrineuses qui cloisonnent, dans tous les sens, le reste de la préparation sont d'un ton rougeâtre qui tranche sur le ton général de la coupe

Ces fausses membranes, sinueuses, morcelées dans tous les sens, se reconnaissent encore à leur forme lamellaire et à leur direction sensiblement parallèle à la surface du poumon, enfin à leur pauvreté en éléments cellulaires.

Le tissu intermédiaire est un tissu conjonctivo-vasculaire embryonnaire. Parcouru par un nombre considérable de vaisseaux capillaires, sinueux et très dilatés, bien reconnaissables à leur lumière béante et à la couche unique de cellules plates qui les limite, ce tissu néo-formé, véritable angiome capillaire, est identique à lui-même dans toute son étendue.

L'extrordinaire vascularisation de la néo-membrane pleurétique contraste singulièrement avec la circulation discrète de la séreuse pleurale.

ch, masses de charbon infiltrées dans l'épaisseur de la plèvre viscérale.

v, vaisseaux de la plèvre, reconnaissables à leur direction assez régulièrement perpendiculaire à la surface de la séreuse.

f, f, lamelles ou travées fibrineuses, sinueuses, pauvres en éléments et disposées en réseaux dans l'épaisseur de la néo-membrane pleurétique.

n, noyaux de cellules blanches ou de cellules fixes logées dans les mailles du tissu conjonctivo-vasculaire récent.

t, tissu néo-conjonctivo-vasculaire parsemé de nombreux vaisseaux.

nv, vaisseaux capillaires de nouvelle formation.

PLANCHE I

Fig. 2. — **Péricardite aiguë récente**

*Coupe d'une fausse membrane formée à la surface de l'épicarde,
dans un cas de péricardite légère
développée au cinquième jour d'une pneumonie.*

Grossissement $\frac{350}{1}$; Coloration, par l'hématoxyline-éosine

Partie inférieure de la préparation : lamelles fibreuses de la surface de l'épicarde, reconnaissables à leur intrication, possédant quelques cellules fixes dont les noyaux
semblent indifférents au travail inflammatoire sus-jacent.

Partie supérieure de la préparation : surface libre des fausses membranes dont les couches denses et opaques, fibrillaires en haut, sont constituées par des dépôts de fibrine
étalés parallèlement à l'épicarde.

Partie moyenne de la préparation : se distingue par de larges espaces ou fentes ménagés
dans l'exsudat et remplis d'éléments cellulaires ; éléments remarquables par leur
abondance et leur diversité morphologiques. Dans les fentes les plus rapprochées de
la séreuse : noyaux à peine entourés d'une mince bordure protoplasmique, cellules
volumineuses avec protoplasma vivement coloré par l'éosine, et noyaux pâles.

Particularités de la préparation : à la partie moyenne, à gauche, cavités néo-vasculaires
formées en pleines fausses membranes, n'ayant aucune connexion visible avec la séreuse dont elles sont éloignées.

c, travées fibreuses de l'épicarde dont les noyaux paraissent indifférents au processus inflammatoire aigu voisin.

f, *f*, fibrine fibrillaire ou disposée en blocs plus ou moins parallèles à
la surface de la séreuse.

m, masses élémentaires granuleuses, munies d'un noyau pâle, logées
dans les cavités interstitielles de la fausse membrane.

c, *e*, éléments jeunes ; cellules blanches, de dimensions variables, diapédésées dans l'épaisseur de l'exsudat péricarditique.

nv, deux néo-capillaires développés dans les mailles de la fausse membrane, reconnaissables à leurs contours arrondis, aux jeunes
cellules endothéliales tuméfiées et pâles qui limitent leur cavité.

PLANCHE II

Fig. 1. — **Endartérite chronique**

Néo-formations vasculaires intra-vasculaires

Coupe d'artérioles trouvées dans un ancien ulcère simple de l'estomac, au milieu des travées fibreuses limitant les bords de la perforation gastrique (sclérose hypertrophiante des couches musculaires et sousséreuses).

Grossissement $\frac{50}{1}$; Coloration : picro-carmin

Au centre et à gauche de la préparation : grosse artériole (*a*) presque totalement oblitérée. On aperçoit, en dedans de la lame élastique interne (*l*), l'endartère (*e*) épaissie, reconnaissable à son ton rouge vif et donnant insertion à un bloc de tissu conjonctivovasculaire (*cv*) de nouvelle formation.

Ce tissu fibreux pathologique est parsemé, de place en place, d'amas pigmentaires hématiques révélant l'origine thrombosique de l'oblitération artérielle (thrombo-artérite fibroïde néo-vasculaire).

a, membrane moyenne de l'artère oblitérée.

l, lame élastique interne épaissie.

e, membrane interne épaissie.

cv, bloc de tissu conjonctivo-vasculaire, fibreux, oblitérant la lumière du vaisseau (thrombo-artérite).

a'a'', deux nerfs enflammés entourés d'une zone élastique épaisse.

n, nerf moins altéré, entouré d'une épaisse couche de tissu élastique.

v, artériole atteinte d'endartérite végétante.

scl, tissu de sclérose.

PLANCHE II

FIG. 2. — **Endartérite végétante néo-vasculaire**

Mêmes lésions que dans la fig. 1

Grossissement $\frac{120}{1}$; Coloration : hématoxyline-éosine

Les vaisseaux de la membrane adventice (vasa-vasorum) ne traversent pas la membrane moyenne, fibro-musculaire, qui paraît intacte.

L'endartère se confond insensiblement avec le bloc fibro-vasculaire qui oblitère la lumière du vaisseau.

Le tissu fibreux néo-vasculaire est parcouru dans tous les sens, mais surtout suivant l'axe du vaisseau, par les capillaires néo-formés.

Le plus grand nombre de ces canaux de nouvelle formation est oblitéré par leurs endothéliums desquamés ou par des leucocytes. La plupart sont sinueux, anastomosés entre eux, capillaires simples. Quelques-uns sont entourés par des couches concentriques de tissu fibroïde et parfois par des fibres musculaires lisses.

Il n'y a guère que la thrombo-artérite qui soit capable de donner naissance à une pareille prolifération conjonctivo-vasculaire à la face interne de l'endartère. La thrombo-phlébite agit de même.

p, périartère.

vv, vasa-vasorum perméables et non enflammés.

m, membrane moyenne, riche en cellules musculaires.

l, lame élastique interne.

e, endartère épaissie, à peine vasculaire.

f, bloc de tissu fibro-vasculaire, oblitérant la lumière du vaisseau.

nc, néo-capillaires, sillonnant le tissu fibreux.

nv, néo-vaisseaux artériels, entourés d'une couche épaisse de tissu fibro-
    musculaire.

PLANCHE III

Fig i. — **Coronarite chronique**

Athérome d'une artère coronaire.
Dégénérescence hyaline des parois vasculaires

Grossissement $\frac{150}{1}$; Coloration : bleu de méthylène prolongé,
glycérine acétique

Cette coupe montre une partie de la paroi d'un foyer athéromateux. La portion du tissu immédiatement adjacente à la bouillie athéromateuse est le siége d'une dégéné-rescence hyaline très marquée. Les cellules fixes, logées dans la substance hyaline, rappellent assez bien des ostéoblastes atrophiés.

Un fort grossissement montre qu'il s'agit simplement de cavités anguleuses logeant une cellule mince, déformée, en voie d'atrophie.

f, foyer athéromateux, développé aux dépens de la membrane moyenne et de l'endartère.

p, périartère scléreuse.

m, membrane moyenne déformée, fibreuse, ayant perdu, sur plusieurs points, toutes ses cellules musculaires.

e, endartère considérablement épaissie, ne présentant plus trace de structure normale.

h, h, placards de dégénérescence hyaline ou cartilaginiforme des parois vasculaires. Cette matière hyaline, opalescente, borde largement le foyer athéromateux ; elle contient quelques rares cellules anguleuses, rappelant vaguement la forme des ostéoblastes.

o, o, cellules anguleuses, logées dans des cavités irrégulières creusées au milieu de la substance hyaline.

l, leucocytes flottant dans la bouillie athéromateuse.

g, blocs graisseux, reconnaissables au milieu des sels et des cristaux constituant la boue athéromateuse.

PLANCHE III

Fig. 2. — **Endophlébite chronique oblitérante**

*Coupe d'un volumineux amas tuberculeux
logé au centre d'une capsule surrénale* (maladie d'Addison).

Grossissement $\frac{30}{1}$; Coloration par le picro-carmin et le carmin aluné

m, membrane moyenne, fortement musclée, d'une veinule surrénale comprimée de toutes parts par les masses tuberculeuses.

ph, endophlèbe épaissie ayant comblé la lumière du vaisseau et contenant dans son intérieur de larges cavités vasculaires, encore pour la plupart pleines de sang.

nv, vaisseaux de nouvelle formation, développés aux dépens des végétations inflammatoires endophlébitiques.

v, vaisseaux dilatés du tissu conjonctif péri-veineux, dans lesquels la circulation se trouve entravée par suite de la compression exercée dans le voisinage.

n, n, nodules tuberculeux formés autour de la veine et ayant envahi largement le tissu conjonctif péri-veineux et la membrane adventice de la veine.

g, g' cellules géantes tuberculeuses, occupant sur quelques points, comme en *g'*, le centre d'un follicule tuberculeux.

e, e, tissu conjonctif péri-nodulaire gorgé d'éléments embryonnaires.

ca, placards caséeux.

PLANCHE IV

FIG. 1. — **Karyokinèse**

Karyokinèse dans l'épaisseur d'une muqueuse gingivale en voie d'inflammation (gingivite hypertrophique de la grossesse)

Grossissement $\frac{600}{1}$; Coloration par la safranine

Cette inflammation végétante n'était point ulcéreuse. L'hyperplasie atteint aussi bien les éléments épithéliaux que les diverses variétés de [cellules connectives (endothéliums vasculaires, cellules fixes interstitielles).

ep, noyaux de la couche profonde de l'épithélium pavimenteux stratifié. Les différents stades de l'évolution karyokinétique y sont représentés.

v, coupe transversale d'un vaisseau limité par une couronne d'éléments cellulaires ; endothéliums dont l'un est en multiplication indirecte.

e, fente vasculaire dont un noyaux endothélial présente sa chromatine divisée en deux étoiles distinctes.

n, n, noyaux de cellules conjonctives à l'état de repos.

f, cellule fixe en karyokinèse.

FIG. 2. — **Cellules granuleuses d'Ehrlich**

Inflammation chronique du tissu conjonctif développée autour d'une fistule de l'urèthre

Grossissement $\frac{600}{1}$; Coloration par la safranine (bain prolongé)

f, fibres onduleuses du tissu fibreux.

n, n, noyaux des cellules fixes collées le long des travées fibreuses.

l, fente lymphatique sinueuse, contenant deux cellules blanches munies d'un petit noyau.

gr, trois cellules granuleuses d'Ehrlich contenues dans un espace interstitiel (*mastzellen*). Ces cellules sont reconnaissables à leur forme anguleuse, à la masse de granulations protoplasmiques dont elles sont farcies, à leur noyau pâle.

FIG. 3. — **Œsophagite tuberculeuse**

Abcès tuberculeux péri-œsophagien infiltrant successivement et de dehors en dedans les couches du canal alimentaire.

Grossissement $\frac{15}{1}$; Coloration par l'hématoxyline-éosine

Les lésions tuberculeuses de l'œsophage ne commencent pour ainsi dire jamais par la muqueuse. Les rares observations d'ulcération tuberculeuse de ce conduit ont presque toutes trait à des adénopathies tuberculeuses pré-œsophagiennes ouvertes dans le canal.

La *figure 3* montre clairement la marche des lésions bacillaires caséeuses. La dissection des couches musculaires se fait par une inflammation chronique végétante et caséeuse du tissu conjonctivo-vasculaire interstitiel.

a, cavité de l'abcès caséeux ayant perforé les couches musculaires de l'organe.

m, couches musculaires dissociées par les lésions caséeuses.

t, tissu de végétation bacillaire diffusant dans l'épaisseur de la couche sous-muqueuse.

v, vaisseaux sous-muqueux.

m m, *muscularis mucosæ* détruite par les zones embryonnaires.

p, lésions embryonnaires tuberculeuses qui s'avancent vers la cavité de l'organe.

gl, glande muqueuse logée au-dessous de la *muscularis mucosæ* et paraissant le siège d'un processus inflammatoire interstitiel visible à ce faible grossissement.

e, épithélium pavimenteux stratifié, coupé de place en place par les papilles du derme facilement reconnaissables.

d, derme de la muqueuse œsophagienne, complètement infiltré, et ulcéré.

p, périphérie du foyer tuberculeux, perforant la muqueuse au niveau des coupes sous-jacentes.

PLANCHE V

FIG. 1. — **Fièvre typhoïde**

Vue d'une coupe de plaque de Peyer nécrosée (Grandeur normale).

n, parois normales de l'intestin grêle.

p, plaque dure, tuméfiée, donnant à l'intestin une épaisseur cinq
fois plus grande que normalement.

Coloration montrant : une zône superficielle, foncée, opaque ; et une zône profonde
pâle, déchiquetée.

FIG. 2. — **Fièvre typhoïde**

Même préparation que la précedente, (vue à un plus fort grossissement).

Grossissement $\frac{20}{1}$; Coloration à l'hématoxyline, éosine.

m m, partie profonde de la couche musculeuse.

m' m, couche musculeuse interne les : faisseaux musculaires sont coupés
perpendiculairement à leur axe ; les faisceaux paraissent plus
espacés que normalement.

v, v, vaisseaux inter-musculaires très dilatés.

l, îlots de tissu réticulé non détruits, gorgés de cellules lymphatiques.

n, premières bandes nécrosées du tissu réticulé de la plaque de
Peyer. Les cultures du bacille d'Eberth ont frappé de mort par
couches successives, de dedans en dehors.

v', v', îlots de tissu réticulé encore respectés, au milieu des travées nécrosées, avec, habituellement, au centre, une veinule perméable.

e,c, placards conjonctivo-réticulés commençant à être envahis par
l'intoxication typhoïdique.

b, traînées fibrineuses vivement colorées en brun par l'éosine et
dessinant des sinuosités au milieu de la plaque nécrosée. Sur
plusieurs points, on voit les bandes de fibrine limiter des cavités vasculaires encore perméables au sang.

PLANCHE VI

Fig. 1. — **Pneumonie caséeuse**

Coupe du bord d'un bloc de pneumonie caséeuse pseudo-lobaire.

Grossissement $\frac{60}{1}$; Coloration au picro-carmin lent.

ca, bloc caséeux constitué par le parenchyme pulmonaire nécrosé. (Nécrose de coagulation).

f, un certain nombre d'alvéoles pulmonaires encore reconnaissables, situés sur la limite extrême de la masse caséeuse et remplis de fibrine fibrillaire colorée en rouge vif.

p, alvéoles pulmonaires écrasés par la masse caséeuse sous-jacente et paraissant parallèles à sa surface. Les alvéoles sont gorgés d'éléments en voie de mortification.

s, foyer hémorrhagique développé au voisinage d'un vaisseau pulmonaire. Les globules rouges sont visibles à ce grossissement.

Fig. 2. — **Cirrhose hépatique**

Hépatite diffuse subaiguë; *néo-canalicules biliaires*

Grossissement $\frac{55}{1}$; Coloration : picro-carmin

Cette coupe montre la dissociation des trabécules hépatiques par les travées de sclérose, et la richesse vasculaire de ces bandes fibroïdes interstitielles.

t, trabécules hépatiques au voisinage des travées scléreuses.

vh, veine sus-hépatique entourée de trabécules encore saines.

v, coupe d'un gros vaisseau enclavé dans une bande de cirrhose.

i, tronçon trabéculaire isolé au milieu du tissu scléreux.

s, tissu fibreux traversé par de larges cavités vasculaires, rempli en maints endroits par de nombreux amas embryonnaires et par des néo-canalicules biliaires.

nc, néo-canalicules biliaires prenant manifestement naissance sur les bords des îlots trabéculaires respectés.

PLANCHE VII

Fig. 1. — **Amygdalite tuberculeuse**

Ulcérations bacillaires de l'amygdale

*Coupe d'une amygdale gorgée de cellules géantes et de bacilles ;
coupe du pilier postérieur du voile du palais.*

Grossissement $\frac{10}{1}$; Coloration : picro-carmin

am, tissu amygdalien en voie de destruction et envahi par la tuberculose.

g, cellules géantes, tranchant par leur couleur vive sur la masse ca
séeuse environnante.

t, amas de follicules tuberculeux développés dans les interstices musculaires.

m, faisceaux musculaires.

gl, glandes muqueuses.

e, couche épithéliale de la muqueuse pharyngée.

Fig. 2. — **Angine tuberculeuse aiguë**

*Coupe de la paroi postérieure du pharynx envahie par une infiltration
tuberculeuse diffuse*

Grossissement $\frac{80}{1}$; Coloration : picro-carmin

e, épithélium pavimenteux stratifié, recouvrant le derme considérablement épaissi.

f, fibrine fibrillaire infiltrée à la surface et dans la profondeur du
derme. A la surface du derme, la fibrine vivement colorée en
rouge forme une mince bande au niveau de laquelle la couche
profonde de l'épiderme est détruite.

g, cellules géantes formées dans l'épaisseur du derme, affleurant
presque la couche épithéliale en haut et à gauche de la préparation. Les vaisseaux voisins sillonnant le derme ne sont pas oblitérés.

m, fibres musculaires dissociées par l'inflammation chronique.

gl, glandes muqueuses.

a, artériole épaissie.

PLANCHE VIII

Fig. 1. — **Tuberculose hépatique**

Coupe d'un gros tubercule du foie

Grossissement $\frac{10}{1}$; Coloration au picro-carmin

f, travées fibreuses se détachant du bloc fibro-caséeux.

gr, cellules hépatiques graisseuses. Un certain nombre de globules de graisse sont englobés dans la masse caséeuse et représentent manifestement les reliquats de cellules hépatiques détruites.

i, îlots trabéculaires isolés au milieu des travées fibreuses.

t, bloc caséeux ne contenant plus trace d'éléments organisés.

v, Coupe d'un gros vaisseau situé au centre du tubercule et dont les parois sont mortifiées, mais encore reconnaissables. La lumière du vaisseau n'est pas oblitérée.

Fig. 2. — **Tuberculose hépatique**

Même figure vue à un plus fort grossissement.
La coupe passe sur le bord de la masse caséeuse

Grossissement $\frac{250}{1}$.

f, travées fibreuses englobant la masse tuberculeuse.

l, éléments embryonnaires accumulés dans les espaces interstitiels.

g, cellule géante paraissant étranglée à sa partie inférieure (segmentation d'une cellule multinucléée ou fusion d'éléments épithélioïdes ?).

ep, cellules épithélioïdes polymorphes.

ca, matière caséeuse du centre du tubercule.

n, noyaux encore colorables au sein de la matière caséeuse.

PLANCHE IX

Tuberculose et bacilles de Koch

Fɪɢ. 1. — *Coupe d'une veine épiploïque entourée d'une énorme colonie de bacilles tuberculeux, (dans un cas de péritonite tuberculeuse subaiguë compliquée de cirrhose tuberculeuse du foie).*

Grossissement $\frac{110}{1}$; Coloration : hématoxyline, Ziehl, auramine.

v, parois de la veine non thrombosée.

b, b, bacilles tuberculeux infiltrés dans la péri-phlèbe.

e, tissu cellulo-adipeux de l'épiploon dont les noyaux peu colorab'es subissent la mortification caséeuse.

Fɪɢ. 2. — *Même préparation*, à un fort grossissement $\frac{300}{1}$.

l, leucocytes et cellules endothéliales desquamées, flottant dans la lumière de la veine.

v, membrane moyenne de la veine contenant quelques rares bacilles infiltrés dans ses interstices.

b, b, bacilles tuberculeux, groupés en amas, infiltrés largement dans les mailles du tissu conjonctif péri-vasculaire. Les noyaux des éléments cellulaires ne sont plus colorables.

b', b', bacilles logés dans l'épaisseur de l'endothélium.

Fɪɢ. 3. — *Mêmes bacilles tuberculeux isolés.*

———

PLANCHE X

Fig. 1. — Dégénérescence hyaline des cellules connectives

Ulcère rond de l'estomac

Gastrite scléreuse diffuse. La préparation montre une faible étendue du tissu conjonctif sous-séreux considérablement épaissi ; traitée par la méthode de Kühne (violet de gentiane, Gram, fluorescéine).

Grossissement $\frac{450}{1}$.

e, *e*, au milieu des travées onduleuses du tissu scléreux un grand nombre de cellules épithélioïdes, cellules fixes du tissu, accumulées dans les espaces interstitiels.

h, *h*, quelques-unes d'entre elles, les plus volumineuses peut-être, contiennent des granulations violet foncé, de grosseur variable, permettant souvent encore de reconnaître le noyau.

b, *b*, ces granulations, accumulées dans le protoplasma cellulaire donnent lieu à des amas de boules sphériques, très brillantes qui ne tardent pas à faire disparaître les contours de la cellule.

b', la matière hyaline forme de gros amas de sphères violettes qui semblent comme flottantes dans les espaces interstitiels.

(Cette dégénérescence hyaline ne doit pas être confondue, lors de ses premiers stades, avec des amas de microbes qui tiennent le Gram, non plus qu'avec les amas granuleux protoplasmiques des Mastzellen d'Ehrlich).

t, *t*, faisceaux conjonctifs et cellules fixes.

PLANCHE X

FIG. 2. — (*A* et *B*)

Les mêmes masses hyalines provenant de la même ulcération gastrique, mais colorées différemment (mêmes lettres que précédemment).

A. — On aperçoit les amas hyalins colorés très faiblement en jaune sur une préparation traitée par le picro-carminate d'ammoniaque.

B. — la coupe a été traitée par la safranine et décolorée par l'alcool absolu. On voit au milieu de la préparation un amas de boules hyalines colorées en rose carminé.

FIG. 3. — **Néphrite chronique**

Adénome cortical du rein

Coupe d'un rein atteint de néphrite chronique diffuse compliquée d'adénome.

Grossissement $\frac{192}{1}$; Coloration éosine, hématoxyline

s, à la partie inférieure et droite de la figure se montre le bord d'une plaque atrophique dans laquelle le tissu scléreux présente un nombre considérable de vaisseaux capillaires et de veinules très dilatés.

v, *v*, vaisseaux dilatés, gorgés de sang, parallèles aux quelques tubes urinifères respectés par l'atrophie scléreuse.

gs, glomérule scléreux, transformé en un bloc fibreux, hyalin, dépourvu de noyaux.

gl, glomérule scléreux, entouré d'un nombre considérable d'éléments lymphatiques.

c, tubes contournés du labyrinthe.

g, glomérule sain.

p, pyramide de Ferrein, reconnaissable à ses tubes droits perpendiculaires à la surface de l'organe.

l, tubes contournés distribués méthodiquement dans la région labyrinthique.

a, tumeur adénomateuse sphérique développée près de la surface du rein ; les cellules épithéliales sont distribuées sur une seule couche le long de végétations conjonctives arborescentes.

cp, noyau épithéliomateux, plus jeune que le précédent ; les travées conjonctives chargées de cellules néoplasiques adénomateuses sont dissociées par la préparation.

b, transformation adénomateuse des tubes du rein, en train de s'effectuer.

f, enveloppe fibreuse lentement formée autour de la tumeur principale.

t, surface du rein, comprimée par l'adénome, et montrant la plupart des tubes urinifères en voie d'atrophie et couchés parallèlement à la tumeur.

PLANCHE XI

FIG. 1. — **Surrénalite**

Evolution nodulaire graisseuse des trabécules surrénales

Grossissement $\frac{45}{1}$; Coloration picro-carmin

ts, trabécules surrénales, rappelant assez bien la forme des trabécules hépatiques, mais groupées, d'une manière générale, perpendiculairement à la surface de la glande.

c, capsule fibreuse de la glande surrénale.

a, cellules surrénales infiltrées de graisse.

ng, Evolution nodulaire graisseuse frappant un certain nombre de cellules surrénales et affectant d'une manière générale la zone moyenne de la substance corticale.

m, tronçons trabéculaires appartenant à la face opposée.

PLANCHE XI ·

Fig. 2. — **Cirrhose du cœur**

Dégénérescence amyloïde du cœur

Grossissement $\frac{400}{1}$; Eosine, potasse caustique.
Montage dans acétate de potasse.

s, tissu conjonctif interstitiel largement sclérosé.

a, coupe d'une artère.

am, matière amyloïde infiltrée par îlots reconnaissables à leur teinte cerise.

e, fibrilles élastiques colorées en violet par l'éosine potassique.

Fig. 3. — **Lésions du pancréas dans le diabète pigmentaire**

Grossissement $\frac{80}{1}$; Coloration : Carmin aluné.

Montage dans le baume.

i, travées interstitielles considérablement épaissies.

gl, lobules pancréatiques atrophiés et dont les éléments épithéliaux surchargés de pigments et dégénérés sont peu reconnaissables.

p, amas pigmentaires (pigment roux) infiltrant les lobules pancréatiques et le tissu interstitiel.

PLANCHE XII

Fig. 1. — **Maladie d'Addison**

Follicule tuberculeux caséifié au centre d'une capsule surrénale

Coloration : picro-carmin lent, carmin aluné

v, vaisseau, non oblitéré, envahi en totalité par la mortification caséeuse. Les différents tons concentriques correspondent aux membranes vasculaires nécrosées.

f, zone externe du vaisseau caséifié, donnant la réaction de la fibrine (nécrose coagulante de Weigert).

c, matiere caséeuse ne laissant voir que quelques noyaux encore colorés.

g, g, g, couronne de cellules géantes concentrique à la masse caséeuse.

g^r, une cellule géante envahie par la caséification.

l, l, zone embryonnaire concentrique à la ligne des cellules géantes.

t fragments de trabécules corticales repoussés à la périphérie, la masse tuberculeuse s'étant, suivant la règle, développée au centre de la glande surrénale.

Fig. 2. — **Dégénérescence amyloïde de la glande surrénale.**

Coloration : violet de Cornil, glycérine acétique.

vt, veine surrénale, enflammée, encore partiellement perméable (thrombo-phlébite végétante).

p, substance médullaire à peu près indemne.

t, t, trabécules corticales donnant à la glande un aspect strié perpendiculairement à la surface.

am, dégénérescence amyloïde des capillaires intertrabéculaires colorés en rouge violet.

g, graisse.

c, capsule d'enveloppe de la glande.

Tables des Matières

INDEX ALPHABÉTIQUE

G

U

TABLE ANALYTIQUE

———

Chapitre II

Chapitre III

Chapitre IV

Chapitre V

Pages.

Chapitre VI

DEUXIÈME PARTIE

LES ÉPITHÉLIUMS DANS L'INFLAMMATION

Chapitre I

Chapitre II

Chapitre III

Chapitre IV

Chapitre V

TROISIÈME PARTIE

ANATOMIE PATHOLOGIQUE GÉNÉRALE DES PROCESSUS INFLAMMATOIRES

Chapitre I

CHAPITRE II

CHAPITRE III

QUATRIÈME PARTIE

CHAPITRE I

CHAPITRE II

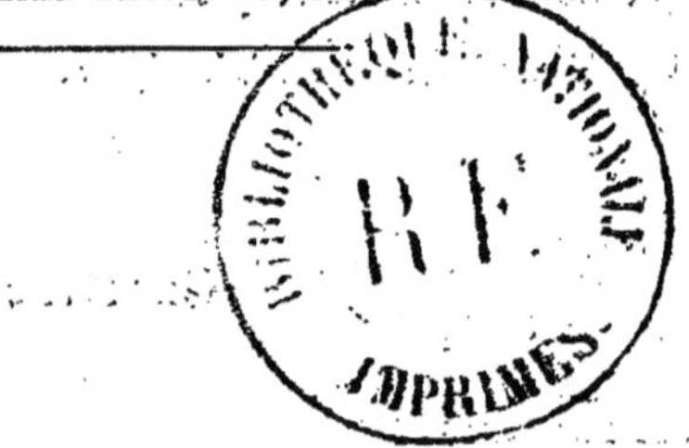

Planche 1

Fig.1

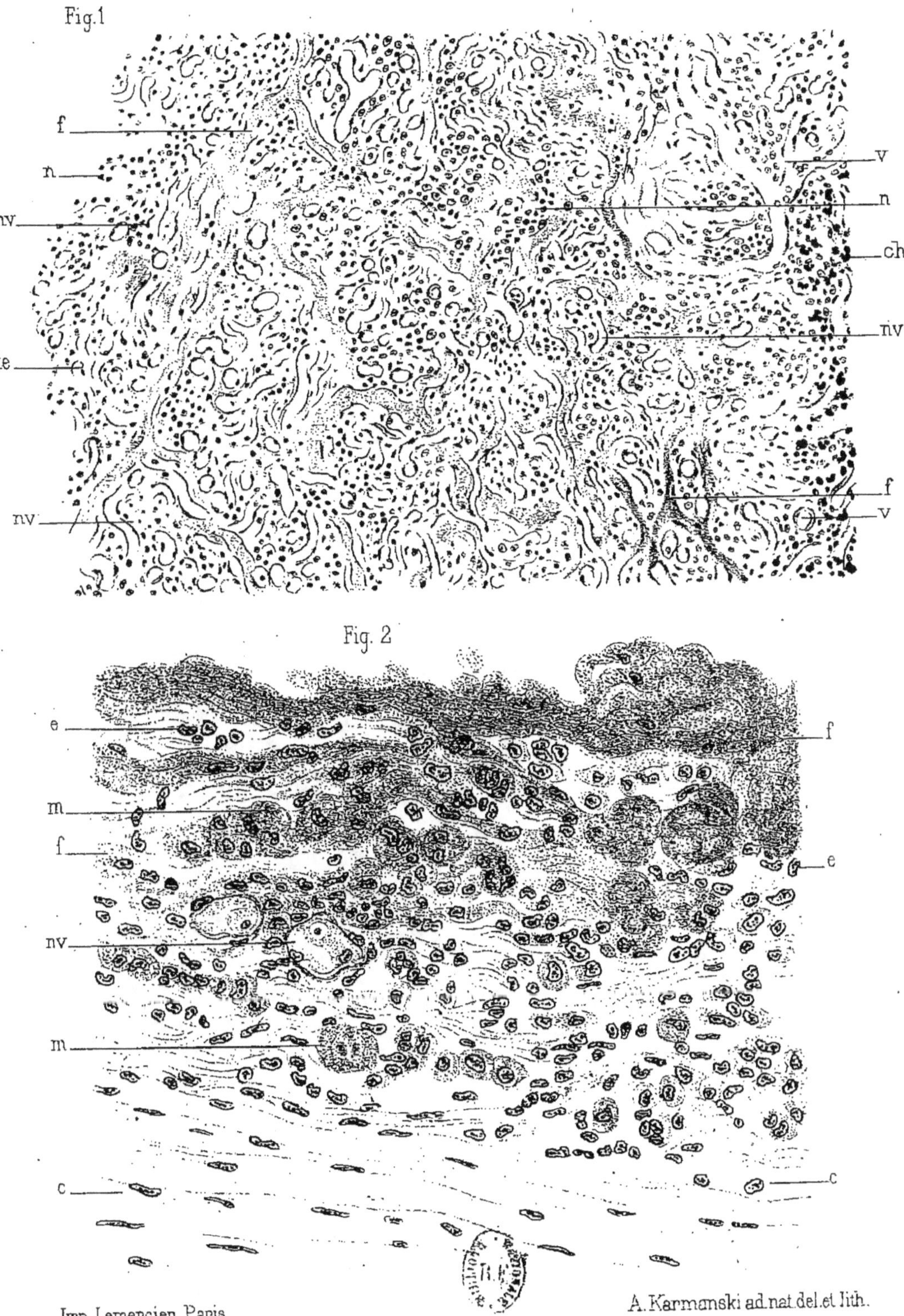

Fig. 2

Imp. Lemercier, Paris

A. Karmanski ad. nat. del. et lith.

Planche 2.

Fig.2.

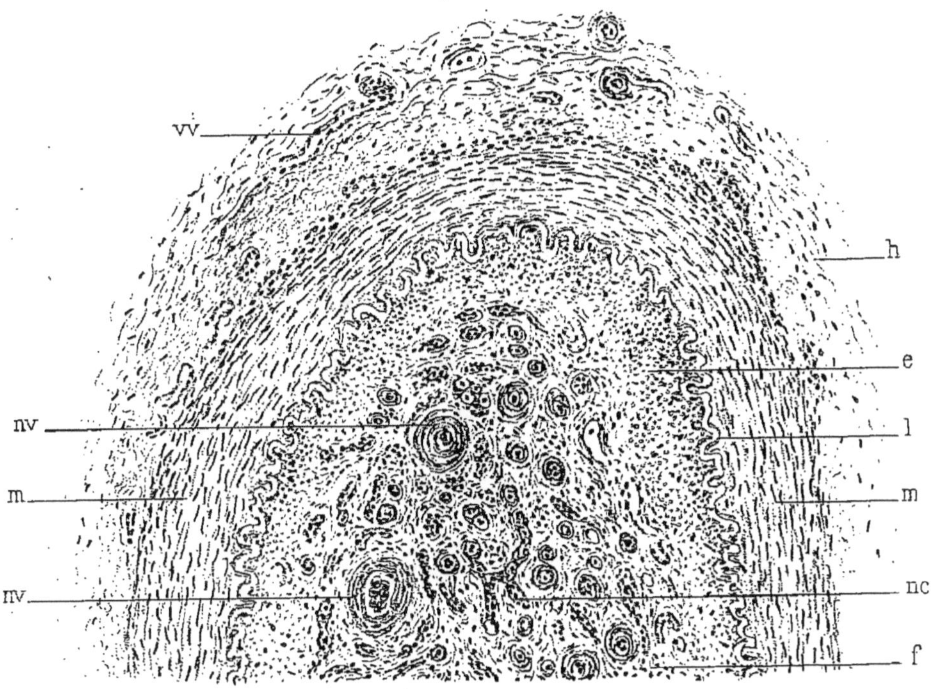
vv
h
e
l
nv
m
m
nv
nc
f

Fig.1.

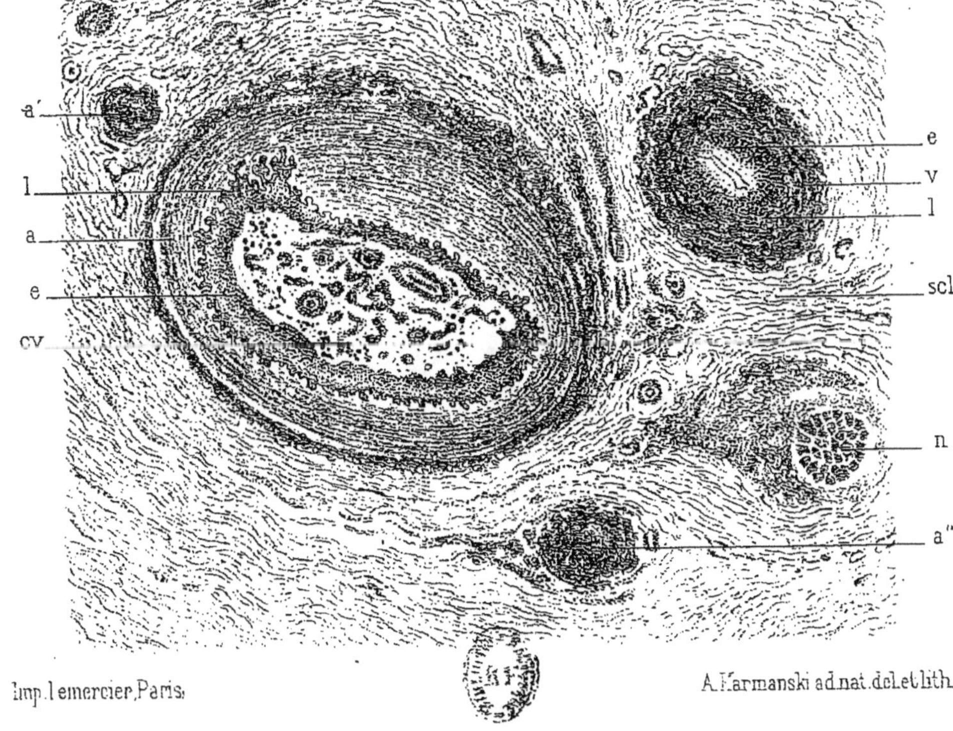
a'
l
a
e
cv
e
v
l
scl
n
a"

Imp.Lemercier,Paris.
A.Karmanski ad.nat.del.et lith.

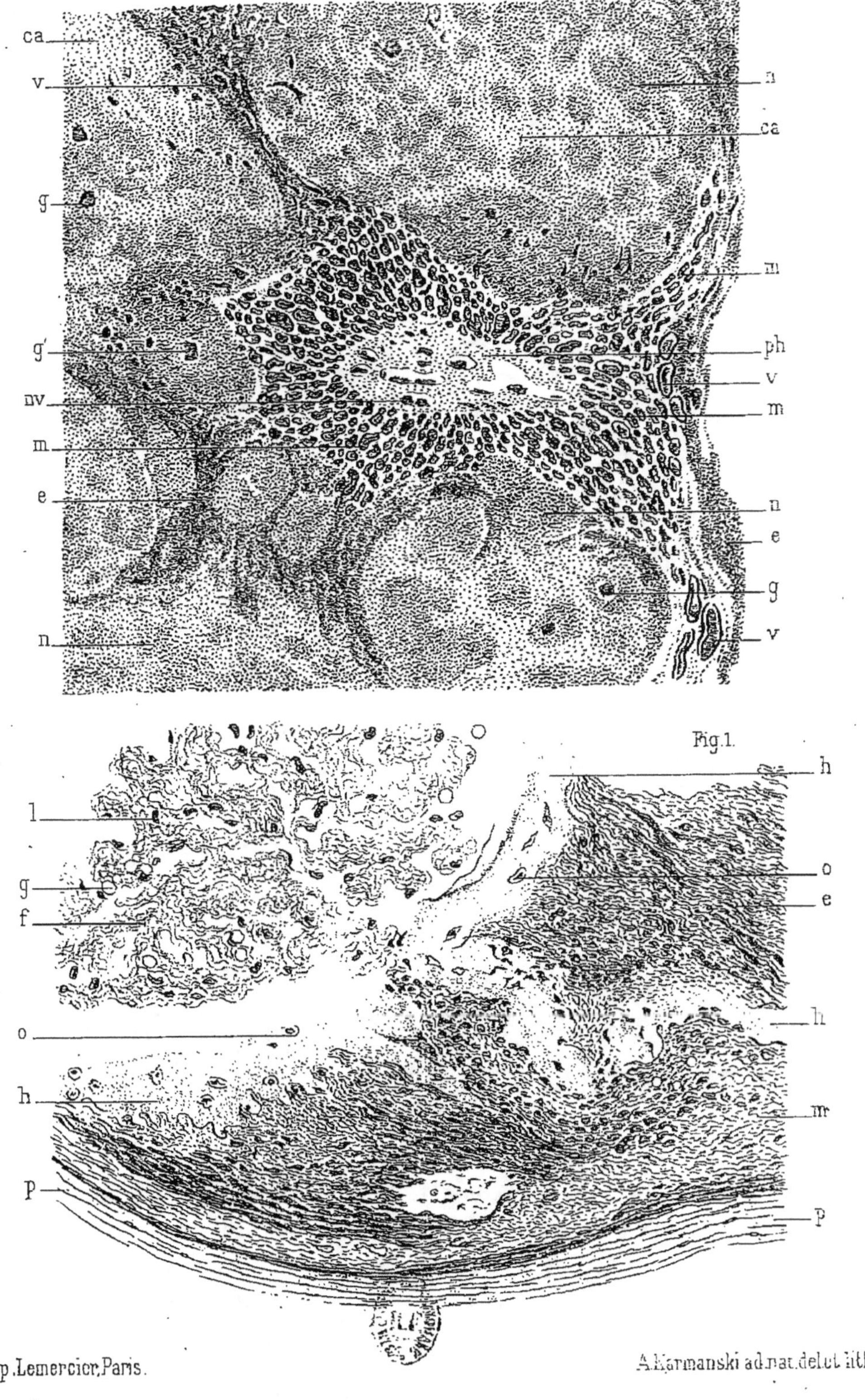

A. Karmanski ad. nat. del. et lith.

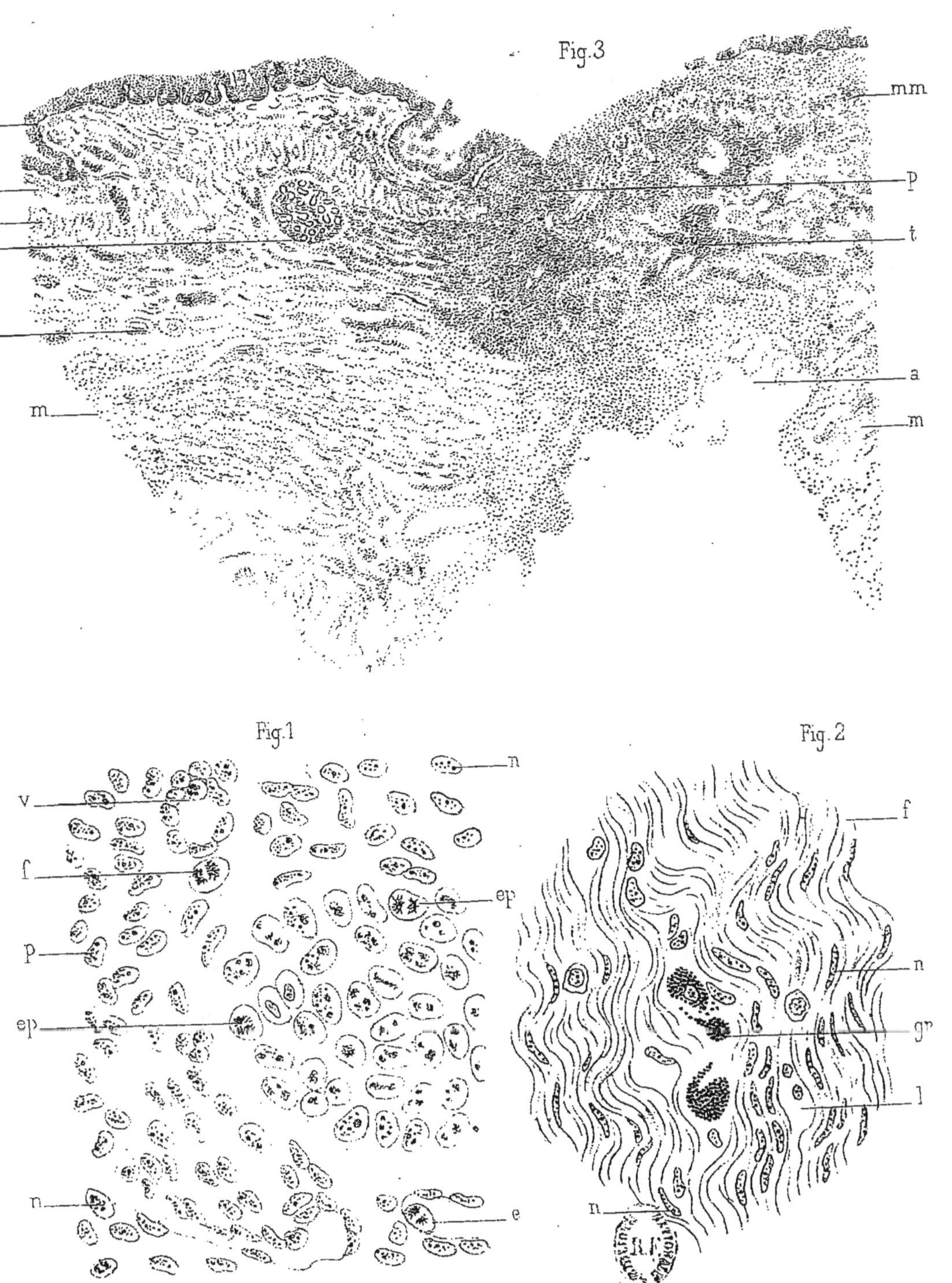

Planche 4
Fig.3
mm
p
t
a
m
m
Fig.1
Fig.2
n
v
f
f
ep
p
n
ep
gr
l
n
e
n
Imp. Lemercier, Paris
A. Karmanski ad nat. del. et lith.

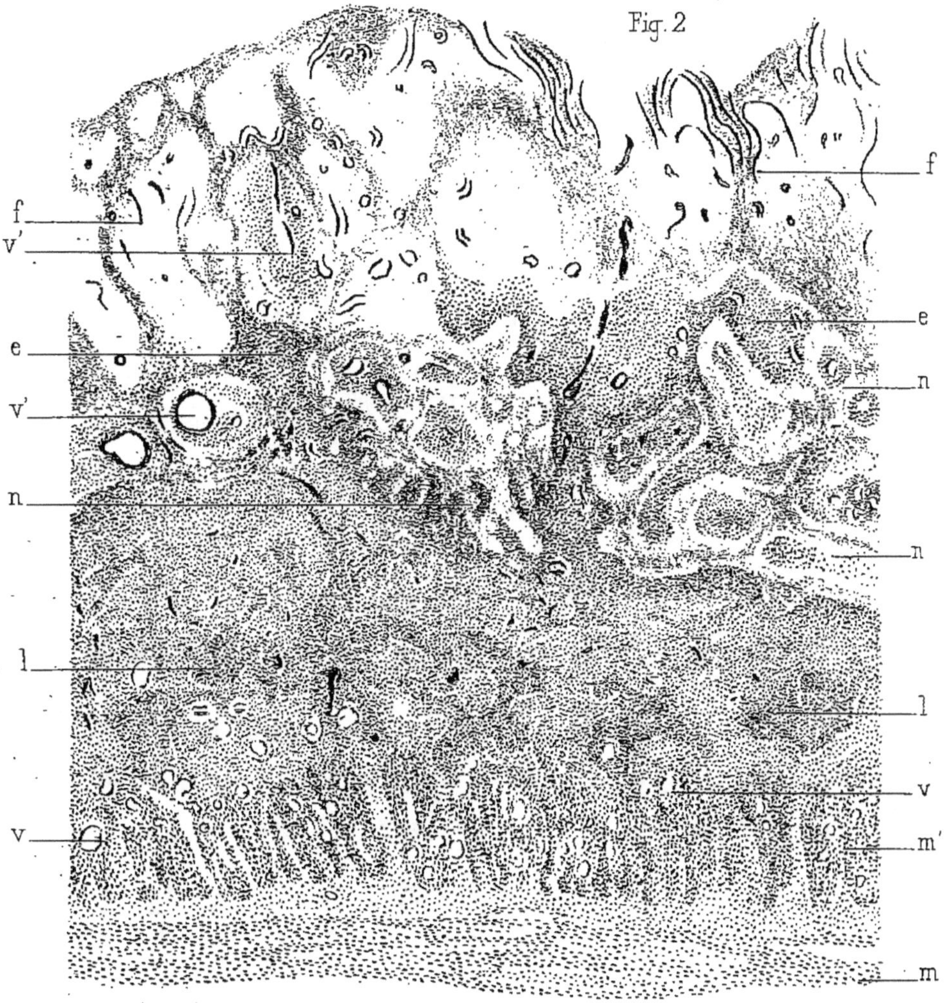

Planche 5

Fig. 2

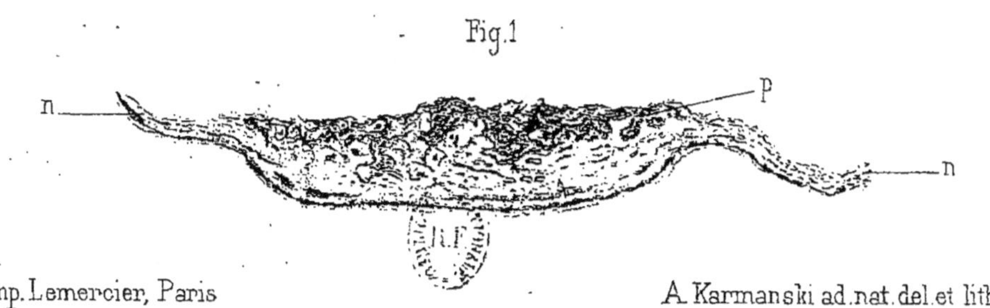

Fig.1

Imp. Lemercier, Paris

A. Karmanski ad. nat. del. et lith.

Planche 6

Fig. 1.

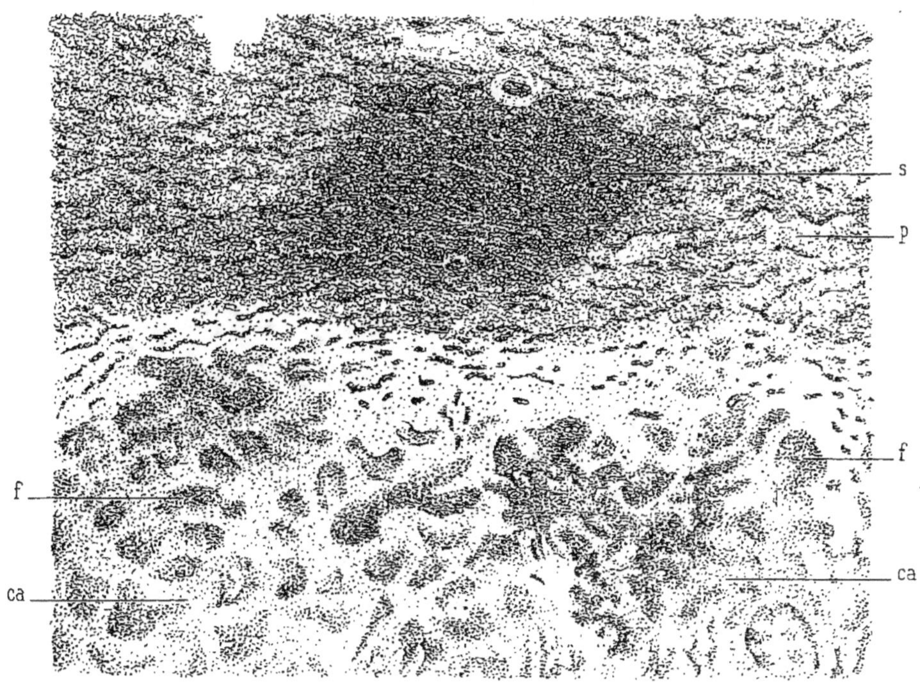

Fig. 2.

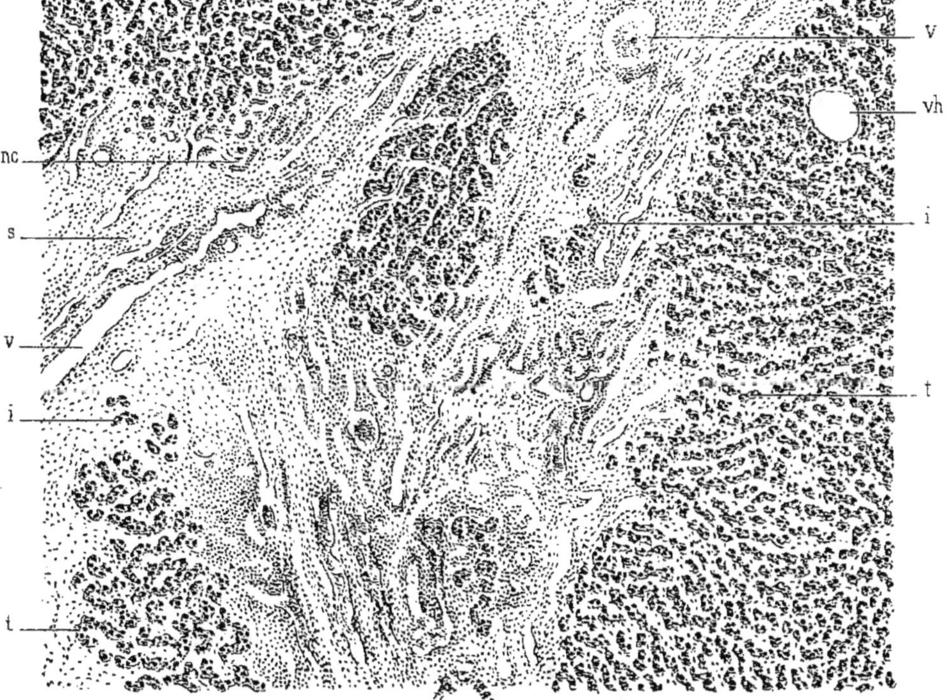

A. Karmanski ad. nat. del et lith.

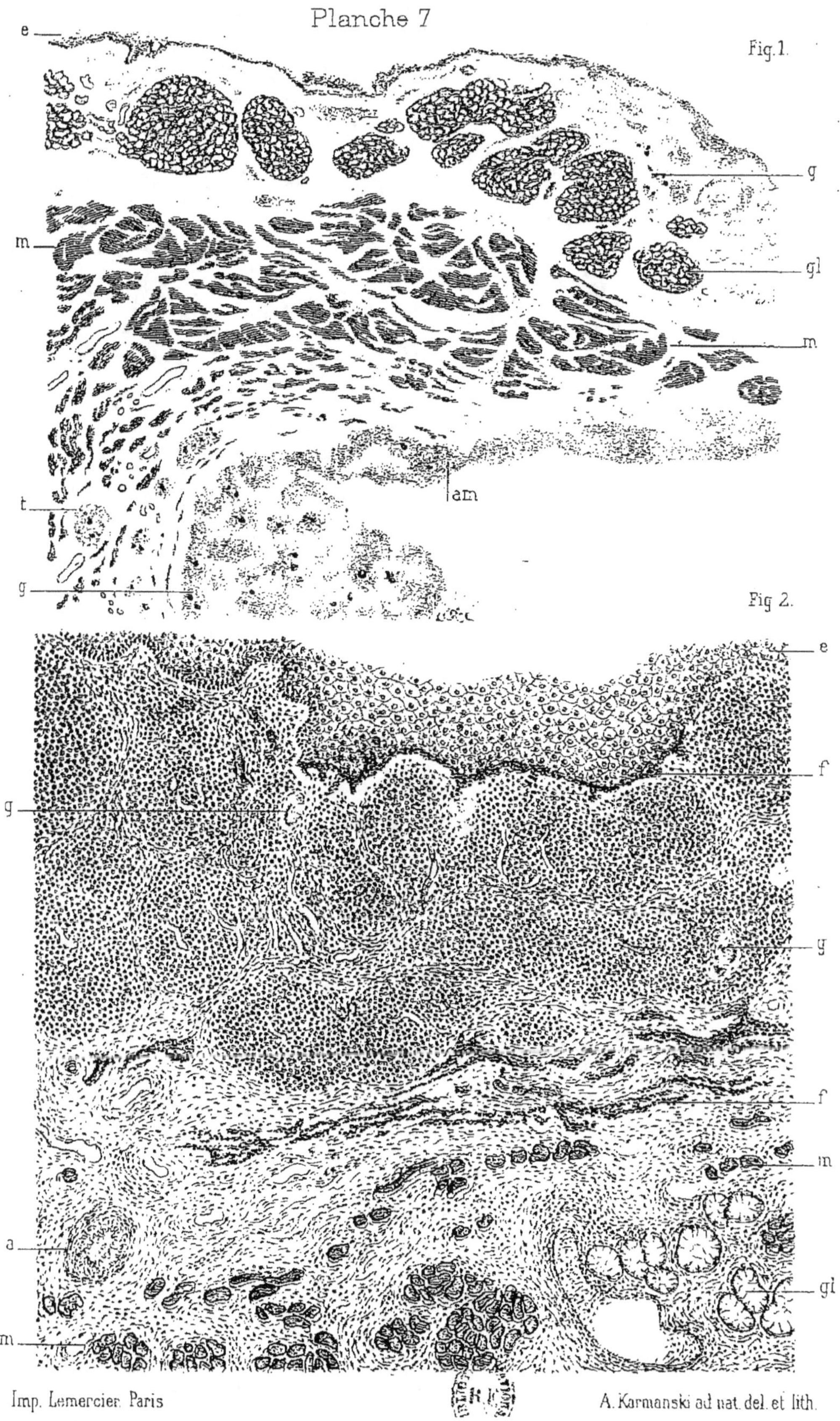

Imp. Lemercier, Paris

A. Karmanski ad nat. del. et lith.

Fig. 2.

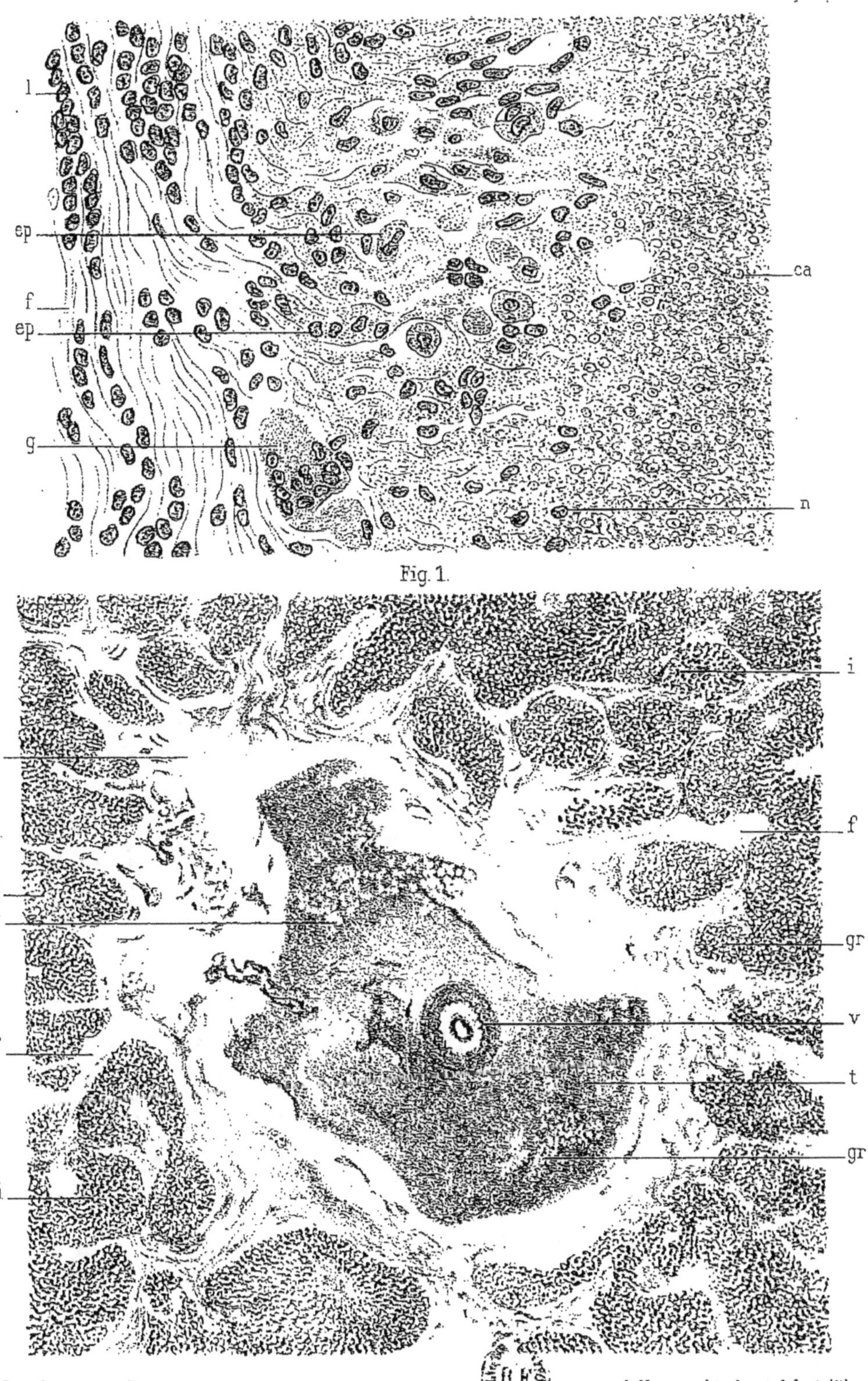

A. Karmanski ad. nat. del. et lith.

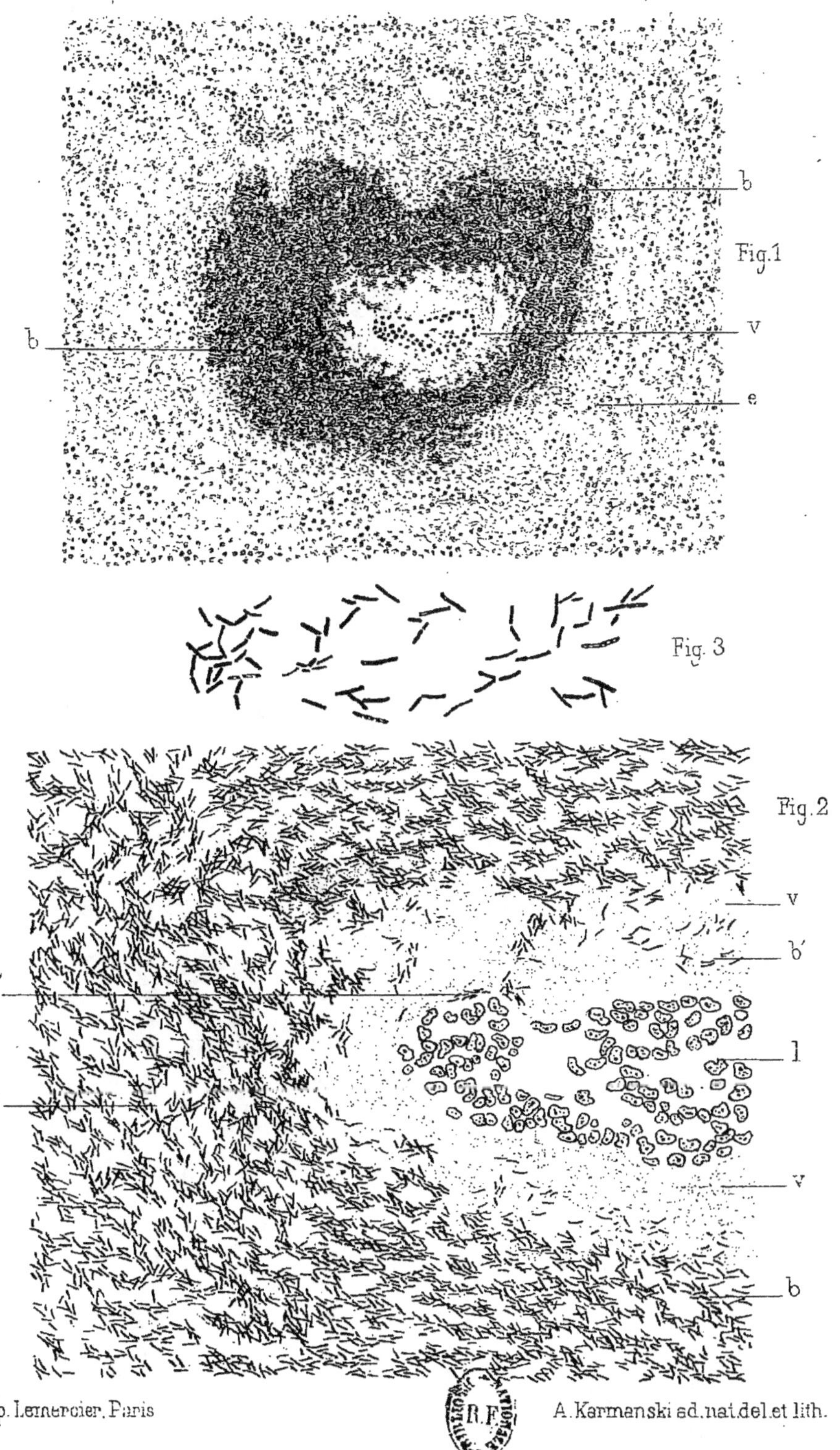

R.F

A. Karmanski ad. nat. del. et lith.

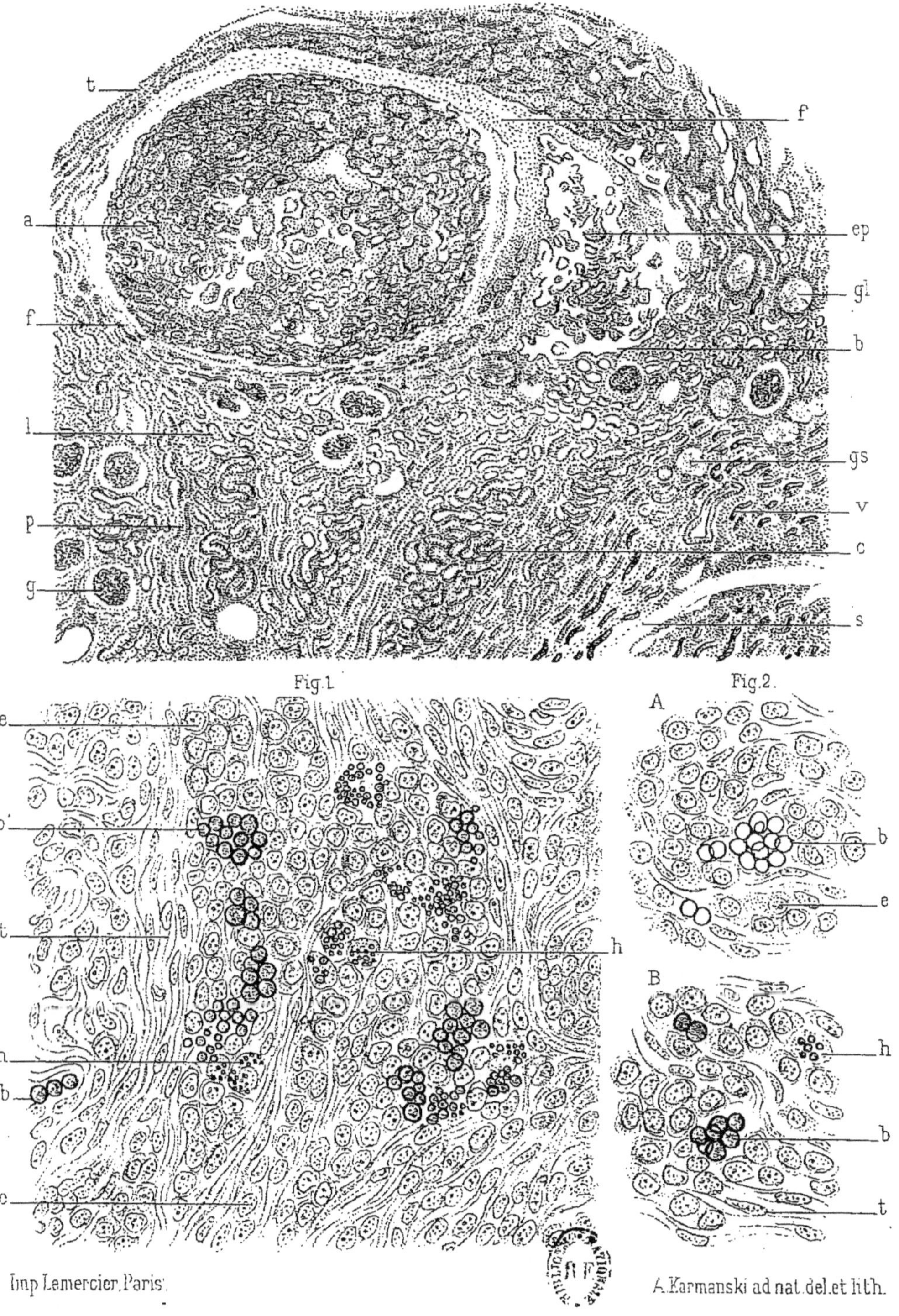

A. Karmanski ad nat. del. et lith.

Fig. 1.

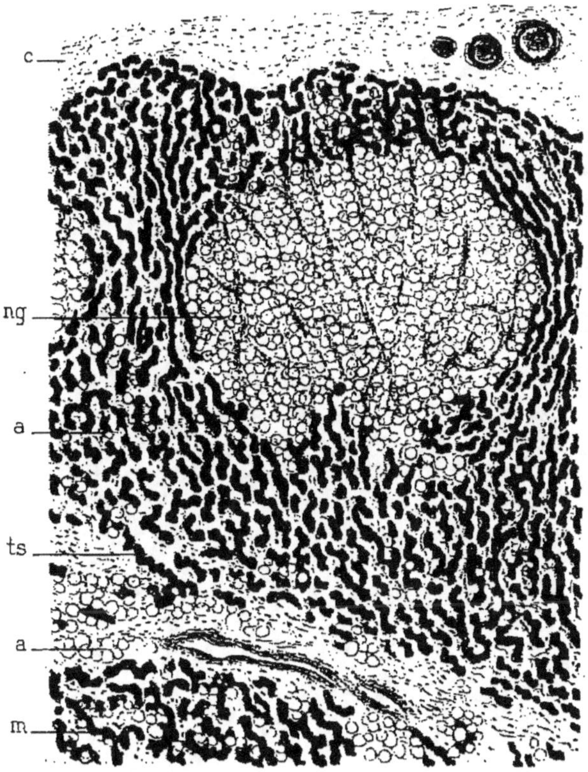

Fig. 2.

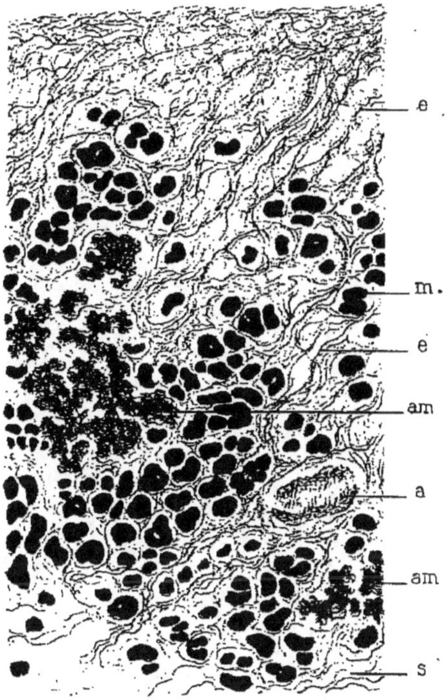

Fig. 3.

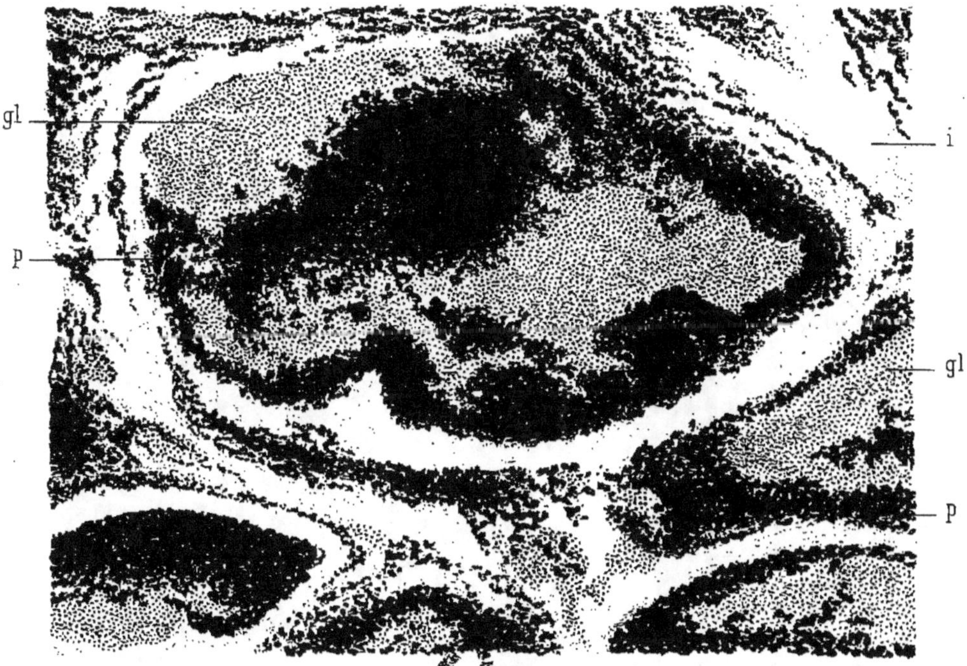

A. Karmanski ad. nat. del. et lith.

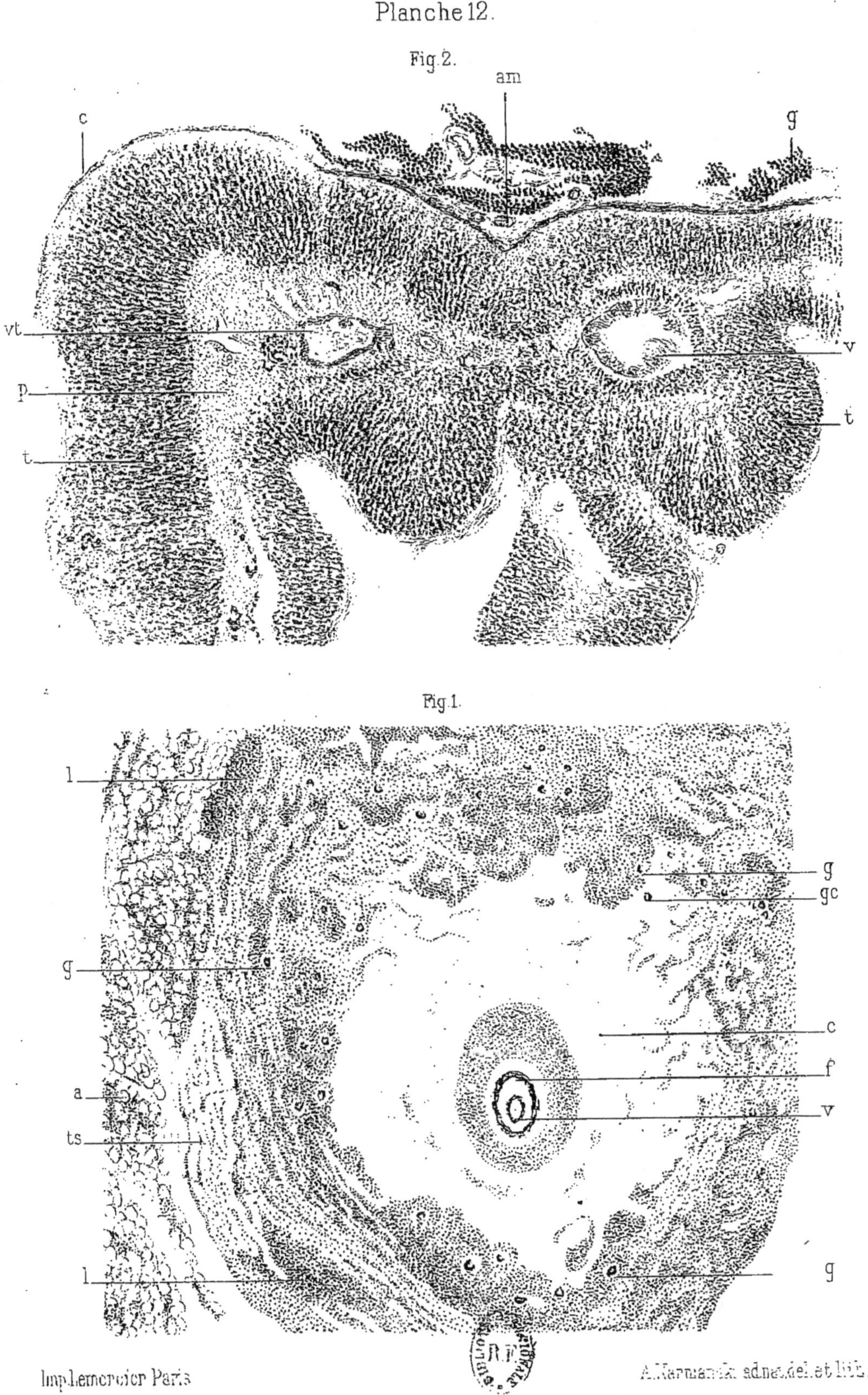

Planche 12.
Fig.2.
am
c
g
vt
v
p
t
t
Fig.1.
l
g
gc
g
c
f
a
v
ts
l
g
Imp.Lemercier Paris
A.Marmane adnat.del.et lith.